COVID-19 TEST

POSITIVE ☐ NEGATIVE ☑

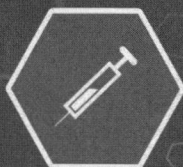

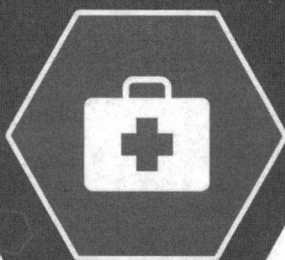

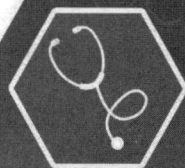

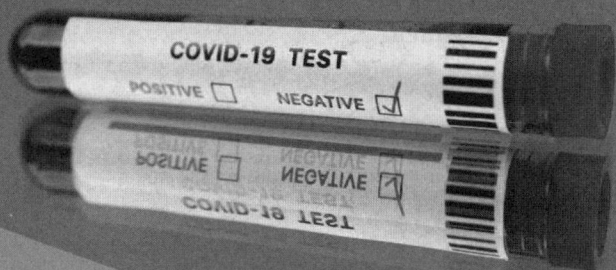

骨科疾病诊断
与检验技术

叶青合　王宗芳　刘尊儒　靳楠　秦建亮　尚凡青◎主编

吉林科学技术出版社

图书在版编目（CIP）数据

骨科疾病诊断与检验技术/叶青合等主编. --长春：
吉林科学技术出版社，2024.5
ISBN 978-7-5744-1302-3

Ⅰ.①骨…Ⅱ.①叶…Ⅲ.①骨疾病-诊疗Ⅳ.
①R68

中国国家版本馆 CIP 数据核字(2024)第 088982 号

骨科疾病诊断与检验技术

GUKE JIBING ZHENDUAN YU JIANYAN JISHU

主　　编　叶青合　王宗芳　刘尊儒　靳　楠　秦建亮　尚凡青
出 版 人　宛　霞
责任编辑　隋云平
封面设计　皓麒图书
制　　版　皓麒图书
幅面尺寸　185mm×260mm
开　　本　16
字　　数　305 千字
印　　张　13.25
印　　数　1-1500 册
版　　次　2024 年 5 月第 1 版
印　　次　2024 年 12 月第 1 次印刷

出　　版　吉林科学技术出版社
发　　行　吉林科学技术出版社
地　　址　长春市南关区福祉大路 5788 号出版大厦 A 座
邮　　编　130118
发行部电话/传真　0431-81629529　81629530　81629531
　　　　　　　　　　81629532　81629533　81629534
储运部电话　0431-86059116
编辑部电话　0431-81629510
印　　刷　三河市嵩川印刷有限公司

书　　号　ISBN 978-7-5744-1302-3
定　　价　80.00 元

编 委 会

主　编　叶青合（临沂市人民医院）

　　　　王宗芳（诸城市人民医院）

　　　　刘尊儒（菏泽市牡丹人民医院）

　　　　靳　楠（高唐县人民医院）

　　　　秦建亮（昌乐县妇幼保健院）

　　　　尚凡青（河口区河口街道卫生院）

目　　录

第一章　骨与关节疾病

第一节　肩肘部疾病

一、肩关节周围炎

(一)概述

肩关节周围炎,是指肩峰下滑囊、冈上肌腱、肱二头肌长头腱及其腱鞘、肩肱关节囊等不同部位创伤性或反应性炎症的总称。本病好发于中老年人,其高峰年龄在 50 岁左右,故又称五十肩。

肩关节是人体具有最大活动范围的关节。它是由肩肱关节(第一肩关节)、肩峰下结构(第二肩关节)、肩锁关节、肩峰-喙突间联结、肩胛-胸壁间联结、胸锁关节等六部分组成的关节复合体。复合体周围分布着 13 个滑囊及众多的肌肉、韧带,使肩关节保持了最大限度的运动功能。

(二)主要结构

1.肩肱关节(第一肩关节)

肩肱关节是由肩盂与肱骨头组成的杵臼关节。肱骨头关节面较大,呈圆形,但呈卵圆形的肩盂仅为肱骨头关节面面积的 1/3。由于肩盂小而浅,加之关节囊较松弛、富有弹性,在使肱骨头具有最大活动范围的同时,肩肱关节也是人体大关节中最不稳定的关节。

肩肱关节的滑膜关节囊在腋部形成皱襞,具有较大的面积,可使肩肱关节能充分地外展及上举。当发生肩关节周围炎时,因滑膜腔粘连、皱襞消失、关节容量明显减少及关节僵硬而使活动范围明显受限。

正常情况下,肩肱关节滑膜腔与肱二头肌长头腱腱鞘相通,并通过关节囊前壁的肩肱上韧带和中韧带之间的 Weitbrecht 孔与肩胛下肌下滑囊相通。肩关节周围炎常常是多滑囊病变,肩肱关节滑膜粘连,关节腔容量明显减少,可由正常的 20~35mL 降至 5~15mL,滑膜皱襞闭锁,肱二头肌长头腱鞘充盈不良或闭锁,肩胛下肌下滑囊因炎症粘连及 Weitbrecht 孔闭锁,造影时肩胛下肌下滑囊不显影。这些都是肩关节周围炎的典型特征,也是诊断的主要依据。

2.肩峰下结构(第二肩关节)

(1)组成:肩峰下的解剖结构具有近似典型滑膜关节的构造,并参与肩部运动,因此称为第二肩关节。其组成如下。①喙突:肩峰及肩喙韧带所组成的穹隆状结构,类似关节的臼盖部分,起关节盂作用。②肱骨大结节:类似杵臼关节的髁突部分,大结节在肩关节前举及后伸活动时,在肩峰下方弓状结构下呈弧形轨迹运动。③肩峰下滑液囊:位于肩峰下及冈上肌腱的表面,其能缓冲大结节对肩峰的压力和减少冈上肌腱在肩峰下的摩擦,具关节滑囊作用。④冈上肌腱和肱二头肌长头:前者在肩峰与大结节之间通过,后者位于关节囊内,在肩喙韧带下移动。

(2)临床意义:肩峰下结构的临床意义主要是参与肩部运动,因此肩峰下结构易受损伤、退变和发生炎症反应。肩峰下撞击综合征和肩峰下滑囊炎是肩关节周围炎诸病变中的重要组成部分,在临床诊断和治疗方面不可忽视。现将两者分述如下。

肩峰下撞击综合征:多见于老年人,主因是肩峰外侧端退变及增生,肱骨大结节硬化及骨赘形成,使位于两者之间的肩峰下滑囊、冈上肌腱、肱二头肌长头腱因上臂的上举、外展,造成大结节和肩峰反复挤压,肌腱及滑囊经常受到碰撞以致发生损伤、炎症及退行性变。

冈上肌腱可因外伤或退变发生断裂,患肩在上举 60°～120°时出现疼痛,此称为疼痛弧综合征。完全性断裂使肩肱关节腔经冈上肌腱的破裂口与肩峰下滑囊相通。造影时可显示造影剂经破孔溢入肩峰下滑囊内。

肩峰下滑囊炎:在肩峰下滑囊炎急性期,因滑囊内积水,穿刺可抽得积液。慢性期滑膜壁层粘连,囊壁层甚至发生钙盐沉着而影响冈上肌的滑动。冈上肌腱炎常因反复损伤或随年龄增长而加速退变,且急性期冈上肌腱水肿,渐而钙盐沉着并形成钙化性肌腱炎。临床表现为肩三角肌周围剧烈疼痛,上举、外展及旋转均受限。X 线摄片见肩峰下区域有致密的钙化影。

3.肱二头肌长头腱的滑动结构

肱二头肌长头腱起始于肩盂上方的粗隆部,当上臂自然下垂时,该腱在肱骨头的外侧呈直角走向肱骨上部的大、小结节间沟,该沟构成了肌腱内、外、后侧壁;前壁则由坚韧的纤维组织——横韧带所覆盖,并在此骨——纤维鞘管中滑动。肱二头肌长头腱自起点至骨纤维鞘管道入口的近侧段称为关节内段,其中位于鞘内的部分称为鞘内段,并随上肢的外展、上举或下垂使肱二头肌长头腱不断滑动,鞘内段和关节内段不断转变长度。从下垂位至最大上举位鞘内滑动达 4cm。上臂自然下垂位,关节内段和鞘内段呈 90°。

肱二头肌长头腱炎或腱鞘炎是肩关节周围炎中较常见的病变,与肩关节周围炎的 15% 左右。主因是该肌腱易发生劳损、变性,亦可部分断裂或全断裂。当肌腱和腱鞘发生粘连或鞘管狭窄时,肌腱的滑动功能会丧失以致肩的外展、上举及旋转等功能均受限。由此可以看出,肩关节周围炎的病变部位、发病特点与解剖结构有密切的关系。对肩关节解剖及功能的了解有助于更深入地探讨肩关节周围炎的发病规律、临床特点及防治方法。

(三)各型肩关节周围炎

1.肱二头肌长头腱炎和腱鞘炎

1)基本概念

肱二头肌长头腱炎常和腱鞘炎并存,两者难以区分。两者临床上较为多见,主要表现为肩前方疼痛及结节间沟压痛,在外展 90°或外旋肩关节时加重。屈肘 90°使前臂作屈曲抗阻力收缩、肩关节被动外旋、长头腱因收缩并在外旋位受到牵拉而在结节间沟出现疼痛,此为 Yergason 试验阳性,具有诊断意义。此外,用力向后作摆臂运动出现肩前方结节间沟部疼痛,也是肱二头肌长头腱炎及腱鞘炎的特征。

X线摄片偶可发现结节间沟的钙化影。结节间沟切线位片可以了解沟的深度及是否有骨赘形成。关节造影能显示腱鞘的充盈情况而有助于诊断。

2)治疗

(1)非手术疗法:对急性期病例,以休息、制动为主,鞘内封闭及物理疗法等均可使症状减轻或缓解。对慢性期者可做按摩和体疗,促使功能早期康复。

(2)手术疗法:可采用肱二头肌长头腱结节间沟内固定术或肌腱移植到喙突之术式。但此手术的疗效及必要性尚存争议。

2.冈上肌腱炎

1)基本概念

冈上肌对上臂外展、上举的起动及稳定肩肱关节等具有重要作用。由于冈上肌腱的力臂短,冈上肌在上肢外展和上举时以肱骨头中心点作为旋转轴心,须发出巨大的力方能完成,以致冈上肌腱易发生劳损、变性及损伤。

当臂上举时,冈上肌被夹挤于肱骨大结节和肩峰之间,反复冲撞易使变性的肌腱发生破裂。冈上肌腱炎又常常和其表面的肩峰下滑囊炎并存。肩峰下滑囊急性炎症可发生肿胀、渗出和积液。如有钙盐沉积则形成钙化性冈上肌腱炎或钙化性肩峰下滑囊炎。退变的冈上肌腱与肩峰反复碰撞则易发生完全(或不完全性)破裂。临床上出现肩痛,冈上肌萎缩,大结节内侧压痛,被动伸展运动可扪及肩峰下区摩擦音,上举及外展受限;在上举 $60°\sim120°$ 范围内出现疼痛(疼痛弧综合征);臂坠落试验阳性。

肩肱关节或肩峰下滑囊造影可发现冈上肌腱破裂。本病之诊断除依据临床特点外,关节镜观察亦有助于冈上肌腱病变的确认。B超和CT扫描等无创性方法也被用于本病的诊断。注意排除肩峰下撞击综合征。

2)治疗

(1)非手术疗法:对于单纯性冈上肌腱炎,可多采用休息、制动、理疗、局部封闭及口服消炎镇痛剂等使症状缓解。急性期滑囊炎亦可行穿刺抽吸或行冲洗疗法以缓解疼痛。可疑冈上肌腱破裂,可行零度位牵引或以肩人字形石膏固定。

(2)手术疗法:对于保守治疗无效病例或有广泛撕裂者,应行手术修补术,常用的方法为Melaughlin修复法,对小型撕裂也可行关节镜内缝合法。对钙化性肌腱炎也可行手术摘除钙化斑块。

3.肩锁关节病变

1)基本概念

肩锁关节在剪式应力作用下最易使关节软骨面损伤。职业性反复劳损或运动损伤喙锁韧带引起松弛或撕裂,肩锁关节可出现松动和不稳定(又称半脱位)。微小累积性损伤、职业体位性劳损、运动损伤及退变性骨性病变是肩锁关节炎的病因。

早期,关节的不稳定导致关节软骨面损伤和退变,由于软骨面磨损及软骨下骨硬化,渐而在肩锁关节的上方或前方边缘形成骨赘。锁骨端和肩峰侧均可被累及,但锁骨端更为明显。疼痛常局限于肩锁关节顶部两侧,不放射,患者能指出疼痛部位。肩锁关节肿胀,局部压痛,上举达 $120°$ 以上疼痛加重;上肢高举超过 $150°$ 时出现的肩上方疼痛者称为肩锁关节疼痛弧。肩关节被动极度内收时也使疼痛加重。

根据上述的症状和体征即可诊断。X线摄片应以肩锁关节为中心,球管由垂直位向尾端旋转 $20°\sim25°$,由下往上投照。摄片可显示关节面不规整,边缘骨质增生及硬化,关节面下骨吸收或囊性变及半脱位等变化。

2)治疗

(1)非手术疗法:减轻患肢负荷及活动频度;肩峰关节封闭、超声波、短波透热均可使症状减轻或缓解。

(2)手术疗法:对肩锁关节不稳定及顽固性疼痛经保守治疗无效者,可采用锁骨外侧端切除。对半脱位者亦可用人造韧带或阔筋膜张肌筋膜对肩锁关节行"8"字缝合术,效果良好。

4.喙突炎

1)基本概念

喙突是肩部肌腱和韧带的重要附着点,喙锁韧带、肩喙韧带、喙肱韧带、肱二头肌短头、喙肱肌及胸小肌均附着于喙突。喙突与肌腱间有滑液囊组织。附着其上的肌腱、韧带、滑囊的损伤、炎症和退变均可累及喙突。喙突炎常见的原因有肱二头肌短头的肌腱炎或喙突部滑囊炎、喙肱韧带炎。除局部疼痛、压痛及肩外旋受限外,上举和内旋功能一般正常。

2)治疗

首先应减少患臂的活动,局部封闭疗法有显效,针灸理疗和按摩亦有疗效。一般预后良好。

二、肩袖损伤

(一)肩袖的解剖与功能

1.肩袖的解剖

肩袖是由冈上肌、冈下肌、肩胛下肌、小圆肌的肌腱在肱骨头前、上、后方形成的袖套状结构,因在肩部,故称"肩袖"。肩袖肌群在近肱骨大结节止点处融合为一。喙肱韧带在冈上肌、冈下肌之间的深浅两面使肩袖的联结得以加强。

冈上肌起自肩胛骨冈上窝,经盂肱关节上方止于肱骨大结节近侧,由肩胛上神经支配,主要功能是上臂外展并固定肱骨头于肩胛盂上,使盂肱关节保持稳定。此外,冈上肌还能防止三角肌收缩时肱骨头的向上移位。

冈下肌起自肩胛骨冈下窝,经盂肱关节后方止于肱骨大结节外侧中部,也属肩胛上神经支配,其功能为上臂呈下垂位时使上臂外旋。

肩胛下肌起自肩胛下窝,经盂肱关节前方止于肱骨小结节前内侧,受肩胛下神经支配,在臂下垂位时具有内旋肩关节功能。

小圆肌起自肩胛骨外侧缘后面,经盂肱关节后方止于肱骨大结节后下方,由腋神经支配,功能是使臂外旋。

2.肩袖的功能

肩袖的功能是在运动或静止状态下使肱骨头与肩胛盂保持稳定,使盂肱关节成为运动的轴心和支点,维持上臂各种姿势和完成各种运动功能。其中,冈上肌和肩胛下肌的肌腱位于肩峰下结构的肩喙穹下,掌握肩关节的内收、外展、上举及后伸等活动,此两组肌肉在肩喙穹下往复移动,易受夹挤、冲撞而受损;冈上肌及冈下肌肌腱在止点近侧末段 1~1.5cm 处为无血管区(又称危险区)。因此,其是肌腱退化变性和断裂的好发部位。

(二)病因学

对肩袖损伤的病因与发生机制尚有争议,目前主要有以下 4 种学说。

1.创伤学说

目前公认创伤是肩袖损伤的重要病因,包括劳动作业时的劳损性损伤、运动伤、生活伤及交通事故意外伤等。在临床上,凡盂肱关节前脱位复位后患肩仍不能外展者,100% 为肩袖损伤,并有 7% 左右伴腋神经损伤。在老年人中,无骨折或脱位的外伤也可以引起肩袖撕裂。任何移位的大结节骨折都表明存在肩袖撕脱性骨折。反复的微小创伤对肩袖损伤的发生更常见,包括日常生活、运动中反复微小损伤所致肌腱内肌纤维微断裂。如无足够时间修复,则将发展为大部或全层肌腱撕裂。此病理过程尤其多见于从事投掷运动的职业运动员和军人。

急性损伤常见的暴力作用形式有以下几种。

(1)上臂直接牵拉:可致冈上肌腱损伤。

(2)上臂突然极度内收:使冈上肌腱受到过度牵拉。

(3)关节盂下方受到自下方的对冲性损伤:使冈上肌腱受到相对牵拉,并在喙肩穹下受到冲击而致伤。

(4)肩部外上方直接暴力:对肱骨上端产生向下的冲击力而使肩袖呈牵拉性损伤。

(5)锐器刺伤及火器伤:较为少见。

2.退变学说

因本病多发生于中年以后,因此有学者认为退变为其另一主要病因。病变的肌腱组织表现为肩袖内细胞变形、坏死、钙盐沉积、纤维蛋白样增厚、玻璃样变性和部分肌纤维断裂,以及小动脉增殖和肌腱内软骨样细胞出现。尤以肩袖止点处退化更为明显,局部原有的 4 层结构(固有肌腱、潮线、矿化的纤维软骨和骨)呈不规则状或消失,甚至可出现肉芽样变,并随年龄增长呈逐渐加重趋势。

因肌腱的退化、变性致肌腱部分断裂,甚至完全性断裂是老年患者常见的病因。

3.血液运输学说

Codman 发现缺血的无血管区位于冈上肌腱远端 1cm 内,这一无血管区是肩袖撕裂最常发生的部位。尸体标本亦证实了无血管区的存在,滑囊面血供比关节面侧好,与关节面撕裂高于滑囊面侧相一致。Brooks 发现冈下肌腱远端 1.5cm 内也存在无血管区。但冈上肌的撕裂发生率远高于冈下肌腱,因此除了血供因素外,应当还存在其他因素。

4.撞击学说

Neer 提出肩峰下撞击综合征的概念,他认为肩袖损伤是由于肩峰下发生撞击所致。这种撞击大多发生在肩峰前 1/3 部位和肩锁关节下面喙肩穹下方。Neer 依据撞击发生的解剖部位将其分为出口撞击征和非出口部撞击征。Neer 认为 95% 的肩袖断裂是由肩峰下撞击综合征引起。临床研究表明,肩袖撕裂的病例中有相当部分与肩峰下的撞击无关,单纯由于损伤或肌腱退化所致。此外,存在肩峰下撞击的解剖异常的病例中也并非都会发现肩袖破裂。因此,肩峰下撞击综合征是肩袖损伤的一个重要病因,但不是唯一的因素。

(三)病理改变及临床特点

1.病理改变

视受损情况不同一般分为局部挫伤、不全性断裂及完全断裂;当暴力迅猛、强度过大时易引起肩袖完全断裂,小于此种暴力则多引起浅层断裂、深层断裂和肌纤维撕裂。

2.临床特点

(1)一般症状。①外伤史:有急性损伤史、重复性或累积性损伤史者,外伤史对本病的诊断有参考意义。②疼痛与压痛:常见部位是肩部三角肌前方及外侧,尤以急性期为甚,多呈持续性;慢性期则呈钝痛。肩痛可在肩部活动后或增加负荷后加重;肩关节被动外旋或内收过度也会加重。夜间症状加重是临床特殊表现之一。压痛多见于肱骨大结节近侧或肩峰下方间隙处。③活动受限、肌肉萎缩及关节挛缩:肩袖断裂者肩上举及外展功能均受限,其活动范围多小于45°。病史持续3周以上者,肩周肌肉可有不同程度的萎缩,尤以三角肌、冈上肌及冈下肌较常见。病程持续超过3个月者,肩关节活动范围可有程度不同的受限并继发关节挛缩征,其中尤以外展、外旋及上举更为明显。

(2)特殊体征。①疼痛弧综合征:几乎80%以上病例为阳性,即当患臂上举60°～120°时出现肩前方或肩峰下区疼痛。此对肩袖挫伤和部分撕裂者有一定诊断意义。②盂肱关节内摩擦音:在肩关节主动或被动活动中,盂肱关节可出现摩擦声或砾轧音,此常由肩袖断端的瘢痕组织引起。③肩峰下撞击试验:在向下压迫肩峰并被动上举患臂时,如肩峰下间隙出现疼痛或不能上举时则为阳性。④臂坠落试验:将患臂被动上举至90°～120°范围时撤除支持,如患臂不能自主支撑而发生坠落和疼痛即为阳性。因其可引起患者痛苦,诊断明确者无须做此检查。

(四)影像学检查

1.X线摄片

(1)常规X线平片检查:对本病诊断无特异性,但有助于鉴别和排除肩关节骨折、脱位,以及其他骨、关节疾患。平片上可显示肩峰下间隙狭窄;部分病例大结节部皮质骨硬化、表面不规则或有骨疣形成,松质骨呈现骨质萎缩和疏松。此外,存在肩峰位置过低、钩状肩峰、肩峰下关节面硬化、不规则等X线表现,都为存在撞击因素提供了依据。

(2)其他体位摄片:在1.5m距离水平投照时肩峰与肱骨头顶部间距应不小于12mm,如小于10mm,一般提示存在大型肩袖撕裂。

在三角肌牵引下可促使肱骨头上移。在患臂上举运动的动态拍片观察中,可以发现大结节与肩峰相对关系,并确认是否存在肩峰下撞击综合征。

2.关节造影

盂肱关节腔的造影对肩袖完全断裂的诊断是一种十分可靠的方法。因为肩胛下肌下滑液囊及肱二头肌长头腱腱鞘相通,但与肩峰下滑囊或三角肌下滑囊不相交通。若其隔断结构已发生破裂,则会导致盂肱关节腔内的造影剂通过破裂口外溢,并进入肩峰下滑囊或三角肌下滑囊内。但对于肩袖部分性断裂者,因隔断结构仍存在而不能做出确诊。

在做盂肱关节造影术前应先做碘过敏试验。

(1)CT 及 CTM:单独使用 CT 扫描对肩袖病变的诊断意义不大。目前多采用 CTM 或选择 CT 与关节造影合并使用,其对肩胛肌及冈下肌的破裂,以及发现并存的病理变化有一定意义。

(2)MRI:对肩袖损伤的诊断也是一种有效的方法。其优点是为非侵入性的检查方法,具有可重复性,而且对软组织损伤的反应灵敏,有很高的敏感性(达 95% 以上)。其能依据受损肌腱在水肿、充血、断裂及钙盐沉积等方面的不同信号显示肌腱组织的病理变化。缺点是假阳性率较高,尚须进一步提高诊断的特异性。

(3)超声检查:属于非侵入性诊断方法,简便、可靠,能重复检查。不仅对于完全性断裂能显示断端和肌腱缺损范围,且对于部分断裂的诊断也优于关节造影。采取高分辨率的探头能显示出肩袖水肿、增厚等改变,当肩袖部分断裂则显示肩袖缺损或萎缩、变薄。

(五)关节镜诊断

此种微创性检查方法多用于疑诊为肩袖损伤、盂唇病变、肱二头肌长头腱止点撕裂病变及盂肱关节不稳定的病例。

(六)鉴别诊断

1.诊断要点

(1)病史及症状特点:多有肩部外伤史或反复性累积性损伤史,疼痛常位于肩前方,急性期疼痛剧烈,呈持续性;慢性期呈钝痛,肩部活动后加重,常有夜间痛。

(2)体征:外观一般无异常,病程短者,肩部肌肉可有不同程度的萎缩,肩关节活动受限,肩主动外展及前屈范围一般小于 45°,但被动活动范围无明显受限;病程长者,各方向活动范围均受限,以外展、外旋、上举时明显。

(3)特殊体征。臂坠落试验:被动抬高患肩至 90°~120°,去除外力,患肩不能自主支撑而坠落并伴疼痛即为阳性。肩峰下撞击试验:向下压迫肩峰,同时被动上举患臂,肩峰下间隙出现疼痛或伴有上举不能时,为阳性。疼痛弧综合征:肩袖挫伤或部分撕裂者,患臂上举 60°~120°时出现肩前方或肩峰下区疼痛为阳性,完全撕裂者外展不超过 45°。盂肱关节内摩擦音:常由肩袖断端的瘢痕组织引起。

(4)辅助检查:X 线平片对本病诊断意义不大,但能排除其他疾病。关节造影如发现盂肱关节内的造影剂漏入肩峰下滑囊或三角肌下滑囊,则可明确诊断,根据造影剂漏出的部位及范围,还可判断裂口的大小。MRI 对肩袖损伤的显示较敏感,但应注意假阳性。超声检查能清楚显示肩袖损伤,可见肩袖断裂部位的缺损或萎缩,以及损伤周围的水肿、增厚。对可疑的病例可行关节镜检查,镜下可直观观察裂口的部位及大小。

2.肩袖损伤的分度

肩袖损伤按不同的方式分类,包括急性损伤、慢性损伤;部分损伤、全层损伤;创伤性损伤、退行性损伤等。一般可根据损伤程度分为肩袖部分断裂及完全断裂。

3.鉴别诊断要点

(1)肩关节周围炎:部分肩关节周围炎患者存在有肩袖的病变,容易混淆。但肩袖损伤患者一般年龄较大,病史长,关节活动受限范围广,压痛点亦较广泛,可资鉴别。

(2)肩袖间隙分裂:肩胛下肌与冈上肌在喙突外侧处的肌间隙称为肩袖间隙,与一般的肩袖断裂相比,肩袖间隙分裂在病因、病理及预后等方面均有不同特点。其鉴别点:肩袖间隙的压痛点局限于喙突外侧,盂肱关节有不稳的表现,臂上举位前后位片可显示盂肱关节滑脱,关节造影可见造影剂出现在肩袖间隙部位。

(七)肩袖损伤的非手术疗法

依据肩袖损伤的类型及时间等不同,治疗方法差别较大。除手术适应证明确者外,对于一般病例,包括肩袖挫伤及部分性断裂者,大多采用非手术疗法。

非手术疗法主要包括:休息、三角巾悬吊(制动2~3周)、中药外敷及局部物理疗法等,以求消除肿胀及止痛。局部疼痛剧烈者可采用1%利多卡因加皮质激素做肩峰下滑囊或与盂肱关节腔内注射或痛点封闭,疼痛缓解之后做肩关节功能康复训练。对于肩袖断裂急性期,则多采取卧位上肢零度位牵引,其方法如下:平卧位,上肢于外展160°左右,肩下垫软枕呈前屈30°~45°,皮肤牵引,持续时间3周左右。牵引同时做床旁物理治疗,2周后,每天间断解除牵引2~3次,做肩、肘部功能练习,防止关节僵硬。也可在卧床牵引1周后改用零度位以肩人字形石膏或支具固定,便于下地活动。零度位牵引有助于肩袖肌腱在低张力下得到修复和愈合;在去除牵引之后,其也有利于患者利用肢体重力促进盂肱关节功能的康复。

(八)肩袖损伤的手术疗法

1.手术适应证

影响肩袖自行愈合的主要因素有断端分离、缺损,残端缺血,关节液漏及存在肩峰下撞击等。因此凡具有此类病理解剖状态者,则应考虑施术。具体包括以下几种。

(1)肩袖大范围撕裂:肩袖大片撕裂一般用非手术治疗无效,尤以合并肩峰下撞击综合征者。

(2)非手术治疗无效者:经正规之非手术疗法3~4周无效,当肩袖急性炎症及水肿消退、未愈合的肌腱残端形成瘢痕组织时,则须行肌腱修复和终(止)点重建。

2.术式

肩袖修复的术式较多,须酌情选择。

(1)Mclaughlin术式:多用,即在肩袖原止点部位大结节近侧凿一骨槽,于患臂外展位将肩袖近侧断端植入该骨槽内。其手术适应证较广,主要为大型、广泛型的肩袖撕裂。为防止术后肩峰下间隙的粘连和撞击,进行肩袖修复的同时应切断喙肩韧带,并做肩峰前外侧部分切除成形术。

(2)肩峰成形术:主要用于肩峰下撞击综合征。术式同一般关节成形术,以清除多余组织为主,减少渗血。

(3)肩胛下肌肌瓣上移术:对于冈上肌腱和冈下肌腱广泛撕裂造成的肩袖缺损,可将肩胛下肌上2/3自小结节附着部位游离固定于冈上肌腱和冈下肌腱的联合缺损部位。

(4)冈上肌推移修复法:用于冈上肌腱巨大缺损者,即在冈上窝游离冈上肌时,保留肩胛上神经冈上肌支及伴行血管束,使整块冈上肌向外侧推移,覆盖肌腱缺损部位,并使冈上肌重新固定在冈上窝内。此种术式较为合理。

（5）合成织物移植修复术：主要用于大型肩袖缺损者。术后再配合物理疗法及康复训练，可使肩关节功能大部分恢复，疼痛缓解，日常生活近于常人。

总之，正确诊断、及早处理，以及术后良好的康复治疗是取得满意疗效的基本条件。反之，若不进行修复，顺其自然，最终会导致肩袖性关节病，可因关节不稳定或继发关节挛缩症而导致肩关节病变。

三、肩峰下撞击综合征

肩峰下撞击综合征是指由于解剖结构或动力学原因，在肩关节上举、外展等活动时，肩峰下间隙内的肩袖（冈上肌腱）、肱二头肌腱或者肩峰下滑囊受到反复摩擦、撞击和挤压等微小创伤而引起的一种慢性肩部疼痛综合征，主要临床表现为肩关节前部和外侧疼痛、力弱和外展功能受限等，主要病理表现为肩峰下结构的出血水肿、无菌性炎症和磨损退变等。姿势不良、肩关节不稳定、肩袖肌力弱、先期外伤史、局部骨性畸形和过头类运动可能会增加肩峰下撞击综合征的发生。

（一）诊断标准

1.临床表现

（1）通常无明确外伤史，逐渐起病，为锐性疼痛，主要位于肩关节前方和外侧部，可放射至上臂。疼痛可反复间断"发作—好转"数月或数年。患者往往畏惧患侧卧位。较长时间的过头类活动可诱发疼痛发作，停止运动休息后可减轻。

（2）查体，肩峰前下方可有压痛，肩关节被动活动可及明显碎裂声或捻发音，疼痛弧 80°～120°。病程较长者可有关节外展、外旋和后伸受限。肩峰下撞击试验阳性。

2.影像学检查

X 线检查可为阴性，较严重者可以发现肩峰前下缘硬化增生，肩峰下间隙变窄，肱骨大结节硬化、囊性变或骨赘形成等。MRI 可见肩峰下滑囊少量积液、肩峰下间隙狭窄，肩峰增生，肩袖退化变薄或部分断裂等。

（二）治疗原则

1.非手术治疗

休息是减轻运动造成的炎症反应的关键措施；应避免做有可能发生撞击的动作；运动后局部冰敷可减轻炎症反应和疼痛；理疗和热敷；非甾体消炎药也可减轻疼痛；横向按摩可增加肩袖肌腱的血液运输和活动度。炎症疼痛较重而其他保守治疗效果不佳时，可考虑肩峰下滑囊封闭注射（醋酸氢化可的松 25mg，每周 1 次，共 2～3 次；或 1% 利多卡因 2～4mL＋复方倍他米松注射液 1mL 注射 1 次）；此外应配合康复运动疗法，主要是体侧的短弧运动及对抗阻力的拉力运动，以改善活动范围和增加肌力。

2.手术治疗

经 6 个月以上保守治疗无效者，可于关节镜下行前肩峰成形减压术或手术切除肩峰下滑囊。对已出现肌腱断裂或磨损者酌情一并予以处理。

第二节　腕部疾病

一、月骨缺血性坏死

(一)概述

月骨缺血性坏死指由于各种原因引起月骨的压力增高和血液供应障碍,导致月骨出现不同程度坏死,主要表现为腕部疼痛、僵硬和握力降低等,少数病例可出现腕管综合征的症状。

(二)诊断步骤

1.病史采集要点

(1)年龄:月骨缺血性坏死多见于青壮年。

(2)腕关节疼痛的特点:疼痛的部位,疼痛最初发生的时间和病程,疼痛是间歇性还是持续性,疼痛的严重程度,疼痛是否向前臂放射,疼痛与腕关节活动的关系,以及休息后是否能够好转。

(3)腕关节是否出现肿胀:肿胀发生时间,持续时间,与疼痛的关系,能否自行消退。

(4)腕关节僵硬:发生时间,是否早晨严重,活动后是否减轻。

(5)握力降低:开始的时间,自我感觉握力降低的程度。

(6)有无过去或现在手腕部的外伤史。

(7)是否有系统性红斑狼疮、硬皮病、镰状细胞性贫血或长期服用激素史。

2.体格检查要点

(1)一般情况:全身情况是否良好。

(2)局部检查。①外观:a.关节是否有红肿;b.大小鱼际肌或骨间肌是否有萎缩;c.腕关节是否有畸形。②压痛的部位和程度:特别是腕背部月骨部位是否有压痛。③腕关节的活动情况:有无活动受限,尤其是背伸活动及背伸时疼痛是否加重。④握力的检查:让患者握检查者的手,双侧对比。最好是用握力器检查。

3.辅助检查要点

主要是腕关节正侧位 X 线平片检查,如果高度怀疑,必须行 CT 或 MRI 检查。在疾病早期骨扫描可能显示月骨异常高浓度聚集。

(三)诊断对策

1.诊断要点

根据患者的病史、临床症状、体征及 X 线或 CT、MRI 所见,可以诊断。

(1)病史与症状:多发生于 15~40 岁从事重手工劳作的男性优势手,可有或无明显的外伤史,以腕痛为主要症状,疼痛呈持续性或间歇性,初期腕关节疼痛轻微,活动时疼痛明显,休息时减轻。随着病程的发展,疼痛加重并持续,出现腕关节僵硬和手握力降低的症状。

(2)局部表现:初期检查可以显示正常。逐渐出现腕关节背部肿胀、月骨背部压痛和腕关节的活动范围受限,特别是腕关节的背伸功能明显受限。

（3）X线表现（腕关节的正侧位照片）：典型的X线表现可能比症状晚18个月。典型表现为月骨的密度增加或有斑点现象，病变发展月骨失去高度，塌陷成压扁状；近排腕骨分离，出现舟状骨和三角骨向不同方向旋转——舟状骨向掌侧旋转，三角骨向背侧旋转；最后腕关节出现继发性骨性关节炎改变。

（4）CT或MRI表现：在出现典型的X线表现之前，CT或MRI能发现细微的月骨骨折。特别是MRI能发现月骨软骨下的炎症性改变和水肿。

2.临床类型

根据X线表现，分为4个阶段。

（1）第Ⅰ阶段：月骨有细小的线性或压缩性骨折，但月骨结构和密度正常。

（2）第Ⅱ阶段：月骨密度增加，没有月骨或腕骨塌陷。

（3）第Ⅲ阶段：月骨和（或）腕骨塌陷。

（4）第Ⅳ阶段：桡腕关节出现继发性关节炎改变。

3.鉴别诊断要点

（1）腕关节周围骨肿瘤：如桡骨远端骨巨细胞瘤、腕骨骨样骨瘤、桡尺骨远端骨肉瘤和腕部内生软骨瘤等，X线检查可明确诊断。

（2）腕管综合征和腕尺管综合征：主要是出现正中神经或尺神经压迫损害表现，在相应神经支配区出现麻木、疼痛和肌肉萎缩等。月骨缺血性坏死一般不会出现神经损害的表现。虽然少数病例在晚期可能出现腕管综合征的症状，但通过X线检查一般能发现月骨的病变，诊断不难。

（3）桡骨茎突狭窄性腱鞘炎和尺骨茎突狭窄性腱鞘炎：是腱鞘因机械性摩擦而引起的慢性无菌性炎症，临床表现为局部疼痛、压痛和关节活动受限等。根据局部疼痛和压痛的部位不同，没有X线表现，可以确定诊断。

（4）类风湿性关节炎：为全身进行性关节损害，是一种慢性全身性结缔组织疾病，特点是多数关节呈对称性关节滑膜炎症，手腕部为最好发部位，因此要与之鉴别。根据其多发性、对称性及病变发展出现的畸形可以鉴别，早期可以通过查有无贫血、血沉、类风湿因子和X线片与之鉴别。

（四）治疗

目前对于月骨缺血性坏死的治疗方法有多种，从单纯的观察到复杂的外科重建手术，但还没有哪一种治疗计划被普遍接受成为标准。

1.保守治疗

早期以保守治疗为主，治疗方法很多，包括各种制动方法、局部封闭和物理治疗等。有学者认为石膏管型固定治疗月骨缺血性坏死可达到与手术治疗相同的远期效果。但更多的学者认为固定治疗满意率低，不能阻止月骨改变和腕骨的塌陷。需要注意的是，月骨缺血性坏死病例X线表现的严重程度与临床症状并不平行，因此不能仅凭X线表现来判断治疗效果。另外，保守治疗可能能够阻止疼痛症状的加重，但不大可能使疼痛症状消失。

2.手术治疗

（1）月骨摘除和关节成形：适合于第Ⅲ阶段月骨缺血性坏死，月骨摘除后可用钛合金、丙烯酸(类)树脂、硅胶或生物组织等月骨替代物填塞。此方法可能减轻疼痛等症状,但不能阻止腕骨塌陷等病程进展。用硅胶等假体可能引起关节滑膜炎,而用自体肌腱或筋膜组织可防止此并发症的发生。

(2)头状骨-钩骨融合术:目的在于使头状骨融合于钩骨,使头状骨和第三掌骨轴不向由于月骨塌陷而形成的缺损移动,减少对月骨的压力和使月骨可能再血管化。有报道称该法能有效减轻疼痛感和提高握力,适合于第Ⅲ阶段月骨缺血性坏死。

(3)舟状骨大多角骨-小多角骨融合术:理论上能预防腕骨高度的缩短,有报道称其临床效果与月骨摘除手术近似,但有导致应力集中于桡舟关节的弊端,可能加速桡舟关节骨性关节炎的发生。

(4)头状骨缩短术:单独头状骨缩短或者同时结合头状骨-钩骨融合术,有报道称其可以减少头状骨对月骨的压力达 66%,但同时舟状骨大多角骨负荷增加 150%。适合于第Ⅱ、第Ⅲ阶段月骨缺血性坏死,特别是伴尺骨阳性变异(尺骨长于桡骨)的病例。

(5)关节面矫平手术:包括桡骨短缩和尺骨延长手术,目前比较常用的是桡骨短缩手术,适用于伴有尺骨阴性变异(尺骨关节面低于桡骨关节面)的第Ⅰ阶段~第Ⅲ阶段的月骨缺血性坏死病例,其生物力学机制是通过改变尺骨和月骨之间的关系来减少月骨的负荷。此手术的优越性是不干扰腕骨的结构,保留了月骨的结构和头骨-月骨关节。

(6)桡骨远端成角截骨矫形:基于发现月骨缺血性坏死病例的桡骨远端关节面相对于正常关节具有更大的尺偏角,手术通过减少桡骨远端关节面的尺偏角从而减少月骨的负荷,从而治疗月骨缺血性坏死。适用于伴有尺骨中立位或阳性变异的第Ⅱ、第Ⅲ阶段的月骨缺血性坏死病例,但长期效果需要证实。

(7)桡尺骨干骺端减压术:据报道,此手术能明显减轻疼痛、增加握力和改善运动功能,并且具有手术简单、不干扰桡尺远侧关节的特点。

(8)带血管骨瓣移植治疗月骨缺血性坏死:包括带血管蒂桡骨远端背侧骨瓣植骨、吻合血管的游离髂骨移植植骨和带血管蒂的豌豆骨替代月骨,此类手术术后需要用外固定架或克氏针固定舟状骨和头状骨 2~3 个月,用以减少月骨压力,利于月骨的再血管化过程。

(9)腕关节融合、近排腕骨切除和腕关节去神经术:对于月骨缺血性坏死第Ⅲ阶段末期、第Ⅳ阶段和用其他方法不能有效减轻症状的病例可考虑这些手术方法,特别是对于疼痛症状明显患者的治疗。

治疗方法的选择,主要根据疾病发展的阶段、尺骨变异的类型、患者的年龄与功能状态,以及有无骨性关节炎来确定。对于尺骨中立位或尺骨阴性变异的第Ⅰ阶段到第Ⅲ阶段的月骨缺血性坏死,可以选择关节面矫平手术,特别是桡骨缩短手术。对于尺骨阳性变异的月骨缺血性坏死,采用通过腕中关节手术的方法,如头状骨-钩骨融合术、舟状骨大多角骨-小多角骨融合术或头状骨缩短术等。以上各方法都可以结合应用带血管骨瓣移植使月骨再血管化。对于第Ⅳ阶段月骨缺血性坏死,则考虑腕关节融合和近排腕骨切除等方法。

二、腕管综合征

(一)概述

腕管综合征是用来描述由于腕管内压力增高而使正中神经受到卡压而产生神经功能障碍的一组综合征。任何能引起腕管内各种结构体积增大或腕管容积减少而造成腕管狭窄的因素都可使通过腕管的正中神经受到压迫而发生腕管综合征。腕管是上肢中最常诊断为神经卡压的部位。

(二)诊断步骤

1.病史采集要点

(1)年龄和性别:好发年龄为30~60岁。女性的发病率是男性的5倍。

(2)职业:有无长期从事操纵振荡机器或使腕关节屈曲的工作(如打字员),以及反复强力屈伸腕部或手指的职业等。

(3)主要症状:有无腕部以下正中神经支配区感觉异常和麻木、大鱼际部位疼痛、夜间或清晨疼痛加重,活动手腕后缓解,以及有无自觉拇指无力或动作不灵活等。

(4)是否有腕关节外伤的病史,特别是Colles骨折。

2.体格检查要点

(1)一般情况:有无妊娠、肥胖、糖尿病、甲状腺功能低下、淀粉样变性病等。

(2)局部检查。①外观:a.腕关节是否有红肿。b.大鱼际肌是否有萎缩,特别是拇短展肌和拇对掌肌。c.手指皮肤是否发亮和有无出汗。d.腕关节掌侧是否有肿物,特别是屈伸手指时查看有无肿物出入腕管。

②感觉功能检查:a.检查桡侧三个半手指有无浅感觉功能减退。b.检查手指的两点辨别觉:两点辨别觉小于6mm属正常,7~10mm尚可,11mm以上为差。c.振动觉检查:256频率音叉振动后置于指腹处,对比双手看有无差异。

③运动功能检查:检查腕关节和手指活动情况,重点检查拇指的对掌功能,以及仔细检查拇短展肌和拇对掌肌有无肌力减退。

(3)激发试验。①Phalan试验:腕关节极度掌屈或极度背伸1分钟,出现正中神经分布区感觉异常为阳性,敏感性高于特异性。②Tinel征:轻轻叩击腕管区正中神经走行处,手指有刺痛感为阳性,特异性高于敏感性。③腕管压迫试验:屈腕同时压迫腕管处正中神经30秒,出现疼痛、麻木或感觉异常为阳性,特异性和敏感性都高。④止血试验:上臂止血带充气至收缩压以上并持续1分钟,出现拇指、示指或中指麻木者为阳性,特异性和敏感性都低。

3.辅助检查要点

(1)腕关节正侧位片:了解腕管内有无骨性隆起。

(2)肌电图和正中神经传导速度测定。

(3)MRI检查:能清楚地显示腕管内的软组织结构。

（三）诊断对策

1.诊断要点

根据病史、临床症状和体征、辅助检查来诊断,本病的诊断不困难。

（1）病史与症状:多见于 30～60 岁女性,初期发病为腕以下正中神经支配区的感觉异常、麻木和疼痛,呈间歇性。夜间发病和症状逐渐加重,有时疼痛可以放射至前臂甚至肩部,但感觉异常和麻木只限于腕部以下,随着病情加重,症状变为持续性,逐渐出现拇指无力和动作不灵活的症状。

（2）局部表现:初期检查也许正常,但通过激发试验可以引出症状。随着病情发展逐渐出现感觉功能减退、振动觉变化和两点辨别觉减退、手指无汗、拇短展肌和拇对掌肌力减退等,严重者出现大鱼际部萎缩和对掌功能障碍,个别晚期病例出现手指发冷、皮肤变薄发亮、指甲增厚脱落,甚至局部出现水疱或溃疡等自主神经系统营养不良表现。

（3）辅助检查:X 线检查可以了解腕管综合征是否是由于骨折脱位后的腕管形状改变引起,腕管内有无骨性突起等。电生理学检查如肌电图和神经传导功能的测定对诊断和鉴别诊断有帮助,但有一定的假阳性率和假阴性率。MRI 有助于发现肌腱滑膜增厚、肌腱增粗、腕管内肿物(腱鞘囊肿和脂肪瘤等)等占位性病变,以及指浅屈肌肌腹过低或蚓状肌肌腹过高而进入腕管等变异。

2.临床类型

根据正中神经受压后临床表现,腕管综合征可分为轻度、中度、重度。

（1）轻度:①症状呈间歇性发作;②激发试验阳性;③振动觉检查呈超敏反应。

（2）中度:①振动觉减退;②激发试验阳性;③大鱼际肌力下降。

（3）重度:①持续感觉障碍;②两点辨别觉差;③大鱼际肌萎缩。

3.鉴别诊断要点

多数病例诊断不难,但有时须和以下疾病相鉴别。

（1）颈椎病:颈椎病多见于 40 岁以上男性,疼痛多以颈肩部为主,虽然神经根型颈椎病可出现前臂和手的放射性疼痛,但不会出现明显的腕以下正中神经支配区的感觉异常、麻木,且很少出现大鱼际肌萎缩。颈椎正侧位片可以确诊。

（2）胸廓出口综合征:可出现手及上肢酸痛、麻木、乏力及肌肉萎缩,疼痛沿 C_8～T_1 支配区分布,麻木则分布于尺神经支配区,多伴有血管受压表现,即使是单纯神经型,由于下干受压,其主要影响的是尺神经和前臂内侧皮神经,不会单独出现正中神经支配区损伤的表现。

（3）脊髓硬化症。

（4）多发性神经炎。

（5）进行性肌萎缩症:进行性肌萎缩症为下运动神经元病变,多发生于中年以上(50～70岁),只是肌肉呈进行性萎缩,从手至前臂,再至上臂,不会单独出现大鱼际肌萎缩,更不会出现感觉障碍的症状和体征,容易与腕管综合征区分。

（四）治疗

1.治疗原则

采取综合治疗,对于轻度或中度未治疗过的患者采用非手术治疗。对于保守治疗无效、症状严重的中重度患者和有明确占位性病变的腕管综合征患者采取手术治疗。

2.治疗方案

(1)非手术治疗。①夜间用石膏夹板或支具固定腕关节于中立位,白天日常活动时不固定。并口服非甾体类消炎镇痛药物。②腕管内注射类固醇类药物:自腕部近侧腕横纹处掌长肌肌腱和桡侧腕屈肌肌腱之间斜向将针插入腕管内,注意勿将药物注入正中神经。否则有损伤神经的可能。在所有类固醇类药物中,地塞米松相对安全,即使注入神经也不会造成神经损伤。每次使用类固醇类药物0.25~0.5mL,加入2%利多卡因2mL,每周1次,1个疗程3~4次。

(2)手术治疗

适应证:对于保守治疗症状不缓解的中重度病例和具有明确的占位性因素所导致的腕管综合征,应选择手术治疗。

禁忌证:全身情况较差不能耐受手术,出血性疾病,局部感染。

腕管切开松解术:其原理是切开腕横韧带,减少腕管内压力,从而解除对正中神经的压迫。手术时应用止血带,保证切口内干净清晰。手术切口沿大鱼肌纹尺侧6mm作与大鱼肌纹平行切口,近端达腕掌横纹,如需要向近侧延长,须向尺侧做"Z"形切口,避免与腕掌横纹垂直。分离皮下组织时注意保护正中神经掌浅支和在切口远端可能出现的尺神经皮下交通支。由于正中神经返支存在变异,切开腕横韧带时一定要在直视保护正中神经情况下且沿腕横韧带尺侧缘切开,避免损伤正中神经和其返支。切开必须彻底,否则影响手术效果。切开后探查腕管内结构,如有占位性病变,做相应处理。手术完毕,放松止血带,双极电凝止血,根据情况放置引流条。大量棉垫加压包扎。

内镜下腕管切开术:有Chow的双切口法和Agee的单切口法。具有切口小,手术瘢痕少的特点。都需要特殊的手术器械,需要手术者掌握熟练的手术技巧。适用于腕管内没有占位性病变的腕管综合征患者。内镜下腕管切开术有医源性正中神经损伤发生率高、观察不清、不能分辨神经变异、切开可能不完全和价格昂贵等缺点。

无论是腕管切开松解术还是内镜下腕管切开术,手术中都必须保证手术野清晰,直视下保护正中神经,以免造成医源性正中神经损伤。

(五)术前准备

术前常规检查,无须特殊准备。

(六)术后观察及处理

1.腕管切开松解术

术后注意观察患肢末梢血液运输,抬高患肢利于静脉回流和减轻肿胀。术后2天移除大量棉垫,如有引流条一并拔除,换用少量纱布保护伤口,开始白天活动腕和手指,夜晚用石膏或支具固定腕关节于中立位。手术后12~14天拆除伤口缝线。术后第2个月开始在部分阻力下活动腕关节,术后第3个月开始完全正常活动。

2.内镜下腕管切开术

术后10~12天拆线,手术后就开始活动腕和手指,术后2~3周开始在部分阻力下活动腕关节,术后4~6周开始完全正常活动。

第三节　膝部疾病

一、盘状半月板

(一)概述

盘状半月板是一种先天性变异,半月板呈盘状,垫在股骨髁和胫骨平台之间。以青少年常见,亦可见于 10 岁左右的儿童。多发生在外侧半月板,未损伤前无明显临床表现,损伤后出现弹响、疼痛、膝关节屈曲和伸直受限等症状。

(二)诊断步骤

1.病史采集要点

(1)有或无膝关节损伤史。儿童无明显外伤史的膝关节疼痛和活动受限应首先考虑此病。

(2)有无膝关节疼痛、弹响,屈曲和伸直受限,疼痛位于关节哪一侧。

2.体格检查要点

(1)一般情况:全身情况良好。

(2)局部检查。①外观:是否有关节肿胀及关节周围肌肉萎缩。②外侧关节间隙有无压痛。③关节活动度:检查膝关节最大屈曲和最大伸直情况,伸屈过程有无交锁和弹响,有无屈曲和伸直受限。④特殊检查:麦氏试验,过伸、过屈试验,侧方应力试验,前、后抽屉试验,研磨试验。

3.辅助检查要点

无创检查中 MRI 检查准确率很高,在矢状位成像,半月板的前后角相连形成"领结"样改变;在冠状位成像,半月板中央部变厚增宽。部分患者 X 线照片可显示外侧胫股关节间隙较内侧宽。

(三)诊断对策

1.诊断要点

(1)有膝关节痛、关节交锁和弹响症状,以及膝关节屈曲和伸直受限。

(2)局部检查外侧关节间隙有压痛,股四头肌萎缩,在施加外翻应力情况下伸屈膝关节,可诱发弹响和疼痛。过伸或过屈膝关节也可诱发疼痛。需要检查前、后抽屉试验,侧方应力试验排除韧带损伤。

(3)无明显外伤史的儿童,膝关节不能完全伸直或屈曲,即使无弹响和疼痛,也应高度怀疑盘状半月板。

(4)影像学检查:部分患者 X 线片可显示外侧胫股关节间隙较内侧宽。MRI 检查可诊断盘状半月板,确诊要靠关节镜检查。

2.鉴别诊断要点

主要与半月板损伤鉴别。

半月板损伤与盘状半月板的症状相似,临床有时很难分辨。盘状半月板的弹响症状更明显,往往在膝关节疼痛症状出现以前已经存在。鉴别诊断要行 MRI 检查和关节镜检查。

(四)治疗

怀疑盘状半月板,须行关节镜检查和治疗。小儿只有弹响,没有疼痛和膝关节活动受限的盘状半月板,可暂不手术治疗。以往盘状半月板多行切开切除术,随着关节镜技术的发展和对半月板作用的深入研究,现在绝大多数医师建议行关节镜下盘状半月板成形术,保留边缘稳定部分,以减少膝关节退行性变的发生。

二、半月板囊肿

(一)概述

半月板囊肿是半月板囊性病变,多出现于外侧半月板前角,原因尚未明确。可能与外伤、退行性变和先天性因素有关。

(二)诊断步骤

1.病史采集要点

(1)多见于 20～30 岁的年轻人,有或无膝关节损伤史。

(2)有无膝关节周围小肿物,是否合并疼痛、关节活动受限,症状加重是否与剧烈活动有关。

2.体格检查要点

(1)一般情况:全身情况良好。

(2)局部检查。①外观:侧副韧带与髌韧带之间是否有局部隆起。②局部隆起有无压痛。③关节活动度:检查膝关节最大屈曲和最大伸直情况,伸屈过程是否有交锁和弹响,是否有屈曲和伸直受限。④特殊检查:麦氏试验,过伸、过屈试验,侧方应力试验,前、后抽屉试验,研磨试验。

3.辅助检查要点

MRI 检查准确率很高。

(三)诊断对策

1.诊断要点

(1)20～30 岁的年轻人,膝关节周围有小肿物,可有胀痛感,剧烈运动后疼痛加剧。合并半月板损伤可有关节交锁和弹响症状。

(2)局部检查在侧副韧带前方或后方、髌韧带两旁、关节间隙水平可扪及囊性小肿物。有或无压痛,界限不清,合并半月板损伤、麦氏试验阳性,可诱发弹响。

(3)影像学检查:MRI 检查在 T_2 加权成像显示半月板周围囊肿呈高信号,外侧半月板囊肿多位于外侧半月板前角。

2.鉴别诊断要点

(1)腘窝囊肿:内侧半月板囊肿位于内侧关节囊和内侧副韧带的后方时,常常进入关节囊和深筋膜之间,被误诊为腘窝囊肿。MRI 检查可显示囊肿位置,有助鉴别。

(2)腱鞘囊肿:膝关节周围的腱鞘囊肿的表现与半月板囊肿相似,临床检查有时难以鉴别,有怀疑时应该行 MRI 检查。

(四)治疗

半月板囊肿须行关节镜检查和治疗。当半月板囊肿较大,半月板损伤分离、不稳定时,应将囊肿和不稳定的半月板组织切除;当囊肿较小,仅累及小部分半月板组织时,可将半月板内的囊肿刮除干净,再将半月板分离部分与关节囊缝合。术后用支具保护。对半月板前角小囊肿,也可用射频消融和皱缩切除囊肿,保留半月板。

三、膝内、外翻畸形

(一)概述

正常人的股骨和胫骨轴线之间有 5°～15° 的生理外翻角,角度超过 15° 为膝外翻,不足 5° 甚至胫骨远端向内为膝内翻。膝内、外翻畸形导致下肢力线异常,使膝关节提早出现退行性改变,需要及时矫正。

膝内、外翻畸形可由多种病因引起。小儿膝内、外翻畸形多由缺钙、佝偻病引起,小儿麻痹症肌肉瘫痪致肌力不平衡也可致膝内、外翻畸形。中老年人的膝内、外翻畸形多由关节退行性变、骨关节炎等引起。膝关节周围外伤骨折处理不当、股骨内外髁发育不平衡也会造成膝内、外翻畸形。

(二)诊断步骤

1.病史采集要点

(1)有无小儿麻痹、佝偻病或外伤史。

(2)畸形出现的时间,进展速度快或慢。

(3)畸形对行走有无影响,有无膝关节疼痛,膝关节伸屈活动是否正常。

(4)有无膝关节不稳定的感觉。

2.体格检查要点

(1)一般情况:全身情况是否良好。

(2)局部检查。①外观:膝关节内、外翻畸形程度,关节周围肌肉是否萎缩。②膝关节周围有无压痛,内、外侧副韧带张力是否正常,膝关节周围肌肉肌力是否正常。③关节活动度是否正常,关节稳定性如何。④站立位时畸形程度比卧位时加重,提示侧副韧带松弛。

3.辅助检查要点

主要是 X 线平片检查,很少需要行 CT 或 MRI 检查。

下肢全长 X 线正侧位片可显示下肢力线,膝内外翻畸形程度和部位,膝关节间隙、骨质有无异常。有条件的应拍摄站立位下肢全长 X 线照片,可更准确了解下肢负重时膝关节畸形情况。

(三)诊断对策

根据患者的病史、膝关节的外观及 X 线所见,不难诊断。

1.小儿佝偻病性膝内、外翻畸形

多发生于 5 岁左右的小儿,有或无囟门迟闭、漏斗胸等佝偻病表现。患儿行走、跑跳正常,无膝关节疼痛。局部检查膝关节内翻或外翻畸形,形成"O"形腿或"X"形腿表现,X 线照片显示膝关节内翻或外翻畸形,但无其他骨病。

2.小儿麻痹后遗膝内、外翻畸形

小时有高热病史,此后有不同程度的行走无力,逐渐出现膝内、外翻畸形。局部检查除有膝内、外翻畸形外,还有膝关节周围某些肌肉肌力下降,常见股四头肌和胫前肌肌力异常,但感觉正常。X线片显示膝内、外翻畸形,一般股骨侧为发生畸形的主要原因,股骨髁发育不良,股骨外髁低平或股骨内髁低平。

3.外伤性膝内、外翻畸形

有膝关节周围外伤病史,后遗膝内、外翻畸形,多数由胫骨平台塌陷性骨折或股骨内外髁骨折处理不当、复位不良引起。患者一般有膝关节疼痛,活动受限。局部检查除有畸形外,还有膝关节压痛,膝关节活动范围减少。X线照片显示膝内、外翻畸形,内侧或外侧膝关节间隙变窄,关节面不平和原来骨折的后遗表现。

(四)治疗

1.小儿佝偻病性膝内、外翻畸形

若患儿5岁以下,畸形不严重,可用保守治疗。每天用手法矫正,将患肢的远近端固定,凸侧用手施加适当的压力,每天坚持施行,畸形可逐渐矫正。或在晚上加用夹板矫正,将夹板置于肢体畸形的凹侧,两端固定后,用宽布带把凸侧拉向夹板。

若畸形明显,经1年左右保守治疗畸形无改善,可用凸侧骨骺阻滞,用"马钉"打入股骨和胫骨凸侧骨骺。

若畸形严重,内翻畸形时膝间距大于5cm或外翻畸形时踝间距大于5cm,可在畸形最明显处行楔形截骨术矫正畸形。

2.小儿麻痹后遗膝内、外翻畸形

一般需要手术矫正畸形。股骨侧为主要发生畸形处,多采用股骨髁上楔形截骨矫正。

3.外伤性膝内、外翻畸形

由于畸形由关节内骨折引起,多合并创伤性关节炎。若膝关节间隙存在,膝关节活动度尚好,可使用胫骨或股骨楔形截骨矫正畸形;若膝关节间隙明显变窄,膝关节活动差,单纯矫正畸形也不能改善膝关节功能,这时可考虑膝关节表面置换,在置换时纠正畸形。但若患者为年轻人,则要慎重选择人工关节置换。

四、髌骨不稳定

髌骨不稳定是前膝疼的常见原因,是髌股关节常见的疾病,是髌骨软骨软化或髌股关节骨关节炎的重要病因。由于生物力学及影像学技术的进步,随着临床检测手段的多样化,人们逐渐认识到,髌股关节退行性改变多由髌股关节适合不良或髌骨力线不正造成的髌骨不稳所致,如髌骨偏移、髌骨倾斜、髌骨高位、髌骨半脱位等。

(一)髌股关节的解剖、生理和生物力学

1.髌股关节的解剖、生理及病因分类

1)结构

(1)髌骨:髌骨是人体最大的子骨,它是伸膝装置的重要组成部分。正面观是杏仁状,横断

面近似三角形,尖端向下,它被包于股四头肌肌腱内,上缘为股四头肌腱的主要止点,下极为坚强的髌韧带附着,腹侧关节面与股骨内、外髁及滑车形成髌股关节,除下极外,腹侧均为关节软骨覆盖。关节面中央有一条纵行骨嵴,将髌骨关节面分为内、外两部分,内侧者较窄厚,外侧者较扁宽,因中央纵嵴一般偏于内侧,故外侧关节面大于内侧者。内侧关节面又有一条稍隆起的纵行内侧嵴,又将内侧关节面分为内侧面及内侧偏面,又称为余剩面,外侧亦有一条横行的小嵴称横切嵴。依据髌骨轴位 X 线片相内侧关节面的不同形状,Wiberg 曾把髌骨形态分为三型。①Ⅰ型:髌骨内侧关节面呈凹面,与外侧关节面对称,正常人中占 16.1%。②Ⅱ型:内侧关节面仍为凹面,但较外侧关节面窄,正常人中占 80%。③Ⅲ型:内侧关节面为凸面且垂直,较外侧关节面狭窄,正常人中占 12.9%。

Baumcartl 对 Wiberg 分型作了补充,提出内侧关节面较外侧关节面狭窄且扁平者为Ⅳ型。Ⅰ型和Ⅱ型髌骨为稳定型,Ⅱ型髌骨最常见。其他类型因髌骨两侧关节面受力不均,关节面比值增大,面角变小,容易发生外侧偏移或半脱位。

(2)股骨:股骨远端的滑车沟及两侧髁的关节面与髌骨构成髌股关节,滑车的外侧髁高于内侧髁,滑车中心部关节软骨较厚,两侧逐渐变薄,滑车沟构成的夹角正常为 135°～140°,股骨远端这种特殊结构为髌骨的滑动提供了稳定的轨道。正常股骨滑车沟低、深,在 X 线侧位片上不与股骨滑车相交。而股骨滑车发育不良时,股骨滑车低平,在侧位 X 线片上与滑车沟相交形成典型的"交叉征"。

Dejour 等依据膝关节侧位 X 线表现,将股骨滑车发育不良分为三型。①Ⅰ型:股骨两侧滑车发育对称,两侧在滑车近端水平同时与滑车沟相交,该型为滑车发育异常的最轻类型。②Ⅱ型:股骨两侧滑车发育不对称,内侧滑车低平,在较低位置与滑车沟相交。③Ⅲ型:股骨两侧滑车发育对称,但在较低水平与滑车沟相交,说明双侧滑车的大部分区域发育低平,是滑车发育不良中最严重的类型。

(3)肌肉与韧带:股四头肌及其肌腱附着于髌骨上缘,部分肌纤维经髌骨前面向下方移行为髌韧带,止于胫骨结节。髂胫束有一部分纤维连接于髌骨的外上方,它起稳定及约束髌骨的作用。股四头肌又分纵头及斜头,纵头肌纤维纵向止于髌骨上缘,斜头为水平位附着于髌骨内上缘,故股四头肌有稳定髌骨及牵拉髌骨向内、向上的作用。髌骨两侧有来自股内、外侧肌的纵行纤维与深层横行的关节囊纤维层共同形成髌骨内、外侧支持带,它具有稳定髌骨、限制其侧方活动的作用。

2)髌骨功能

膝关节髌骨有两个重要的生物力学功能。①髌骨是伸膝装置的中间结构,通过髌骨加长股四头肌的力臂,增大股四头肌的作用力矩,加强其机械效益,协助伸膝。②通过髌骨在滑车沟的关节滑动,减少伸屈运动中肌腱及髌韧带与股骨髁的直接摩擦接触,并使股骨髁承受的压缩应力得以较均匀分布。

3)髌骨的活动

当膝关节屈伸活动时,髌骨除在股骨髁间滑车上滑动外,还在矢状面向后活动及在冠状面内旋活动。

(1)髌骨的滑动:髌骨内、外侧关节面滑行于股骨髁间形成的滑车沟及两侧关节面上,当膝关节完全伸直、股四头肌放松时,髌骨关节面仅下 1/3 与滑车关节面的上 1/3 相接触,髌骨大部分处在髁间沟较浅的滑车上凹。此位置股四头肌及膝内、外侧支持韧带也较松弛,故此位置髌股关节处于相对不稳定状态,髌骨易于外侧脱位。屈曲 45° 时二者的中央部分相接触,屈曲 90° 时,髌骨的上部紧压在滑车的下部,超过 90° 时,髌骨滑入滑车沟。当膝关节屈曲度增大,髌骨与滑车接触面不断改变,加之伸膝肌张力作用不断加强,可使原不稳定的髌骨或半脱位的髌骨位于髁间沟较深的中心部而复位,故随膝关节屈曲度增大,摄切位片观察髌骨不稳定的假阴性率明显增加。这是由于膝屈曲大于 40°,髌骨已处于相对稳定状态。当屈曲 135° 时,髌骨内侧偏面才与股骨内髁接触。膝完全屈曲时,整个髌骨关节面紧贴股骨髁间窝,此时髌骨最为稳定。髌股关节的接触面,在 0°～90° 位随着膝关节屈曲程度增加,其接触面也随之增加。两者呈正相关。

(2)髌骨矢状面位移:当膝关节由伸直位到屈曲位,髌骨以胫骨结节为圆心,髌韧带为半径,在矢状面发生由前向后的弧形位移,伸直位时,髌骨中心点至胫骨结节的连线与胫骨纵轴之间形成向前的 15° 的角,屈曲 60° 时,形成 0° 的角。屈曲达到或超过 90° 时,髌骨达到最大的后移,形成向后 20° 的角。

膝关节屈伸过程中,股四头肌的力臂也随之发生改变。当膝完全屈曲时,力臂最短,当膝逐渐伸直到 45° 时,力臂逐渐变得最长,再进一步伸直时,力臂又变短。此时股四头肌须加大收缩力,才能维持膝关节的稳定。

(3)髌骨冠状面的旋转活动:膝关节屈曲超过 90° 以后,髌骨在冠状面发生内旋。其内侧关节面与股骨内髁关节接触,当屈曲至 135° 左右时,内侧偏面(oddfacet,余剩面)与股骨内髁接触。

4)影响髌骨稳定性的因素

(1)静力因素:主要包括髌韧带,内、外侧支持韧带,髂胫束,股骨内、外髁等。髌韧带主要限制髌骨上移;内、外侧支持韧带限制髌骨侧方位移;髂胫束也有加固髌骨外上方的作用。故髌骨外侧限制机制强于内侧,当膝伸直位,股四头肌放松时,髌骨稍向外偏移。近年来,内侧髌股韧带在内侧结构中的重要性受到越来越多的关注。该结构起于股骨内上髁,收肌结节止点下方,向前走形止于髌骨内侧缘约中、上 1/3 交界处,在限制髌骨向外脱位中起到 60% 的作用。对于股内斜肌薄弱、滑车-胫骨结节间距增大及股骨滑车发育不良的患者,内侧髌股韧带对维持髌骨稳定性显得更为重要。

滑车沟的内、外侧壁有限制髌骨侧方滑移的作用,当沟角增大,即沟槽变浅或股骨髁发育不良时,髌骨失去这种限制作用,容易发生脱位。另外,正常人髌骨的纵轴长度与髌腱长度几乎相等。当髌腱长于髌骨时,为髌骨高位,亦为髌骨不稳定因素。

(2)动力因素:主要指股四头肌的作用。股内侧肌因其斜头肌纤维附着于髌骨内缘上处,当该肌收缩时有向内牵拉髌骨的作用,这是拮抗髌骨外移、稳定髌骨的重要动力因素。Q 角指髂前上棘至髌骨中心点连线与髌骨中心至胫骨结节中心连线所形成的夹角。正常 Q 角为 5°～10°。当 Q 角大于 15° 时,股四头肌收缩时产生使髌骨向外移动的分力。随着 Q 角的增大,向外侧牵拉髌骨的分力逐渐增大,髌骨稳定性也越差。

但由于有些患者体表解剖标志较难定位,屈膝时髌骨位置不断变化,以及某些髌骨本身已处于半脱位状态,所以 Q 角测量常常不够方便和准确。另一种常用方法是在下肢 CT 或 MRI 的轴状位片上测量滑车-胫骨结节间距(TT-TG),若该值超过 20mm,则认为存在髌骨不稳定。由于该距离受屈膝角度影响,所以常在屈膝 15°进行测量。

5)病因分类

综上所述,引起髌股关节不稳定、髌骨偏移或髌骨半脱位的病因,实际上包括了膝前区每一种结构的异常。概括分为以下四类。

(1)股四头肌及其扩张部的异常:包括股内侧肌的萎缩或发育不良,内侧支持韧带松弛、断裂或撕裂,外侧支持韧带的紧张和高位髌骨。

(2)膝关节力线异常:包括 Q 角增大,膝内、外翻和膝反屈。

(3)髌骨形状异常:如分裂髌骨、异形髌骨(Ⅲ、Ⅳ型)。

(4)先天因素:主要指股骨髁的发育不良、继发变形或股骨外侧髁形状异常等。

上述所有这些改变的共同特点是髌股关节失去正常的结构,导致作用于髌骨的拉应力异常或出现髌骨运动轨迹异常,使髌骨处于不稳定状态。

2.髌股关节的生物力学

1)髌股关节的载荷传导

髌股关节上的作用力(PFJRF)是指与股四有肌及髌韧带组成的合力大小相等而方向相反的力,它通过髌骨传递产生。作用力的大小与膝关节屈曲度数及体重有直接关系。膝关节屈曲度的增加,产生的作用力也就越大。因屈曲度加大,股四头肌与髌韧带之间的夹角随之减小,股骨和胫骨的作用力臂也减小,而需要更大的股四头肌肌力以抵抗体重对膝关节形成的屈曲力矩。平地行走时,所需膝关节屈曲度较小,在负重期只有 30°左右,其作用力峰值相当于体重的 0.5 倍。上、下楼梯时,屈膝达 90°,髌股关节上作用力,可达体重的 3.3 倍,几乎是平地行走的 7 倍。站立位下蹲,当屈膝至 90°时,作用力相当体重的 2.5 倍。排除体重的影响,由坐位主动伸膝,当膝完全伸直时,作用力为体重的 0.5 倍。伸膝至 30°时,作用力最大为体重的 1.4 倍。髌股关节上的作用力可随下肢关节伸屈程度及姿势的不同而改变。

2)髌骨不稳定的生物力学

(1)髌骨倾斜的生物力学:髌骨倾斜使正常髌股关节正常内、外侧呈条带状的接触面,转变为髌股关节内侧接触面减少或失接触,倾斜角越大,失接触越明显,而髌股关节外侧接触面增加。同时,内侧面接触压力减少或消失,外侧面接触压力增加,呈现应力分布不均,即明显应力集中现象。以上改变,特别是在屈膝 30°左右时最为显著。由于膝屈曲 45°以内为日常生活中膝关节最多的活动范围,而髌骨倾斜恰恰发生在此范围内。关节软骨面压应力不均,可使关节软骨细胞早期发生变性,诱发髌骨软骨软化或骨节炎形成,而产生前膝疼。因此手术纠正髌骨倾斜、改善髌骨关节接触面积及接触面的压应力,是防治髌骨软骨软化及髌股关节骨关节炎的重要措施。

(2)髌骨偏移或半脱位的生物力学:当膝关节呈完全伸直位、股四头肌放松时,髌股关节仅由髌骨下 1/3 与滑车关节面上 1/3 相接触,髌骨大部分处在髁间沟较浅的滑车上凹易于滑脱的位置。当膝外翻角度增大、Q 角加大、小腿外旋时,附着于髌骨外上方的髂胫束挛缩,膝外侧支持韧带紧缩或股四头肌内侧肌的斜头肌力减弱,股骨外侧髁发育不良等均可导致髌骨外侧偏移或半脱位。即当膝关节在30°以内屈曲时,髌骨可外移,甚至降于股骨外侧髁前方,加大屈膝时髌骨突然向内而复位到滑车沟内。在髌股关节屈20°或30°的轴位X线相,可清楚看到髌骨倾斜角加大或髌骨外移度增加。由于髌骨偏移或半脱位使髌股关节接触面及接触应力改变,甚至出现髌骨弹跳及局部摩擦加重,日久导致髌股关节面损伤及退变,因此其治疗原则应是消除髌骨不稳定因素。

(二)临床表现与诊断

髌骨不稳定的临床表现主要为髌股关节骨关节炎症状,与膝关节其他骨关节病症状极为相似,而独特的客观的体征较少,因此诊断须综合分析病史及体征,并依靠影像学及各项辅助检查来作判断。

1.症状

(1)疼痛:疼痛为最常见的主要症状,通常其性质不恒定,但其位置均为膝前区,以膝前内侧为多见。疼痛可因活动过多而加重,特别是上下楼、登高或长时间屈伸活动时更为明显。

(2)打"软腿":当走路负重时,膝关节出现的瞬间软弱无力。有时甚至摔倒,此现象常由股四头肌无力或半脱位的髌骨滑出髁间沟所致。

(3)假性嵌顿:假性嵌顿是指伸膝时出现的瞬间非自主性的限制障碍。当负重的膝关节由屈至伸位时,半脱位的髌骨滑入滑车沟时,常出现此结果,临床上常须与半月板撕裂或移位出现的绞锁或游离体引起的真性嵌顿相鉴别。

2.体征

(1)股四头肌萎缩:它是膝关节疾患的共同体征,当伸膝装置出现功能障碍时表现更为明显,以股内侧肌为重。

(2)肿胀:股四头肌无力,导致滑膜炎,出现关节肿胀。浮髌试验阳性。

(3)髌骨"斜视":膝外翻、髌骨高位、股骨前倾角增大、胫骨外旋过大等膝部畸形和力线不正。是髌骨不稳定常见因素。

(4)轨迹试验:患者坐位于床边,双小腿下垂,膝屈曲90°,使膝关节慢慢伸直,观察髌骨运动轨迹是否呈一直线。若有向外滑动,则为阳性是髌骨不稳定的特异性体征。

(5)压痛:多分布在髌骨内缘及内侧支持带处。检查者手掌压迫患者髌骨,并作伸屈试验,可诱发出髌下疼痛。临床上压痛点有时与患者主诉疼痛部位并不一致。

(6)轧音:膝关节伸直位,压迫髌骨并使其上、下、左、右移动,可感到或听到髌骨下面有压轧音,并伴有酸痛。主动伸屈活动时亦可感到或听到压轧音。

(7)恐惧症:膝轻度屈曲位,检查者向外推移髌骨诱发半脱位或脱位,患者产生恐惧不安和疼痛,使膝屈曲时可使疼痛加剧。恐惧症亦是髌骨不稳定的特异性体征。有研究显示,将髌骨向外诱发5mm脱位时,患者的依从性和实验的敏感性最高。

(8)髌骨外移度增加或关节松弛:正常人膝关节在伸直位髌骨被动外移范围不超过它自身宽度的1/2,屈膝30°髌骨外移范围更小。如关节松弛,可按髌骨向外侧可移动程度分为三度。①Ⅰ度:髌骨中心在下肢轴线的内侧或轴线上。②Ⅱ度:髌骨中心位于轴线外侧。③Ⅲ度:髌骨内缘越过下肢的轴线。

(9)Q角异常:Q角是衡量髌骨力线的重要指标,股骨内旋和胫骨外旋可使Q角增大,导致髌骨倾斜。

3.X 线检查

髌股关节 X 线检查是诊断髌骨不稳定的常用手段,通常包括膝关节正位、侧位及髌股关节轴位相。

(1)正位:患者仰卧位,双足靠拢,足尖向上,使股四头肌完全放松,摄前、后位片,观察以下几点。①髌骨位置:正常髌骨中心点应位于下肢轴线上或稍内侧。②髌骨高度:正常髌骨下极刚好位于两侧股骨髁最低点连线之上,若下极在该连线近侧,其距离大于 20mm 者为高位髌骨。③髌骨及髁的外形:发育不良或畸形。

(2)侧位:侧位可以显示有无髌骨软骨下骨质硬化和骨关节病的征象,常用于判断有无高位髌骨。髌骨高度的测量,不同学者采用的计测方法不尽相同。

Blumensaat 法:膝屈曲 30°,髁间窝顶部在侧位相所显示的三角形硬化线投影称 Ludloff 三角,在其底边向前作延长线,正常髌骨下极应与该线相交。若髌骨下极位于该线近侧超过5mm,则为高位髌骨。

Labelle 和 Laurin 法:屈膝 90°,摄侧位相,沿股骨皮质前缘向远端引线,正常 97％的髌骨上极通过此线,高于此线为高位髌骨,低于此线为低位髌骨。

Insall 和 Salvati 法(比值法):屈膝 30°位侧位相。测量髌腱长度(L_t),即自髌骨下极至胫骨结节顶点上缘,再测量髌骨最长对角线的长度(L_p),两者之比 L_t/L_p,其正常值为 0.8～1.2,大于 1.2 为高位髌骨,小于 0.8 为低位髌骨。

Blackburne-Peel 法:膝屈 30°侧位相,测髌骨关节面下缘至胫骨平台的垂直距离(A),再测髌骨关节面的长度(B),正常 A/B 比值为 0.8,大于 1.0 为高位髌骨。

小儿髌骨高位测定法(中点法):在侧位 X 线相中找出股骨下端骺线的中点(F)、胫骨上端骺线的中点(T)及髌骨长轴对角线的中点(P)。正常膝屈曲 50°～150°时 PT 与 FT 的比值为0.9～1.1,比值大于 1.2 为髌骨高位,小于 0.8 为低位。

(3)轴位(髌股关节切位):轴位相对髌股关节稳定性的诊断具有重要意义。不仅可了解髌股关系是否适合,也可判明髌骨外侧面骨小梁方向改变、有无外侧过度压力综合征。

自 Settegast 提出采用轴位相检测髌股关节之后,相继出现许多改良的检查方法和技术。但由于不同学者采用不同屈膝角度,因而其测量值不尽相同。有学者采用的方法是:令患者仰卧位,用特制的体位架,保持和固定膝关节屈曲 30°位,使股四头肌放松。将 X 线球管置于髌股关节远侧,使发出的射线光束平行髌骨长轴,胶片盒置于髌骨关节近侧,使胶片和 X 线光束及髌骨面呈 90°。检测项目及方法如下。

沟角:在髌股关节切位 X 线片上,自股骨髁间沟的最低点分别向内、外髁的最高点划两直线,其夹角称沟角或称滑车面角(SA)。沟角的大小代表股骨髁间沟的深浅,滑车发育的情况。

适合角:沟角的角分线和沟角顶与髌骨下极连线形成的夹角称适合角(CA)。该角位于角分线内侧为负角,位于外侧为正角,该角代表髌骨与股骨的相对位置关系,通常髌骨下极位于角分线内侧,即适合角正常为负角。

外侧髌股角:股骨内、外髁最高点连线与髌骨外侧关节面切线的夹角为外侧髌股角,正常该角开口向外,若开口向内或两线平行表示髌骨有外侧倾斜。

髌骨倾斜角：股骨内、外髁最高点连线与髌骨切位的最大横径延长线的夹角。该角增大，表示髌骨的倾斜度增大。

髌骨外移度：经股骨内髁最高点作股骨内、外髁最高点连线的垂直线。该垂线与髌骨内缘的距离为髌骨外移度，髌骨内缘靠近垂线，位于垂线上或越过垂线为正常，远离垂线表示髌骨有外移。

深度指数：髌骨横径长度与髌骨下极至横径轴线的垂直距离比为髌骨深度；股骨内、外髁最高点连线长度与由滑车沟最低点至连线的垂直距离比为滑车深度。根据 Ficat 测量髌骨深度指数正常为 3.6~4.2，滑车深度指数为 5.3±1.2。

髌股关节 X 线测量的目的在于确定髌股关节中髌骨与股骨相对位置关系，根据其不同改变对不同疾病做出判断，这些改变包括髌骨的偏移（髌骨外移度），髌骨倾斜（外侧髌股角，髌骨倾斜角），髌骨、股骨髁间沟的解剖改变及发育情况（沟角、适合角、深度指数）。这些指标不同程度地反映了髌股关节的稳定性。有学者在对正常髌股关节测量后认为，适合角测量标记清楚，它除反映髌骨偏移外，同时反映滑车沟深浅及沟角对髌骨适合性。另外，外侧髌股角重复性更好，故在诊断不稳定髌骨中，适合角及外侧髌股角更为实用。

4.关节造影检查

膝关节双重造影不仅能观察髌骨软骨的改变，还可对比检查髌骨两侧支持韧带及诊断滑膜皱襞综合征。除外关节其他病变造影和 CT，对不稳定髌骨的诊断常需要与其他检查方法联合，结果更为准确。

5.关节镜检查

关节镜检查是一种侵入性检查方法。检查者可在镜下直接观察髌骨与股骨的位置关系、运动轨迹、髌骨与股骨关节软骨损伤的范围、程度和部位，有助于选择适当的手术方式，预测手术成功的可能性，更重要的是判明有无合并的其他关节内紊乱病变，如半月板撕裂、滑膜皱襞、滑膜炎、剥脱性软骨炎、游离体等，在明确病变的同时也可作相应的处理。Jackson 根据关节镜下关节软骨改变的程度，将其分为三型。①Ⅰ型：髌骨软骨面有局限性软化灶。②Ⅱ型：髌骨软骨面有龟裂和侵蚀破坏，而股骨髁关节面正常。③Ⅲ型除Ⅱ型变化外，股骨髁关节面也有破坏改变。

6.CT 或 MRI

CT 或 MRI 可使髌股关节不稳定的诊断更加准确，避免了普通 X 线影像的重叠和失真。因髌股关节在 0~20°位（伸直位），髌骨大部分处在髁间沟最浅的滑车上凹，此位置股四头肌及内、外侧支持韧带放松，髌股关节处于相对不稳定状态，故在膝屈曲 20°内的位置拍摄髌股关节切位相，诊断髌骨不稳定的阳性率最高。但实际上膝屈曲 20°位摄髌股关节切位相存在投照技术困难。影像常显示不清，难于测量，而 CT 扫描或 MRI 在膝关节伸直位（0~20°），使四头肌放松，对髌骨关节中部作横断面扫描，图像清晰，重复性好，便于测量与计算，是髌骨不稳定有力的诊断手段。

（三）治疗

大多数轻度髌骨不稳定者常可经保守治疗取得一定疗效。

1.非手术治疗

(1)限制活动:限制患者日常生活中的某些活动如登高、爬坡等,可减轻髌股关节的负荷,减少髌股关节磨损,特别是当了解到某项活动与症状加重有明显关系时,采用限制某项活动的方式,可达到改善症状的目的。

(2)股四头肌练习:对于亚急性或慢性病例,常伴有明显股四头肌萎缩、肌力减弱,特别是股内侧肌斜头肌力的减弱进一步加重了膝关节的不稳定,使关节肿胀、症状加重。加强股四头肌练习可改善股四头肌与腘绳肌的肌力比值。最初可行等长性训练,先训练股四头肌收缩,即将患侧下肢伸直,用力收缩股四头肌,使髌骨上提,持续 5 秒,然后将肌肉完全放松 10 秒,再收缩肌肉,每回练 30～50 次,2～3 周后,可行直腿抬高训练,即先行股四头肌收缩,再将足跟抬高离床 15cm 左右,持续 10 秒(数 1,2,3……10),然后放下,使肌肉放松,这样算 1 次。每天练习 3 回,每回练 30 次。当肌肉有一定恢复后,使足部加一抵抗的负荷,作上述直腿抬高训练。重量可逐渐增加(1～3kg)以增加锻炼强度。

(3)支具治疗:髌骨支具有限制及稳定髌骨的作用,它适用于急性患者或参加某项运动或活动较多时使用,这是因为长期佩戴会使患者感到局部不适并易导致股四头肌萎缩。

(4)药物治疗:非甾体类抗炎止痛药物,可减轻髌股关节骨性关节炎症状。有实验研究证明关节液中有一定水平的水杨酸,其可阻止关节软骨的纤维束改变,阻止软骨软化的发生,并建议长期服用阿司匹林治疗髌股关节病,但也有学者认为该药除减轻髌股关节骨关节炎症状外,其他治疗意义不大。

2.手术治疗

如患者症状较重,经上述保守治疗效果不显,多项检查证明其症状与髌股关节结构异常或髌骨力线无正相关,可考虑选用手术治疗。治疗髌骨不稳定的手术方法很多。应根据患者的年龄、不稳定程度、不同的病理因素选择不同的方法单独或联合应用。治疗髌骨不稳定的手术方式有上百种,其中绝大多数结合髌旁支持带外侧松解、内侧紧缩、胫骨结节截骨移位等基本方法。目前还没有治疗髌骨不稳定的"金标准"。但手术目的核心是改善髌骨力线,恢复髌股关节正常的适合关系,重建伸膝装置。

1)单纯髌骨倾斜或伴有外移

髂胫束及后外侧支持韧带挛缩牵拉使髌骨产生倾斜和外移。检查可发现患者髌骨面向前外侧或骑跨于外侧滑车。髌股关节切位 X 线图像可见外侧髌股角开口向内。髌骨倾斜或外移应早期积极治疗,以减少髌骨软骨发生变性。手术治疗的方法如下。

(1)外侧松解术:髌骨力线不正与外侧软组织挛缩或紧张常为因果关系。当病变不严重,不需要做较大手术时,单独髌股关节外侧软组织结构松解(包括外侧支持韧带和股外侧肌止点部松解)是最简单和最基本的手术。该术式是从髌骨外侧作微弧形纵切口,远端沿髌韧带外侧向下至胫骨关节,近端至股骨外侧肌止点及股直肌腱连接处,充分松解,切开支持韧带及关节囊,但要保持关节滑膜的完整。术后 2～3 天可行关节主动练习。2～3 周后恢复正常活动。轻型病例外侧松解术亦可在关节镜下操作,使术后创伤减小,以免术后遗留较大切口瘢痕,术后加压包扎 1～2 周,防止或减少关节血肿。

(2)外侧松解,内侧紧缩术:如上所述,外侧广泛松解的同时,将内侧支持韧带及关节囊充分切开,向下至髌韧带,上至股内侧肌止点与股中间肌交界处,将切开的关节囊及支持带两边重叠缩紧缝合,此亦为矫正髌骨力线不正的基本方法。

(3)股内侧肌前置术:将股内侧肌止点部稍做分离,将其止点切断并重建于髌骨前外侧。但通常的做法是在外侧松解、内侧紧缩的同时,行股内侧肌斜头前置术。

2)单纯髌骨半脱位

大多患者有一过性髌骨半脱位史,膝关节不稳定比疼痛更多见,髌骨被动外移度增大,髌骨轨迹试验及恐惧常呈阳性,X线显示适合角增大。不正常的髌骨轨迹或反复发生髌骨半脱位如不及时处理,必定会导致髌股关节骨关节炎的发生。手术目的除增强髌骨的稳定性外,更主要的是消除髌骨不稳定因素,如矫正膝外翻,使过大的 Q 角减小,抬高外侧滑车等。目前的文献证明,单纯外侧松解术对治疗髌骨不稳定是无效的,这可能是由于单纯外侧松解并不能使髌骨内移。所以,如果患者 TT-TG 在正常范围内(<20mm),且髌股关节内侧关节面无明显退变,则可行外侧松解术结合内侧支持带紧缩术或内侧髌股韧带重建术。若存在骨性畸形(TT-TG>20mm),则还须行胫骨结节截骨移位手术。常用的手术方法如下。

(1)Campbell 法:在髌骨外侧松解的同时,自松解的内侧支持带及关节囊作一宽 1cm 以上的纽带,翻向近侧,将内侧切开的关节囊紧缩缝合后使纽带远端自股四头肌腱止点上方的内侧穿至外侧,再将纽带远端自外侧反折缝回至内侧。目的是改变股四头肌拉力方向,恢复正常的髌股适合性。

(2)上崎法:在髌骨外侧松解、内侧紧缩的同时,将半腱肌自止点切断,向近侧游离,然后自髌骨内上方向外下方作隧道,将半腱肌腱断端,自髌骨隧道由上向下穿出,断端反折缝回。目的是改变及加强股四头肌内侧拉力,恢复或改善髌股关节适合性。

(3)Backer 方法:在髌骨外侧松解、内侧紧缩的基础上,将半腱肌距止点 10~15cm 腱部切断,将髌骨自内下向外上作隧道,将半腱肌的远侧断头自髌骨远侧穿过隧道,将腱拉紧,使腱断端反折缝回髌骨边缘,以矫正髌骨力线,减小 Q 角。

(4)Roux-Goldthwait 法:该法通过髌骨远端力线的改变来减小 Q 角,增加髌骨稳定性,治疗髌骨半脱位及膝前痛。将髌韧带外侧一半由止点切断,翻向内侧,将止点重新缝于内侧缝匠肌的止点鹅足部。

(5)Hauser 法:该法是将髌韧带在胫骨结节的止点,连同其附着的皮质骨向内侧及远端移行、固定,对骨骺已闭合患者的髌骨脱位、半脱位或不稳定有满意的效果,但其术后晚期髌股关节骨性关节炎的发生率较高,可能与髌韧带止点向远侧移位过多、髌股关节内压增高有关,故单纯的 Hauser 法目前较少应用。

(6)内侧髌股韧带重建:内侧髌股韧带(MPFL)是内侧结构中对抗髌骨外移的最主要结构,作用占 60%,其重要性近年来逐渐被认识。若外伤如髌骨脱位导致 MPFL 损伤,则易导致髌骨慢性不稳定,出现反复脱位、髌前痛及髌股关节炎。MPFL 的重建方法有很多,但要遵循等长重建的原则,即在其解剖止点重建,否则会使髌股关节在屈伸运动中出现应力异常。MPFL 在髌骨起于髌骨内侧缘上、中 1/3 交界处,向后走行,止于股骨内上髁内收肌结节下方,内侧副韧带止点稍上方。

3)髌股关节骨关节炎

成人的髌骨不稳定大多伴有髌骨软骨软化或髌股关节骨性关节炎,手术目的除矫正髌骨力线不正外,应同时治疗骨性关节炎,常用的手术如下。

(1)Maquet 手术:即将髌韧带止点连同胫骨结节及部分胫骨嵴掀起,尽可能保持远侧胫骨嵴皮质骨的连续性,小心使胫骨结节抬高 0.8~1cm,防止远侧皮质骨折断,在胫骨结节底面植骨,最后用螺钉固定。这样,髌韧带的前置有效地降低了髌股关节病灶区域接触压应力,使髌骨软骨软化或髌股骨关节炎症状得到缓解。

(2)胫骨结节内移、前置术:对于 TT-TG 异常,且髌骨位置正常的病例,在采用外侧松解、内侧紧缩术(或 MPFL 重建术)的同时,须行标准胫骨结节内移术。如果髌骨存在高位,还可同时行胫骨结节下移术。对于髌骨下方或外侧关节面存在软骨病变的病例,可行胫骨结节内移或前置术,胫骨结节前移后可避免髌骨下极与股骨滑车接触,所以在改善髌骨稳定的同时,可消除由于髌骨下方和外侧软骨损伤所产生的疼痛。从生物力学角度讲,胫骨结节内移不宜超过 15mm,否则会增加内侧髌股关节压力。

(3)人工髌股关节置换术:有学者主张对单纯重度髌股关节骨关节炎施行人工髌股关节置换术,尽管其近期手术效果尚可,但远期随诊发现问题较多,往往需要再次手术,因此人工髌股关节置换术不适合年轻患者。而老年患者行全膝关节置换术的效果远比行髌股关节置换术效果佳。

第四节 足踝部疾病

一、足底跖痛及跟骨高压症

足底跖痛症是指前足底跖骨头或跖骨干疼痛。按其病因可分为松弛性跖痛症和压迫性跖痛症。

(一)松弛性跖痛症

1.病因

多在先天性第一跖骨畸形如第一跖骨过短、内翻或异常频繁活动等的基础上发生。因第一跖骨不能有效负重,而须第二或第三跖骨替代。正常情况下,骨间肌收缩使跖骨头相互靠拢,若因体重增加、长途行走、剧烈运动、病后足软弱等因素导致骨间肌萎缩虚弱,跖骨头间稳定性下降,致足横弓下塌、跖骨头间横韧带松弛,则发生疼痛。

2.临床表现

疼痛位于跖骨头跖面横韧带上,持续性灼痛,行走时加剧,可影响至小腿。跖骨头的跖侧及背侧均有压痛,跖面有胼胝,前足宽阔,骨间肌萎缩,呈现爪状趾。

3.影像学表现

X线平片可见第一、第二两跖骨及两楔状骨间隙增宽;第二、第三两跖骨粗壮肥大,密度增加;第一跖骨短缩、内翻等畸形。一般无须 CT 扫描及 MRI 检查。

4.诊断

有典型临床表现,X线显示第一、二跖骨及两楔状骨间隙增宽即可诊断。

5.治疗

(1)治疗目的:矫正畸形,恢复和维持前足的横弓,避免跖骨头横韧带继续受压。

(2)治疗方法。①保守治疗:穿前足宽、合适的后跟、鞋底较硬的鞋,避免或减少跖骨头负重。②手术治疗常用的方法:a.跖骨头悬吊术,以跖骨颈为中心,作一纵切口,在跖骨头近端颈部钻一孔。将趾长伸肌腱在止点切断,将肌腱穿入孔中,拉紧缝合,借此肌力将跖骨头提起。b.跖骨截骨术,其方法为暴露跖骨颈后,由背侧斜向远侧跖侧,作斜行截骨,并咬除两端骨尖,使跖骨头自行向背侧滑移缩短,抬高跖骨头减轻压力。

(二)压迫性跖痛症

1.病因

由第三、四两跖骨头之间的第四趾神经长期受压迫、牵扯形成间质性神经炎或神经瘤所致。

2.临床表现

阵发性、局限性疼痛,向邻近两趾间放射。检查第三、四跖骨间,跖、背侧均有明显压痛,横向挤压、足趾背伸等动作均使疼痛加剧。相邻两趾感觉消失或减退。

3.诊断

根据其症状和体征即可诊断,X线一般无特殊征象。

4.治疗

(1)基本原则:保守治疗无效,须手术切除趾神经瘤,术后穿大而宽松的鞋。

(2)趾神经瘤切除术:可选择第三、四跖骨间背侧或跖侧入路,以触痛点为中心,纵行切开皮肤,进入第三、四跖骨头之间,切断横韧带,找到神经瘤,予切除。

(三)跟骨高压症

1.病因

本病多见于中老年人,跟骨高压症的确切病因尚不清楚,可能为跟骨髓腔内血液平衡失调,即静脉血回流障碍,造成髓腔内充血,压力上升而产生跟骨疼痛。

2.临床表现

主要表现为跟部疼痛,影响行走,抬高下肢休息可使疼痛缓解。检查跟骨内、外跖侧均有压痛、叩击痛,这与跟痛症相区别,后者为跟骨跖面压痛。

3.治疗

早期抬高下肢休息,也可采用物理治疗,经保守治疗无效者可行手术治疗,手术目的是降低跟骨内压力。跟骨钻孔减压术:可经皮或切开皮肤后从内向外在跟骨上钻6~8孔,最好穿透对侧皮质,术后抬高患足,2周后下地活动。

二、跚外翻

跚外翻系跚趾向足外侧过度倾斜的一种畸形,是一种临床常见病,多发于女性。

(一)病因

踇外翻发生的确切原因尚不清,可能与下列因素有关。

(1)遗传因素:踇外翻有家族遗传倾向,青少年时期就可以发病。

(2)长期穿尖头高跟鞋等可能是现代社会中发生踇外翻的主要因素。

(3)各种第一跖趾关节炎如风湿性关节炎等,致关节面破坏而导致踇外翻。

(二)病理

1.概述

正常情况下,第一跖趾关节外翻角为 15°～22°。如果超过 30°,就会导致踇趾旋前,使踇外展肌移向跖侧,此时,失去踇外展肌对抗的踇内收肌进一步牵拉并使其外翻,同时内侧关节韧带受到牵张而变薄,使第一跖骨头移向内侧。另外,踇短屈肌、踇内收肌和踇长伸肌增加了跖趾关节的外翻力矩,进一步加重踇外翻。踇外翻挤压第二趾使其成为锤状趾,第二趾趾间关节背侧受到鞋面挤压磨损产生鸡眼或胼胝。由于第一跖趾关节长期处于半脱位,在不正常应力作用下可产生关节间隙变窄,导致骨赘形成(第一跖趾关节骨关节炎)。

2.踇外翻的主要病理改变

(1)踇外翻。

(2)第一跖骨内翻。

(3)踇囊炎。

(4)锤状趾。

(5)鸡眼、胼胝。

(6)第一跖趾关节骨关节炎。

其中踇外翻与第一跖骨内翻两者之间哪种畸形是踇外翻的根本病变,存在争论。多数学者认为在大多数患者中踇外翻是始发畸形,随后才发生第一跖骨内翻畸形。

(三)临床表现

本病临床症状与踇外翻严重程度并不一致,主要表现为第一跖趾关节处疼痛。检查可见踇外翻,踇囊炎,第二、三趾锤状趾和胼胝。

(四)影像学检查

踇外翻的 X 线表现如下。

(1)踇跖趾关节向外侧半脱位,踇趾向中线移位,呈外翻状。

(2)第一跖骨内翻,第一、二跖骨夹角大于 9°。

(3)第一跖趾关节关节间隙狭窄,关节周缘骨唇。

(五)诊断

踇趾外翻超过 25°,挤压第二趾;第一跖骨内翻,伴踇囊炎疼痛者可诊断为踇外翻。

(六)治疗

1.保守治疗

适用于畸形和疼痛轻者。包括理疗、口服非甾体消炎药、穿鞋头宽松的鞋等。

2.手术治疗

适用于疼痛严重或保守治疗无效者。被推荐用于踇外翻治疗的手术多达 130 多种,可分为三类。

1）软组织手术

（1）Mayo 手术：适用于畸形不严重，疼痛局限于第一跖骨头内侧者。手术包括切除第一跖骨头内侧的骨赘，将关节囊筋膜瓣向远侧拉紧、缝合。

（2）改良 Mayo 手术：在 Mayo 手术基础上切断𧿹内收肌。

（3）改良 McBride 手术：适用于青年及中年𧿹外翻者。手术主要步骤：第一切口为内侧皮肤切口；纵行切开关节囊，保留关节囊在跖骨颈附着处；切除第一跖骨头内侧骨赘，足背第二个切口应避开腓深神经第一趾蹼支并可显露第一跖间背侧动脉的末部分；显露和松解𧿹内收肌；用已松解的𧿹内收肌将第二跖趾关节囊内侧与第一跖趾关节囊外侧缝合在一起；切除关节囊内侧 5～8mm；关节囊切除缝合后𧿹趾应处于中立位或小于 5°的内翻位（术后用 Mann 敷料包扎法；站立位看时，左足按顺时针包扎，右足按逆时针包扎，将跖骨头牢固地绑在一起，将𧿹趾旋转以保证籽骨在跖骨头下）包扎。

2）术后处理

抬高患足 48～72 小时，术后 72 小时下地行走。3 周拆线，夜晚可用足趾占位器或夹板保证𧿹趾的正确对线，直至术后 3 个月。

软组织手术并发症有畸形复发、获得性𧿹内翻、爪状趾、趾间关节活动受限、𧿹过伸等。

3）骨和软组织联合手术

（1）术式：如 Keller 手术，适用于畸形严重并有骨关节病变者、趾僵硬者及老年𧿹外翻者。

（2）具体操作：近节趾骨部分切除，第一跖骨头内侧骨赘切除，内收肌腱游离，克氏针固定第一𧿹趾关节并保持轻度分离。

（3）术后处理：前足厚敷料包扎，抬高患肢 72 小时，克氏针固定 3～4 周，拔除钢板后可穿宽松鞋子，一般 3～4 个月后才可穿普通鞋子。

（4）并发症：有翘𧿹、跖骨痛及第二至第五跖骨的应力骨折等。

4）跖趾关节融合术：交叉螺钉结构传统用于 Lapidus 关节（第一跖跗关节）固定术的固定操作中。目前多采用锁定钢板进行关节固定，同时在锁定钢板的中心应用 1 枚 4.0mm 的中空半螺纹不锈钢螺钉辅助加强固定。同传统交叉螺钉结构相比，钢板螺钉结构固定关节部位能够使足底间隙显著减小，同时具有更佳的耐载荷失效作用，但钢板-螺钉结构增加的生物力学强度能否在临床中降低骨端不愈合的发生率和缩短术后的非负重时间尚不能确定。

5）跖骨截骨术——Mitchell 截骨术

（1）主要手术步骤：取内侧皮肤切口，"Y"形切开关节囊，切除第一跖骨头内侧骨赘，第一跖骨干远端预定截骨处钻 2 个偏心骨孔并穿线；双截骨，近侧完全截骨，远侧不完全截骨（保留外侧 1/4）；去除两截骨线间的骨质；跖骨头段向外侧移位并结扎过骨孔之线，使跖骨头段外侧皮质插入近段皮侧的外侧，防止术后跖骨头段向内移位；缝合内侧关节囊。

（2）术后处理：抬高患肢 72 小时，用少量敷料包扎后用带𧿹趾跖侧与背侧板的短腿石膏管型外固定直至骨愈合，6～8 周才允许扶拐行走。

6）第一跖骨头下杵臼截骨术

大多数𧿹外翻矫正的术式均须在手术时切除跖趾或跖跗关节的一侧（或两侧）关节面及骨

质,易引起创伤性关节炎或疼痛及足趾短缩等后遗症。为了克服以上不足而设计了第一跖骨头下杵臼截骨术治疗踇外翻的新术式。现将该术式介绍如下。

(1)切口:以跖趾关节为中心做"S"状切口,长6～8cm,直达深筋膜。

(2)切断:踇内收肌沿跖趾关节外侧向深部分离,于外侧孖骨边缘处即可找见踇内收肌斜头,将其于孖骨下方附着处切断(如操作困难,可先将外侧孖骨切除),游离备用。

(3)切除第一跖骨头内侧增生的骨赘:弧形切开关节囊,暴露跖骨头内侧增生的骨赘,将其于骨膜下切除,肥厚的滑液囊一并摘除。骨质如无明显增生,则无须切除。

(4)跖骨头下杵臼状截骨:将跖骨头行截骨部的关节囊与骨膜呈环状分离2/3左右(一般保留外下方)。在距关节面0.8～1.0cm处用弧形凿将该处骨质呈环状截断,但保留少许内下方骨质相连。再按踇外翻畸形的程度,呈半月形切除多余骨质。之后对踇趾远端稍许用力使其旋转(内旋),并将未凿断的骨皮质折断。此时,该处骨质仍有骨膜与关节囊相连。而后将踇趾按正常位置予以内旋及压缩对位,外翻畸形即获矫正。

(5)紧缩或重叠缝合关节囊:用3～4根中号线将切开的关节囊重叠或紧缩缝合。

(6)踇内收肌移位缝合:将踇内收肌腱贯穿缝合至跖趾关节内侧的近端关节囊壁上。如切下的踇内收肌较长,亦可先在跖骨头内侧骨质处钻1个小孔,将踇内收肌腱贯穿此小孔内再缝合,如此则更为牢固。

(7)术后处理:单纯踇外翻者局部固定石膏5～6周,合并扁平足者则应延长至10周。

(8)本术式特点如下。①不涉及关节面:由于截骨部位选择干骺端,且距关节面有0.5～0.8cm距离,因此术后不仅不会引起损伤性关节炎,而且在截骨处愈合后即可早日负重步行而无痛感。②易于矫正畸形:由于采取杵臼截骨的术式,可同时矫正外翻与外旋畸形,较其他截骨术式简便易行,且于术后观察过程中可作进一步纠正。③愈合快:因干骺端属松质骨,因此愈合较快。④不影响趾长度:由于本术式不截除骨质,因此仍可保持踇趾的原长度,尤其是当外翻畸形纠正后,有相对"增长"之感,故颇受患者欢迎。

7)跖骨干部截骨术

多种近端和骨干中段截骨应用于矫正伴有第一跖骨内翻的中重度踇外翻。Robinson等的一项涉及115例患者的前瞻性对照研究,应用两种骨干中段截骨术(Scarf截骨术和Ludloff截骨术)矫正中重度第一跖骨内翻,并对两种截骨术的临床疗效进行比较。经过6～12个月的随访观察,患者的主观满意度、AOFAS评分、功能活动改善情况及活动度等方面未发现存在显著差异;在疼痛及病变改善程度上,Scarf截骨术更具优势;在跖骨间角、踇外翻角、跖骨远端关节角及孖骨位置的影像学矫正方面,Scarf截骨术的效果更好。因此学者认为,对于第一跖骨内翻的矫正,Scarf截骨术优于Ludloff截骨术。

三、平底足

(一)足弓的解剖

足弓是人类特有的解剖结构,是为适应长期站立及行走的需要演变而来的。正常情况下,足弓可分为前后方向的纵弓和内外方向的横弓。纵弓自跟骨结节起,向前至跖骨小头止,纵弓又可分为内侧和外侧两个弓。横弓在足前部的横切面上,由跗骨和五个跖骨排列成弓形。纵弓较横弓重要,纵弓塌陷,横弓随之消失,但横弓塌陷,纵弓仍可完全无恙。

足弓形态的维持主要依靠骨骼本身的形状、韧带及肌肉的坚强有力。足骨除孖骨和距骨外,都是背宽底窄,把它们并合起来,自然形成了弓形结构。内侧纵弓的后臂由跟骨和距骨组成,前臂为第一、第二、第三楔状骨和跖骨,其顶部是舟骨。内纵弓弓高,后臂、前臂长。距骨头的下方正压在仅有的跟舟韧带上,因此内纵弓的耐力较弱。外纵弓后臂是跟骨,顶部为骰骨,前臂为第四、第五两跖骨。外纵弓的跟骰关节面阔而平,站立时可平稳接触地平面,第四、第五跖骨联系紧固,外纵弓也较低,所以足的外侧缘较内侧坚固。

韧带是保持构成足弓各骨块间联系的重要组织。跖长韧带连接跟骨和骰骨,跖短韧带连接跟骨和骰骨。跟舟跖侧韧带连接跟骨载距突与舟骨底部,紧固而具有弹性,是防止距骨头下塌或内倾的重要结构。跖腱膜自跟骨结节起,向前分成 5 个腱条,屈肌腱鞘和跖骨横韧带,维持纵弓,犹如弓弦。踝关节内侧三角韧带的胫跟韧带连接内踝的跟骨,防止其外翻。

肌肉是维持足弓的第三道防线,亦是最主要的防线。足部肌肉分为内在肌与外在肌,人类的内在肌已退化,对足弓的维持只起辅助作用,故足弓的维护主要依靠外在肌。

1.胫前肌

通过踝关节前方止于第一跖骨基底和第一楔骨内侧。能使踝关节背伸,也提起足内缘,增高纵弓,足底内翻。

2.胫后肌

沿弹簧韧带的底部,止于舟骨结节、楔骨、骰骨和第二至第四跖骨基底,但舟骨是其主要止点。其收缩时,舟骨接近内踝,紧紧地托住距骨头,加强弹簧韧带,防止距骨头下陷内倾,全足绕距骨头转为内收、内翻位置。

3.腓肠肌

其作用是使跟骨前端跖屈、纵弓下降、破坏足弓的结构,故腓肠肌挛缩或短缩者易患平足症。

4.腓骨长肌

经外踝后外方,骰骨沟至足底,止于第一跖骨基底和第一楔骨跖侧与胫前肌平衡合作时,如两条坚强的悬带各自足的内、外侧绕过足底,将足弓向上提起。

(二)足弓的检测

足弓指数和足顶角可反映足弓的高低。足弓指数是足的高度与长度之比。正常为 $0.29\sim0.31$。足长指从足跟后缘至最长趾的末端的长度;足高指跟骨后下角至第一跖骨头间的连线与舟骨结节间的距离。足顶角为第一跖骨头与内踝连线和跟骨结节与内踝连线之间的夹角,正常为 $95°$。足印检查也可间接判断足弓的高低,具体方法:将患者两足跖面擦上白粉,令其地面上行走,观象印在地面上的足印可知其足弓是否正常。正常足弓所印足迹如月牙形,内侧缺损;平底足的足印完全着地,甚至还向内侧突出;弓形足的足印前后断开或仅有少部分相连。

但是人的足弓高低并不一致,这不能代表足部功能的强弱。足弓高低的形成与人们生活、习俗、职业等有关。足弓过高或过低,并产生临床症状者称弓形足或平底足。

（三）病因

平底足亦称扁平足、平足症，是指足部正常内侧纵弓的丧失，在行走和站立时有足疼痛者。与以下因素有关。

1.先天性因素

（1）先天性足部结构畸形：常见的畸形有舟骨结节畸形增大，副舟骨或舟骨结节骨骺分离，第一跖骨短，先天性跟距骨桥等。

（2）遗传因素：患者出生后即有平足和负重线不正，往往其父、母亲有平底足史。

2.后天性因素

出生时足弓正常，后因外伤造成骨与软组织畸形，如足外展、足外翻或脊髓灰质炎足肌瘫痪、足部韧带不够坚强、足部肌力较弱等，从而导致足弓下塌。

（四）分类

按病因可分为先天性平底足和后天性平底足。按临床表现可分为姿势性平底足、痉挛性平底足和强直性平底足三类。

（五）临床表现

1.姿势性平底足

即发病初期。足弓外观无异常，仅在站立和行走过久后感觉足部疲乏、酸痛，足底和足背水肿，一般经休息后症状可完全消失。

2.痉挛性平底足

即发病中期，由姿势性平底足发展而致。主要表现为腓骨肌痉挛，足呈外翻、外展及背伸位，足弓下塌，疼痛加重，行走和站立均不能持久，经休息后不能完全缓解。

3.强直性平底足

即发病晚期，由以上两种类型处理不当发展而来。痉挛的腓骨肌发展为强直，足骨间韧带亦强直，使足固定在外翻、外展及背伸位，足弓消失，行走及站立困难，疼痛却减轻。由于足的正常功能消失，不能吸收震荡力，可出现腰及下肢其他关节创伤性关节炎而疼痛。

（六）X 线片检查

X 线片可显示以下骨关节畸形。

（1）第一楔骨和第一跖骨向中线分裂。

（2）距跟重叠，表现为横弓破坏。

（3）第一楔骨和第一跖骨的间隙消失，表现距骨内倾及跟骨外翻。

（4）跗骨间关节的半脱位。

（5）外翻。

（6）足顶角达 $105° \sim 120°$。

（7）足弓指数小于 0.29，重者可小于 0.25。

（七）诊断

根据临床症状、体征及上述 X 线片检查可确定诊断。足印检查表现为足印底完全着地，甚至还向内侧突出。

(八)治疗

平足症治疗方法较多,且大多都有一定疗效,但尚无一种令人十分满意的治疗方法,故仍强调以预防为主的治疗原则。

1.姿势性平底足

一般以保守治疗为主。消除病因,给予理疗、按摩,锻炼足内、外在肌(如在沙滩上行走跳跃或用足趾抓握小球等),穿矫正鞋或使用足弓垫。

2.痉挛性平底足

作足部理疗、按摩,严重者在麻醉下行手法矫正外翻、外展及背伸畸形,用短腿石膏固定在内翻内收位。待畸形矫正后(一般6～8周),拆除石膏改穿矫形鞋。经非手术治疗无效者可行手术治疗。

1)Miller 手术方法

(1)切口:从内踝下方2cm以弧形向远侧延伸至足舟骨粗隆后,弯向跖侧,止于第一跖楔关节远侧2cm。

(2)骨-骨膜瓣:潜行分离皮肤和浅筋膜,显露出距舟关节、足舟-第一楔骨关节、第一楔骨-第一跖骨关节的外侧,用骨凿凿出骨-骨膜瓣的背侧、跖侧和远侧边界。

(3)第一跖骨-第一楔骨关节、第一足舟-第一楔骨关节融合:从这些关节上切除关节软骨和软骨下骨薄片,使关节间形成一个狭窄的V形楔状间隙,楔形间隙较宽的底部位于跖侧和内侧面。

(4)推进骨-骨膜瓣:将融合的关节面对合,在胫骨肌腱下方把骨-骨膜瓣牵向远侧,用2-0不吸收缝线将其缝于附近的软组织。如足舟骨粗隆突出非常明显,将其凿得与第一楔骨齐平。

(5)跟腱延长:若后足的外翻和前足的外展畸形被动矫正后,踝关节仍不能恢复至中立位,可能需要行跟腱延长术。

2)术后处理

术后采用长腿屈膝石膏管型,然后改用短腿步行石膏管型固定6～8周。术后12～14周开始使用踝足矫形支具维持3～6个月。

3.强直性平底足

足弓完全塌陷、足骨变形,但无痛感者可不用治疗,疼痛者则行三关节融合术。

4.平底足治疗技术要点

外侧柱延长在辅助矫正扁平足畸形中应用较为普遍,特别是在处理前足外展畸形时。Ellis 等通过比较术后存在和不存在外侧足底痛的两组患者,观察了外侧柱延长与足底压力增高之间的关系。存在外侧足底痛的患者其SF-36量表评分和足踝疗效评分明显低于无外侧足底痛的患者。此外,沿中足外侧缘测量足底压力,发现有症状的患者足底压力明显增高。因此,外科医生应认识到,足外侧柱的延长术有使足底外侧缘过度负重的倾向,术中应做出适当的调整,以尽可能减少此类并发症的发生。

四、踝管综合征

（一）概述

踝管综合征是指胫后神经在踝管内受卡压引起的感觉及运动功能障碍。神经症状早期可出现跖侧灼性疼痛，症状加重则感觉神经分布区麻木，所支配肌肉萎缩；血管症状可出现踝、足部水肿、静脉曲张，局部皮肤苍白或发绀，皮温发凉或发热，出汗或干燥等。

（二）诊断步骤

1.病史采集要点

（1）早期患者表现为长期站立或走路较久后内踝后下部有轻度麻木及烧灼样疼痛。

（2）中期患者症状加重，疼痛呈持续性，休息及睡眠时仍有疼痛，疼痛的范围扩大，可沿小腿内侧向上放射至膝关节下方。

（3）后期患者上述症状加重，并可出现跖内侧神经支配区皮肤干燥、不出汗、皮色青紫等自主神经紊乱的症状。

2.体格检查要点

（1）局部压痛。

（2）踝关节外翻时可使疼痛加剧。

（3）足底感觉减退，两点分辨能力降低。

（4）有时可见踇趾展肌和第一、第二骨间肌的肌肉萎缩。

3.辅助检查要点

（1）X线检查，少数患者距骨内侧可见有骨刺或骨桥。

（2）肌电图检查有助于诊断。

（三）治疗

先采用非手术治疗，如减少足踝活动、穿宽松鞋子、局部注射类固醇药物等，如效果不明显或反复发作，则需手术治疗，根据卡压原因彻底减压以松解神经及血管。

第二章　关节脱位及周围组织损伤

第一节　肩关节脱位

一、应用解剖

盂肱关节是肱骨头与肩盂构成的关节,通常也称肩关节,是全身活动范围最大的关节,也是全身大关节脱位中最常见的部位。约占全身 4 大关节(肩、肘、髋、膝)脱位的 40.1%。肩关节前脱位同时如发生盂前缘的压缩骨折或肱骨头后侧的压缩骨折,均会影响盂肱关节的稳定,成为复发脱位的病理基础。

肱骨头近似半圆形,约占圆周的 2/5。在冠状面形成 130°～135°的颈干角。在横断面有向后 20°～30°的后倾角。后倾角的改变与关节的稳定性有一定的关系。

肩盂关节面呈梨形、凹窝状,与肱骨头相吻合。垂直径大于横径。肩盂关节面相当于肱骨头关节面的 1/4～1/3。肩盂纵径与肱骨头直径比值小于 0.75,或横径与肱骨头直径比值小于 0.57,皆可说明肩盂发育不良,会影响盂肱关节的稳定性。盂的纵径及横径与肱骨头直径的比值称为盂肱关节指数。

盂的关节面在 75% 的正常人中有平均 7.4°(2°～12°)的后倾角度。后倾角减小也是盂肱关节不稳定的因素之一。

此外肩峰及喙突也可限制肱骨头向后上及前上方向的过度移位。

维持盂肱关节稳定的另一因素是关节囊及韧带结构。盂肱关节的关节囊大而松弛,容许肱骨头有足够大的活动范围。肩关节的韧带有喙肱韧带,前方的上、中、下盂肱韧带及后下盂肱韧带。在一般活动范围情况下,关节囊松弛,因此不能发挥防止盂肱关节移位的作用。只有当关节活动到一定的活动范围时,当关节囊韧带处于张力状态下,才能发挥其限制肱骨头过度移位的稳定作用。关节囊韧带对盂肱关节的稳定作用是诸稳定因素中最后的防线。

盂唇是一纤维性软骨的边缘,可以加深盂窝,增加对肱骨头的稳定作用。实验切除盂唇软骨后,肩盂防止肱骨头移位的稳定作用减少 50% 以上。创伤性肩关节前脱位时,大多数病例发生盂唇软骨分离,称为 Bankart 损伤,这是复发性肩关节前脱位的重要病因之一。

肩关节的活动实际是盂肱关节、肩锁、胸锁关节及肩胛胸壁间活动的总和。盂肱关节本身只有 90° 的主动外展活动。

二、损伤机制及盂肱关节不稳定的分类

盂肱关节不稳定有很多不同的分类方法。根据造成脱位的原因可分为创伤性盂肱关节不稳定和非创伤性关节不稳定两类。前者占 95%～96%，后者一般没有外伤诱因或由极轻微的外力引起，约占 4%。后者肩关节多有骨发育异常，此类疾患，如肱骨头过度后倾、肩盂发育不良或盂的畸形，也可患有神经、肌肉系统疾患或合并有感情上和精神病学的问题，常表现双肩不稳定或肩关节多方向的不稳。

根据关节不稳定的程度可分为盂肱关节脱位和半脱位。脱位是指肱骨头与肩盂关节面完全分离，不能即刻自动复位。而半脱位是肩关节活动至某一位置的瞬间，肱骨头与盂的关系发生一定程度的错位，产生一定的症状，并可自动恢复到正常的位置。患者有时可感到肩关节有暂时的错动不稳的感觉。

根据关节脱位的时间及发作的次数可分为新鲜脱位、陈旧性脱位和复发性脱位等。文献中有的将脱位超过 24 小时者称为陈旧性脱位。但从创伤病理变化及治疗方法等方面考虑，将脱位时间超过 2～3 周者定义为陈旧性脱位比较合理。复发性脱位是指原始创伤脱位复位后的一段时间内（一般在伤后 2 年以内），肩部受轻微的外力或肩关节在一定位置活动中又发生脱位，而且在类似条件下反复发生脱位，即称为复发性脱位。

根据盂肱关节不稳定的方向可分为前脱位、后脱位、上脱位和下脱位等。

前脱位是最为常见的盂肱关节脱位类型，约占盂肱关节脱位的 95% 以上。直接外力虽可造成肱骨头脱位，但主要发生机制是肩外展。后伸伴外旋的外力由于肱骨头的顶压造成前关节囊和韧带及盂唇软骨的损伤，外力继续作用可使肱骨头脱向前方。常伴有肱骨大结节或肩袖损伤。根据肱骨头脱位后的位置不同，前脱位又可分为如下几种类型。①喙突下型：肱骨头脱位至喙突下方。②盂下型：肱骨头脱向前下，位于盂下缘。③锁骨下型：肱骨头脱位后向内侧明显移位，至喙突的内侧、锁骨下方。④胸内脱位型：是较为少见的类型。肱骨头移位通过肋间进入胸腔。常合并肺及神经、血管损伤。

后脱位是较为少见的损伤。发生率占肩关节脱位的 1.5%～3.8%。当肩关节在内收、外旋位肱骨遭受由下向上的轴向外力时，可造成盂肱关节后脱位。

此外，当癫痫发作、电休克治疗时，肌肉的痉挛收缩也可造成关节脱位。肩部内旋肌群的肌力（胸大肌、背阔肌及肩胛下肌）明显强于外旋肌群的肌力（冈下肌、小圆肌），因此发生后脱位的概率高于前脱位。直接外力作用于肩前方也可造成后脱位。

后脱位造成后方关节囊及盂唇软骨的损伤，常合并小结节骨折。后脱位又可分为肩峰下脱位（占后脱位的 98%）、后方盂下脱位及肩胛冈下脱位。

盂肱关节下脱位是罕见的脱位类型。发生机制为肩部遭受过度外展的外力，使肱骨颈盂肩峰顶触并形成 1 个支点，将肱骨头自关节囊下方撬出关节。使肱骨头关节面顶端向下，头交锁于盂窝下，肱骨下段竖直向上。因此也称垂直脱位，常合并有严重的软组织损伤。

上脱位更为罕见。外伤机制是肩在内收位遭受向上方的外力。肱骨头向上移位，可造成肩峰、锁骨、喙突或肱骨结节骨折，以及肩锁关节、肩袖和其他软组织损伤。

三、临床表现及诊断

外伤的原因、外伤时肩关节的位置,以及外力作用的方向有助于对以往脱位方向的分析。此外,有无原始脱位的病历资料、X线检查结果都有助于对盂肱关节不稳定分析判断。

对疑为盂肱关节不稳的患者应详细询问有关的病史。首先,应了解其是否为第一次发作,以及首次发作的时间。首次脱位年龄越小者,以后成为复发脱位的发生率越高。年龄20岁以下的患者,首次脱位以后变成复发脱位的发生率是80%~90%。其次,应询问致伤外力的大小及外伤机制。轻微外力即造成脱位者,说明盂肱关节稳定因素有缺陷,易转化为复发不稳定。而严重外伤引起脱位者,由于软组织损伤较重,经修复形成瘢痕组织,可使盂肱关节变得更为稳定。

急性前脱位的临床表现为肩部疼痛、畸形、活动受限,患者常以健手扶持患肢前臂、头倾向患侧以缓解疼痛症状。上臂处于轻度外展、外旋前屈位。肩部失去圆钝平滑的曲线轮廓,形成典型的方肩畸形。患肩呈弹性固定状态外展约30°位。肩峰下触诊有空虚感,常可在喙突下、腋窝部位触及脱位的肱骨头。患肩不能内旋、内收。当患肢手掌置于健肩上,患侧肘关节不能贴近胸壁。或患侧肘先贴近胸壁,患侧手掌不能触及健侧肩,即所谓 Dugas 阳性体征。

诊断脱位时应注意合并肱骨颈骨折和结节骨折的可能。合并大结节骨折的发生率较高,此外应常规检查神经、血管。急性脱位合并腋神经损伤的发生率为33%~35%。

陈旧性脱位的体征基本同于新鲜脱位,唯肿胀、疼痛较轻,依脱位时间长短和肢体使用情况不同,肩关节可有不同程度的活动范围。肩部肌肉萎缩明显,以冈上肌及三角肌为著。

陈旧性肩关节前脱位的病理改变是在新鲜脱位病理损伤基础上,随着时间的迁延,一些损伤组织得到修复,一些组织由于失用和挛缩发生了相应的继发病理改变,具体如下。

(1)关节内和关节周围血肿机化,形成大量纤维瘢痕组织填充肩盂,并与关节囊、肩袖和肱骨头紧密粘连,将肱骨头固定于脱位的部位。

(2)关节周围肌肉发生失用性肌肉萎缩,关节囊、韧带和一些肌肉发生挛缩并与周围组织粘连。以肩胛下肌、胸大肌及肩袖结构尤为明显。

(3)原始损伤合并肱骨大结节骨折者,可发生畸形愈合。骨折周围可有大量骨痂及关节周围骨化。

(4)关节长期脱位后,肱骨头及肩盂关节软骨发生变性、剥落,关节发生退行性改变。

(5)肱骨近端、肱骨头及肩盂由于长期失用,可发生骨质疏松,骨结构强度降低。

以上病理改变增加了闭合复位的难度,脱位时间越久,越不容易复位。强力手法复位,不但易造成肱骨近端骨折,而且由于臂丛神经及腋部血管与瘢痕组织紧密粘连,也易造成其发生损伤。即使采用切开复位,也须由有经验医生谨慎操作。

急性后脱位的体征一般不如前脱位那样明显、典型。误诊率可高达60%。因此肩关节后脱位有"诊断的陷阱"之称。有如下几个方面的原因。

(1)肩后脱位绝大多数为肩峰下脱位,而这种类型的脱位没有前脱位那种明显的方肩畸形及肩关节弹性交锁现象。患侧上臂可靠于胸侧。

(2)只拍摄前后位 X 线片时,肱骨头没有明显脱位的表现。骨科医师只依赖于正位片表现而排除脱位的可能是造成误诊的主要原因。

(3)X 线片上发现一些骨折,并主观认为这些损伤就是引起肩部症状的全部原因,从而不再认真检查主要的损伤。

下方脱位的临床体征非常明显、典型。上臂上举过头,可达 110°～160°外展位,因此也称为竖直性脱位。肘关节保持在屈曲位,前臂靠于头上或头后,疼痛症状明显。腋窝下可触及脱位的肱骨头。常合并神经、血管损伤。在老年人中多见。

上方脱位时上臂在内收位靠于胸侧。上臂外形变短、肱骨头上移,肩关节活动明显受限。活动时疼痛加重。易合并神经、血管损伤。

外伤后怀疑有肩关节脱位时,须拍摄 X 线片确定诊断,以明确脱位的方向、移位的程度、有无合并骨折,更为重要的是明确有无合并肱骨颈的骨折。不能只根据临床典型的体征做出脱位的诊断,更不能不经 X 线片检查就采取手法复位治疗。否则不仅复位会遇到困难,也有可能造成医源性骨折,使治疗更为复杂、困难,还可能形成医疗上的纠纷。因此,目前建议对肩部骨折脱位采用创伤系列 X 线片投照,即肩胛面正位、肩胛侧位和腋位。

肩胛骨腋窝缘于肱骨上端后内缘的影像形成一光滑的弧形曲线。称为 Moloney 线,肱骨头前脱位时,由于头向前移,肱骨头外旋,使颈干角及肱骨颈的轮廓充分显现,因此在穿胸位 X 线片上 Moloney 顶端弧线增宽。而后脱位时,由于肱骨头及颈向后上方移位,因此使 Moloney 弧形变窄,顶上变尖。

必要时行 CT 检查可清楚显示盂肱关节脱位的方向及合并的骨折。

四、治疗

1.新鲜肩关节脱位

新鲜肩关节脱位的治疗原则应当是尽早行闭合复位。不仅可及时缓解患者痛苦,而且易于复位。一般复位前应给予适当的麻醉。复位手法分为以牵引手法为主或以杠杆手法为主两种。一般以牵引手法为主较为安全。以杠杆手法为主则较易发生软组织损伤及骨折。

新鲜肩关节前脱位常用复位方法如下。

Hippocratic 复位法:是最为古老的复位方法,至今仍被广泛应用。只需一人即可操作。患者仰卧位,术者站于床旁,术者以靠近患肩的足蹬于患肩腋下侧胸壁处,双手牵引患肢腕部,逐渐增加牵引力量,同时可轻微内、外旋上肢,解脱头与盂的绞锁并逐渐内收上臂。时常可感到肱骨头复位的滑动感和复位的响声。复位后肩部恢复饱满的外形。此时复查 Dugas 征变为阴性,肩关节恢复一定的活动范围。

Stimson 牵引复位法:患者俯卧于床上,患肢腕部系一宽带,悬 2.268kg(5 磅)重物垂于床旁。根据患者体质量及肌肉发达情况可适当增减重量。依自然下垂位牵引约 15min。肩部肌肉松弛后往往可自行复位。

有时需术者帮助内收上臂或以双手自腋窝向外上方轻推肱骨头,或轻轻旋转上臂,肱骨头即可复位。此种方法是一种安全、有效、以逸待劳的复位方法。一般无须麻醉即可实行。

Kocher方法:是一种利用杠杆手法达到复位的操作。须有助手以布单绕过患者腋部及侧胸部行反牵引,然后术者沿患肢上臂方向行牵引,松脱肱骨头与肩盂的嵌压;然后使肱骨干顶于前侧胸壁形成支点,内收、内旋上臂,使肱骨头复位。操作时手法应轻柔,动作均匀缓慢,严禁粗暴、突然地发力,否则易造成肱骨颈骨折或引起神经、血管损伤。

屈肘坐位牵引法:有学者报道采用此法复位新鲜肩关节前脱位。由于此体位关节囊周围肌肉组织处于相对松弛状态,不易阻挡,使复位简单、副损伤小、患者痛苦小,成功率较高。以右肩为例,患者坐于直背木椅,背部紧贴椅背,助手站于患者左后,左臂绕过患者左肩前,右臂绕过患者身后,双手交叉于患者右侧腋下胸壁抱紧,术者半蹲于患者右前,右手握住患者右腕,使患肩内旋45°,屈肘90°,以左手或左肘持续向下用力按压患者前臂上端,持续30秒左右即可复位。若此时尚未复位,可在保持持续用力的同时,缓慢使患肩作内、外旋运动,一般均可复位。肩关节脱位合并外科颈骨折时,可先试行闭合复位。不能复位时再行切开复位。

手法复位后应常规拍摄X线片,以证实肱骨头确已复位,同时也可观察有无新的骨折。此外应复查肢体的神经、血管情况。患肩复位后,将患肩制动于内收、内旋位。腋窝垫一薄棉垫。可以颈腕吊带或三角巾固定。制动时间可依患者年龄而异。患者年龄越小,形成复发脱位的概率越大。30岁以下者可制动3~5周。年龄较大的患者,易发生关节功能受限,因此应适当减少制动的时间。早期开始肩关节功能锻炼。

新鲜肩关节前脱位闭合复位不成功时,有可能是移位的大结节骨块阻挡或关节囊、肩袖、二头肌腱嵌入阻碍复位。此时须行手术复位。此外当肱骨头脱位合并肩盂大块移位骨折、肱骨颈骨折时,多须手术切开复位。

进行新鲜肩关节后脱位的复位时,患者仰卧位,沿肱骨轴线方向牵引,如肱骨头与盂后缘有绞锁,则须轻柔内旋上臂,同时给予侧方牵引力以松脱开头与盂缘的嵌插绞锁。此时从后方推肱骨头向前,同时外旋肱骨即可复位。复位成功的关键是肌肉应完全松弛,因此应在充分的麻醉下进行。复位手法力求轻柔,避免强力外旋,以免造成肱骨头或颈部骨折。

复位后如较为稳定,可用吊带或包扎固定于胸侧。将上臂固定于轻度后伸旋转中立位3周。如复位后肱骨头不稳定,则须将上臂置于外旋、轻后伸位以肩人字形石膏或支具固定。也可在复位后以克氏针通过肩峰交叉固定肱骨头。3周后去除固定开始练习肩关节活动。

闭合复位不成功时,或合并小结节骨折头复位后骨折仍有明显移位、复位后不稳,须行切开复位固定。肱骨头骨折缺损较大时,可用肩胛下肌或连同小结节填充缺损处。

新鲜肩关节下脱位时应先行闭合复位。沿上臂畸形方向向外上方牵引,以折叠的布单绕过患肩向下方做反牵引。术者自腋窝部向上推挤肱骨头,同时逐渐内收上臂以达复位。有时由于肱骨头穿破关节囊不能闭合复位时,则须切开复位。

新鲜肩关节上脱位较为少见,一般采用闭合复位治疗。如合并肩峰骨折,关节复位后不稳时,则需手术治疗,固定移位的骨折。

2.陈旧性肩关节脱位

陈旧性肩关节脱位的治疗方法是难以确定的,一般应根据患者的年龄、全身状况、脱位的时间、损伤的病理、症状的程度及肩活动范围等因素综合分析决定。首先确定脱位是否还需要复位。如需复位,能否行闭合复位。如需手术治疗采用何种手术方式。如下几种治疗方法可供参考。

(1)功能治疗:很多病例经过一段时间的功能锻炼后,肩部功能活动可以得到明显的改进。因此在治疗陈旧性肩脱位时,医师和患者不要把复位作为唯一目的,而应以最后的功能恢复结果作为治疗的目的。不要把功能治疗看成是一种消极的、无能为力的方法。在一定条件下,对于一些病例,功能锻炼可能是较为合理、有效的治疗方法。

功能锻炼适用于年老、体弱、骨质疏松者。脱位时间在两个月以上的中年患者或半年以上的青年患者,由于软组织粘连、关节软骨的退变,难以通过手术复位并取得满意的手术治疗效果。一般通过2~3个月的功能锻炼,肩关节的功能活动可得到明显改进,可胜任日常的生活和工作。

(2)闭合复位:一般适用于脱位时间在1个月以内,无神经、血管受损的青壮年患者。合并有骨折者一般应行手术复位。脱位时间在1~2个月者也偶有闭合复位成功的机会。脱位时间越长,闭合复位越困难。

陈旧性肩关节脱位行闭合复位时,必须在麻醉下进行,以使肌肉完全松弛。复位时先松动肱骨头周围的粘连。一助手固定住肩胛骨,另一助手握住患肢前臂行轻柔牵引。术者握住患者上臂轻轻摇动并旋转肱骨头,逐渐增大活动范围以松解肱骨头周围的粘连。在牵引下,肱骨头已达到肩盂水平,且头与盂之间无骨性嵌插阻挡时,可根据不同脱位的方向试行复位的手法。推挤和旋转肱骨头使其复位。复位中禁用暴力和杠杆应力,以免造成骨折。如肱骨头达不到松动程度,或试行1~2次操作仍不能复位时,则应适可而止,放弃复位或改行切开复位。不要把复位的力量逐步升级、反复整复,以免造成骨折或引发神经、血管损伤。

(3)切开复位:适用于脱位时间在半年以内的青壮年患者,或脱位时间虽短,但合并有大、小结节骨折或肱骨颈骨折者。由于陈旧性脱位导致软组织损伤、瘢痕粘连,使肱骨头固定。腋动脉及臂丛神经变位并与瘢痕组织粘连,因此陈旧性盂肱关节脱位切开复位的手术是困难而复杂的手术,很容易造成神经、血管的损伤。行切开复位时应靠近肱骨头处切断肩胛下肌肌腱和关节囊,松解出肱骨头。复位后如不稳定,可用克氏针交叉固定。

(4)人工肱骨头置换术:适用于脱位时间较长,关节软骨面已软化,或肱骨头骨缺损大于30%的病例。

由于人工关节置换术的不断进展,目前已很少采用单纯肱骨头切除术和肩融合术来治疗陈旧性肩关节脱位。

五、并发症

1.肩袖损伤

前脱位时合并肩袖损伤较为多见,后脱位时则较少发生。并随年龄增加,发生率有增加趋势。肩袖损伤时肩外展、外旋活动受限,活动时疼痛。超声波检查及关节造影或关节镜检查有助于诊断。症状明显时须行手术治疗。

2.血管损伤

肩脱位可合并腋动脉、静脉或腋动脉分支的损伤,常见于老年人,血管硬化者。可发生于脱位时,或闭合复位时,也可发生于手术切开复位时。陈旧性脱位切开复位时,由于血管解剖位置移位和粘连,更易遭受损伤。

腋动脉依其与胸小肌的解剖关系可分为 3 个部分。第一部分位于胸小肌内侧。第二部分位于胸小肌后方。胸小肌的外侧为腋动脉的第三部分。腋动脉行经胸小肌下缘时,受到该肌肉的束缚作用。肩关节脱位后,肱骨头顶压腋动脉向前移位,使腋动脉在胸小肌下缘受到剪式应力的作用。因此该处易受损伤,可造成血管断裂、撕裂或血管内膜损伤而致栓塞。

腋动脉损伤时肩部肿胀明显,腋窝部尤甚。患肢皮肤苍白或发绀,皮肤温度低,桡动脉搏动消失,肢体麻痹。腋部有时可听到动脉搏动性杂音。严重时可有休克表现。血管造影可诊断损伤的部位。

确定诊断后必须行手术治疗。多须行人造血管移植或大隐静脉移植修复。不宜采用血管结扎治疗,否则可造成上肢的功能障碍甚至坏死。

3.神经损伤

肩关节前脱位合并神经损伤比较常见。

肩部骨折、脱位合并神经损伤容易漏诊。尤其是老年患者,其关节的功能活动受限往往归因于制动引起的关节僵直。只根据皮肤感觉障碍来诊断有无神经损伤是不准确的。一些患者有皮肤感觉丧失,但肌肉运动正常,也有的患者有肌肉运动丧失,但相应支配区的皮肤感觉正常。因此神经损伤诊断主要应以肌肉运动和肌电图检查来确定诊断。

由于腋神经的局部解剖特点,其损伤多为牵拉伤,大多数病例在 4 个月内可恢复。神经损伤应早期诊断,密切观察,积极进行理疗。腋神经损伤完全恢复可迟至伤后 1 年。如果伤后 10 周仍无恢复迹象,则预后不好。

4.肩关节复发性脱位

复发性脱位是急性创伤性肩脱位的常见并发症。尤其多见于年轻患者。

创伤性肩关节脱位后,使关节囊、盂唇软骨撕脱、肱骨头发生嵌压骨折,从而改变了关节的稳定性,形成了复发脱位的病理基础。

创伤性原始脱位复位后的制动时间及制动方式与复发脱位发生率的关系,不同学者持有不同观点。一些学者认为制动时间与复发脱位发生率无关;一些学者认为制动时间短于 3 周者复发率高。根据患者不同的年龄,复位后采用不同的制动时间,对损伤的软组织的修复及对恢复肩关节的稳定性是有益的。

5.肱二头肌腱滑脱

肱骨头向前脱位时可使连接大、小结节的肩横韧带损伤。造成二头肌腱滑向头的后外侧。有时可成为阻碍肱骨头复位的因素,常须手术切开复位,修复肩横韧带。如果肩横韧带不能正常修复,可形成晚期复发性二头肌腱长头滑脱,肩关节屈伸、旋转活动时二头肌腱反复脱位与复位可造成弹响及疼痛,须行手术治疗。

6.合并肩部骨折

(1)大结节骨折:肩关节前脱位的 15%～35%病例合并有肱骨大结节骨折,其多由肩袖撕脱或肩盂撞击引起。绝大多数病例的脱位复位后,大结节骨块也得到复位。因此可采用非手术方法治疗。如肱骨头复位后,大结节仍有明显移位(>1cm),则会明显影响肩关节功能,应行手术复位,以螺钉或张力带钢丝固定。

(2)小结节骨折:常合并于后脱位时发生,由撞击或肩胛下肌牵拉所致。一般脱位复位后骨折也即复位,无须特殊处理。如骨块较大或复位不良时,须行手术复位固定。

(3)肱骨头骨折:前脱位时头后外侧与盂前缘相撞击可形成头的压缩骨折,称为 Hill-Sachs 损伤。有的报道新鲜肩关节前脱位的发生率为 27%~38%,但在复发性肩关节前脱位的病例中,头骨折的发生率可高至64%~82%。肱骨头压缩骨折是肩脱位的并发症,同时又可成为复发脱位的因素。后脱位时可发生肱骨头前内侧的压缩骨折,可形成肩后方不稳,可行肩胛下肌腱及小结节移位治疗。

第二节　肩锁关节脱位

肩锁关节损伤并不少见,患者多为青壮年。据统计,肩锁脱位及胸锁脱位占全身关节脱位的 4.4%,其中以肩锁关节脱位多见。

一、解剖与功能

肩锁关节由锁骨外端与肩峰组成,关节内有纤维软骨盘,外形为盘状或半月形状,对关节的活动与稳定起一定作用。一般 40 岁以后,肩锁关节逐渐发生退变。

正位片上肩峰与锁骨的关节面之间有一定的倾斜角度,关节面自外上斜向内下,倾斜角度10°~50°。

肩锁关节的神经支配来自腋神经、肩胛上神经和胸外神经。

肩锁关节的稳定主要依赖于肩锁韧带和喙锁韧带。此外附着于肩峰及锁骨的三角肌及斜方肌也有加强稳定肩锁关节的作用。

肩锁韧带是包绕肩锁关节的关节囊增厚部分。上肩锁韧带最为坚固,并与三角肌及斜方肌的肌纤维相混合。

喙锁韧带是一直径较粗、坚硬的韧带,起自锁骨外端下面,止于喙突基底。喙锁韧带分为两组,内侧为锥形韧带,外侧为斜方韧带。

肩锁韧带主要维持肩锁关节水平方向的稳定。切断肩锁韧带及关节囊只发生锁骨外端水平方向前后的移位,锁骨外端没有明显的向上移位,而喙锁韧带主要是维持锁骨外端垂直方向的稳定,切断喙锁韧带后,锁骨外端发生明显的向上移位。

此外,喙锁韧带是上肢的悬吊韧带。通过锁骨和喙锁韧带的支撑与悬吊稳定作用,使肩胛骨及上肢与躯干维持一定的距离,使上肢处于更为有利于活动的位置。而且当肩外展活动时,锁骨绕其纵轴旋转 40°~50°,锁骨旋转时通过喙锁韧带连接带动肩胛骨活动,因此喙锁韧带参与调节肩胛骨、盂肱关节的同步协调活动。

肩锁关节有大约 20°的活动范围,因此理论上行肩锁关节融合术后或喙锁间以螺钉固定后,会影响锁骨的旋转活动。但临床上肩锁关节融合术后,肩关节活动范围没有明显的受限。目前认为肩外展活动时,锁骨发生的旋转活动不是发生在肩锁关节,而是与肩胛骨同步发生的。

二、损伤原因及机制

肩锁关节脱位最常见于摔倒时肩外侧着地,受直接外力引起。外力作用于肩峰,通过肩锁关节传至锁骨,可造成肩锁韧带、喙锁韧带损伤,也可造成锁骨骨折。外力较大时,还可使三角肌及斜方肌损伤。喙突由于受到喙锁韧带的牵拉,偶可造成骨折。喙锁韧带完全损伤后,整个上肢及肩胛骨失去肩锁及喙锁韧带的悬吊作用而向下垂,而锁骨由于受胸锁关节的约束和斜方肌的牵拉相对只有轻度的上翘。

间接外力也可造成肩锁关节的损伤,一般为上肢伸展位摔倒,手部先着地,外力通过上肢传导到肱骨头及肩峰,使肩胛骨向上移位,并可牵拉损伤肩锁韧带。由于外力的作用方向使喙锁间隙变窄,因此喙锁韧带处于松弛状态,不会受到损伤。外力足够大时除造成肩锁关节损伤外,也可造成肩峰骨折及肩关节上方脱位。

上肢被机器绞伤所致牵拉损伤,也可造成肩锁关节的损伤。

三、损伤分类

1.Tossy 分类法

Ⅰ型:肩锁韧带部分断裂,喙锁韧带完整,肩锁关节轻度移位。

Ⅱ型:肩锁韧带完全断裂,喙锁韧带部分损伤;在应力 X 线片上,锁骨外端直径一半上翘突出超过肩峰。

Ⅲ型:肩锁韧带及喙锁韧带完全断裂,出现钢琴键样体征,X 线片示锁骨远端完全移位。

2.Bockwood 分类法

目前被广泛接受且更为精确、详细的分类系统。根据肩锁韧带及喙锁韧带损伤、锁骨移位的方向和移位的程度的不同,可分为如下几种类型。

Ⅰ型:肩锁韧带部分损伤,肩锁韧带仍保持完整,肩锁关节稳定。

Ⅱ型:肩锁韧带完全损伤,肩锁关节发生水平方向前后的不稳定。由于喙锁韧带完整,肩锁关节垂直方向仍保持稳定。锁骨外端没有相对向上移位现象。有时喙锁韧带受到部分牵拉损伤,可发生锁骨外端轻度上移表现。

Ⅲ型:肩锁韧带与喙锁韧带均遭受损伤,肩锁关节发生脱位。上肢及肩胛骨下垂,表现为锁骨外端翘起。三角肌和斜方肌在锁骨的附着处可有损伤。

Ⅳ型:肩锁韧带及喙锁带完全断裂,锁骨外端向后方移位穿入到斜方肌内,也称之为锁骨后脱位。

Ⅴ型:实际是更为严重的Ⅲ型损伤,锁骨外端翘起位于颈部的皮下。

Ⅵ型:肩锁关节完全脱位,锁骨外端向下方移位至肩峰下方或喙突下。发生于上臂极度外展、外旋位,多因遭受牵拉外力所致。

四、临床表现及诊断

外伤后肩部疼痛、肩活动受限。体检时如患者全身情况允许,应采取坐位或站立位检查。

患肢受重力的牵引作用,可使畸形表现得更为明显。

1.Ⅰ型损伤

肩锁关节部位有轻度到中等程度的肿胀及压痛。锁骨外端没有移位及不稳定的表现。喙锁韧带部位没有压痛。双肩锁关节对比 X 线检查,锁骨外端无移位,肩锁关节、喙锁间隙无增宽表现。

2.Ⅱ型损伤

肩锁关节部位疼痛、肿胀较重。锁骨外端上翘高于肩峰。局部有压痛,按压锁骨外端有浮动感。锁骨外端水平方向前后移动范围增大。喙锁间隙可有压痛。

X 线检查显示锁骨外端轻度上移,肩锁关节间隙轻度增宽。可伴有锁骨外端或肩峰的骨折。肩关节应力 X 线检查喙锁间隙无明显增宽现象。

3.Ⅲ型损伤

患者疼痛、肩部肿胀更为明显,患者常以健手托住患肢肘部,以减轻疼痛。锁骨外端明显上翘,从而使肩部外形成阶梯状畸形。由于喙锁韧带、斜方肌及三角肌在锁骨的附着处也有损伤,因此锁骨外 1/4 均有压痛。锁骨外端按压时上下浮动。可出现钢琴键体征。X 线片显示锁骨外端明显上移,喙锁间隙增宽。对不能肯定诊断是否为Ⅲ型损伤时,可拍双肩应力 X 线片。如显示喙锁间隙增宽,则有助于诊断。

4.Ⅳ型损伤

临床表现与Ⅲ型损伤相似,唯锁骨外端明显向后方移位,有时锁骨外端卡入斜方肌肌腹内。肩活动时疼痛症状明显。X 线片显示有锁骨外端上移,喙锁间隙增宽。腋位 X 线片显示锁骨外端明显向后移位。不能拍摄腋位片时,可行 CT 检查,帮助诊断。

5.Ⅴ型损伤

软组织损伤严重,上肢下坠,锁骨外端上移更为明显。可引起臂丛神经受牵拉的症状。X线片显示锁骨上移明显,喙锁间隙较正常增加 2～3 倍,锁骨外端上移主要是由肩胛骨下坠移位所致。

6.Ⅵ型损伤

由于锁骨外端向下方移位,因此不显示有阶梯状畸形。由于肩部软组织损伤重,因此肩部肿胀、疼痛明显。可合并锁骨、肋骨骨折以及臂丛神经损伤。X 线片显示锁骨外端向下方移位。可分为肩峰下脱位及喙突下脱位两种。肩峰下脱位表现为喙锁间隙变窄。而喙突下脱位时,使喙锁间隙变成相反方向的间隙。

拍摄肩锁关节 X 线片时,应使患者站位或坐位,以使畸形明显。拍摄双肩对比。必要时牵引下拍摄 X 线片,以使诊断更为准确。

正位拍摄双肩 X 线片时,锁骨、肩胛冈、肩峰的影像有时会重叠,影响诊断。因此建议拍摄向头倾斜 10°的双肩正位 X 线片,以便清楚显示双侧肩锁关节间隙。

为了显示锁骨外端前、后移位,应拍摄肩腋位。

其他诊断方法有超声波检查,CT、MRI 等,但是普通 X 线片仍是最为常用、可靠的诊断方法。

五、治疗

（一）Ⅰ型损伤

Ⅰ型肩锁关节损伤的特点是肩锁关节部分韧带损伤，肩锁关节完整，喙锁韧带完整。通常休息 7～10 天后症状消失。冰袋冷敷有助于减轻不适。应防止肩关节进一步损伤，直到损伤处无疼痛，关节活动正常。

（二）Ⅱ型损伤

Ⅱ型肩锁关节损伤，肩锁韧带撕裂，喙锁韧带紧张、完整。

1.非手术治疗

大多数学者认为Ⅱ型肩锁关节损伤可应用非手术方法治疗，但 Bergfeld 与其同事的报道及 Cox 的研究认为：Ⅰ型、Ⅱ型肩锁关节损伤保守治疗后会发生严重的肩锁关节不稳定，这与以前的认识不同。

Ⅱ型肩锁关节损伤保守治疗的方法很多，一些学者试图应用加压绷带和三角巾、黏着性胶带、挽具、支具、牵引技术和许多的石膏管型将半脱位的肩锁关节复位。Allman 推荐使用 Kenny-Howard 挽具固定 3 周，他认为需要 3～6 周持续的压力作用于锁骨上面，才能使韧带愈合。

2.手术治疗

Ⅱ型肩锁关节损伤后常出现持续的疼痛，可能是因为锁骨创伤后的骨溶解，撕裂的关节囊韧带进入关节，关节软骨或关节盘脱落进入关节等因素引起，Bateman 将其描述为关节内紊乱，有时需要肩锁关节成形术来缓解疼痛，如果锁骨远端关节面退变，应将锁骨远端 2cm 切除，同时行关节清理和关节盘切除术。

（三）Ⅲ型损伤

1.非手术治疗

在早期，有的学者主张采用闭合复位，用加压绷带保持锁骨复位后的位置（即在下压锁骨远端）的同时，用三角巾或绷带将上臂上提。并认为：除了存在不可避免的肩锁关节畸形外，疗效较好。目前最为常用的 2 种方法为：①闭合复位，用悬带或支具维持锁骨复位后的位置；②短期悬吊后，早期活动，即所谓的技巧性忽略，伤后行 1～2 周的三角巾悬吊，然后行康复锻炼。Hawkins、Dias、Schwarz 均对Ⅲ型肩锁关节损伤的患者采用技巧性忽略的方法治疗进行研究，90％～100％的患者对疗效满意。

2.手术治疗

由于肩锁关节及周围解剖的特殊性和创伤解剖变化的复杂性，有关Ⅲ型肩锁关节损伤的治疗方法虽有百余种，但效果都不十分理想。Ⅲ型肩锁关节损伤的修复主要有 4 种手术方法：①肩锁关节复位内固定、韧带修复与重建；②喙锁间内固定、韧带修复与重建；③锁骨外端切除；④肌肉动力性转移。目前的治疗方法多在这 4 种方法的基础上进行改进或将其中的几种方法结合应用。

肩锁关节损伤的不同手术方法：①克氏针内固定；②钢丝或丝线重建喙锁韧带；③松质骨

螺钉重建喙锁韧带；④喙锁韧带完整，行锁骨远端切除；⑤喙锁韧带断裂缺失，行锁骨远端切除，喙锁间行韧带、筋膜或丝线重建。

肩锁关节脱位手术治疗应符合以下原则：①使肩锁关节恢复正常的解剖位置；②修整清除破裂或退变的关节面和关节间软骨盘；③修复重建稳定关节的韧带、关节囊以维持正常的肌力平衡；④可靠地固定至修复重建的韧带牢固愈合；⑤防止肩周围组织并发症。

固定肩锁关节的方法较多，包括：①肩锁关节张力带钢丝技术；②Stehli 钢板；③Bbsworth 螺钉；④Wolter 钢板；⑤Rahmanzadeh 钢板；⑥Basler 钢板。多数学者不主张应用克氏针，认为克氏针太细，容易发生断裂和移位。

喙锁韧带重建的方法有：①喙肩韧带转移；②喙突转移；③钢丝或丝线替代；④阔筋膜筋膜条或掌长肌腱重建；⑤生物聚酯人工韧带、碳纤维人工韧带、涤纶毡片人工韧带。喙肩韧带转移喙突上移术后再脱位发生少，但手术损伤大，会产生新的畸形，故陈旧性脱位较适用。早期手术常取大腿的阔筋膜制成筋膜条或用掌长肌腱重建喙锁韧带，创伤大，患者较难接受，术后效果也不稳定。人工韧带具有良好的生物相容性、柔韧性和强度，损伤小，且能避免 2 次手术，对青年及运动员尤为适用。

对于急性损伤，推荐使用肩锁关节张力带钢丝技术，同时尽量一期修复喙锁韧带。采用 Robers 切口，沿肩峰前上缘和锁骨外侧 1/4 处做一弧形切口，保护头静脉，分离肩峰和锁骨外侧缘的三角肌起点，显露肩锁关节囊及肩峰，向外侧剥离或牵开三角肌可以暴露喙突。检查脱位的肩锁关节，将损伤的关节软骨切除，清除关节内嵌入的软组织，使其脱位的锁骨下端复位，在保持良好的复位情况下，从肩峰外侧缘，向锁骨远端钻入 2 枚克氏针，2 枚克氏针间距为 1.5cm，穿入锁骨约 3cm。在锁骨上钻孔，穿过钢丝，画"8"字绕过克氏针尾端并拧紧固定。将针尾折弯 90°，留于肩峰外侧皮下，最后用羊肠线或粗丝缝合断裂的喙锁韧带。

3.术后处理

术后均用三角巾悬吊患侧上肢，并屈肘、内收、内旋 2 周。嘱患者早期锻炼手腕及肘关节活动，3 周后逐渐练习肩关节前屈、后伸。禁止外展。8～10 周去除内固定。

有学者认为直接用克氏针或斯氏针穿越肩锁关节会引起关节的创伤性退变，故推荐应用松质骨螺钉直接固定锁骨与喙突。对于陈旧性脱位，推荐使用喙突转移来重建喙锁韧带。如果锁骨远端病变严重，可行锁骨远端切除。

（四）Ⅳ型、Ⅴ型和Ⅵ型损伤

目前普遍认为，Ⅳ型、Ⅴ型和Ⅵ型损伤因锁骨远端移位较大，并向后穿入斜方肌或移位至喙突下，须行手术治疗。治疗方法同Ⅲ型损伤。

近 10 年来，有 2 种专用钢板治疗肩锁关节脱位。

1.Wolter 钢板

由德国 LINK 公司制造。此钢板分左右侧，由与锁骨贴合的窄钢板及其延长部分的坚固、钝性的钩组成，并有三孔及五孔之分。

使用时，将 Wolter 钢板的钢板部分放到锁骨上，Wolter 钢板的钩放到在肩峰上钻好的孔中，钩应在关节囊外，并位于肩锁关节的后方。

手术适应证如下。

(1)肩锁关节脱位Ⅱ度和Ⅲ度。

(2)肩锁关节脱位 Rockwood 分型Ⅳ、Ⅴ、Ⅵ型。

(3)合并锁骨远端骨折。

手术操作步骤如下。

(1)患者取仰卧位,抬高患侧肩背约30°,头部转向对侧。沿锁骨至肩峰弧形切开皮肤,暴露锁骨远端,肩锁关节和肩峰(如果未显露出肩峰,可以弧形延长切口或将抬高的锁骨向下压低即可显露)。

(2)复位肩锁关节使其恢复解剖位置,可用复位钳或克氏针临时固定。将模板置于锁骨上方,确认板上螺钉定位孔都在锁骨上,在肩锁关节囊的外侧依据模板选取 Wolter 钢板的肩峰位点,用 4.5mm 的钻头向肩峰上钻孔。肩峰孔点大约距肩峰内侧缘 1.5cm。

(3)在关节囊外、位于肩锁关节后方置入 Wolter 钢板钩。将钩贴着肩峰后内侧边缘的肩峰下骨面向钻孔处滑行,感到钩进入骨孔时下压钢板,使钩从孔内穿出。下压钢板使钢板与锁骨相贴,如钢板近端有一定的弹力而肩锁关节仍位于解剖位则刚合适;如钢板近端上翘不能压在锁骨上时,则须取出钢板以钩板连接处为弯点向下折弯;如钢板近端无弹力即能压贴在锁骨上时,则须取出钢板以钩板连接处为弯点向上折弯,否则会造成肩锁关节未完全复位的情况。如钩的末端过长时可剪除。

(4)将 Wolter 钢板向近侧拉紧,避免肩锁关节间隙增宽,用螺钉固定 Wolter 钢板的钢板部分。修补肩锁韧带,喙锁韧带可不行修补。

2.AO 肩锁钢板

此钢板亦分左右侧,由与锁骨帖服的钢板及其呈枪刺状的延长端构成。

手术适应证与 Wolter 钢板相同。

手术方法与 Wolter 钢板相似,但不用在肩峰处钻孔,将呈枪刺状的延长端插入肩锁关节后方的肩峰下即可,其枪刺状的延长端常须向上折弯。

AO 肩锁钢板无法拉紧肩锁关节间隙,术后 X 片常可发现肩锁关节间隙增宽。AO 肩锁钢板更适用于锁骨远端骨折。

六、合并症

喙锁韧带骨化。Arner 报道喙锁韧带骨化的发生率为 57%～69%。一些学者认为喙锁韧带骨化的发生与手术有关。但 Millbourn 发现喙锁韧带骨化也发生在Ⅰ型和Ⅱ型损伤中。多数学者认为喙锁韧带骨化的发生与最终疗效无关,无须进一步处理。

喙突骨折不愈合。非常罕见,常表现为上举时不适,肩关节无力。须植骨固定。

手术并发症包括:伤口感染、骨髓炎、关节炎、软组织骨化、骨吸收、克氏针或斯氏针的移位、内固定物折断和再次脱位。

非手术治疗的并发症:软组织嵌入关节,关节僵硬,须及时观察和调整,固定器械引起的皮肤刺激甚至出现皮肤溃疡、日常活动受限、畸形、软组织骨化、关节炎。

第三节　胸锁关节脱位

胸锁关节脱位是比较少见的损伤。

一、损伤机制

胸锁关节脱位常由于较大外力引起。最常见的致伤原因是交通事故,其次为运动创伤。间接外力和直接外力均可引起胸锁关节脱位。

1.间接外力

外力从前外侧或后外侧作用于肩部,通过锁骨传至胸锁关节,可造成韧带结构的损伤,发生相应的前脱位或后脱位。是造成胸锁关节脱位的主要机制。

2.直接外力

外力直接作用于锁骨前方内侧,锁骨近端被推向胸骨后方,进入纵隔。

二、损伤类型

(1)根据锁骨内端移位的方向可分为前脱位及后脱位。

前脱位:最常见的胸锁脱位类型。锁骨内端移向胸骨前缘的前方或前上方。

后脱位:较少见。锁骨内端移位至胸骨的后方或后上方。

(2)根据损伤程度及损伤时间可分为如下几种类型。

胸锁关节轻度扭伤:胸锁韧带部分发生损伤,不影响胸锁关节的稳定性。

中度扭伤:关节囊、盘状软骨和肋锁韧带可发生部分损伤。胸锁关节可发生前、后半脱位现象。

重度扭伤:胸锁关节囊韧带及其他相关的稳定结构损伤,锁骨内端不稳,可发生前脱位或后脱位。

复发胸锁关节脱位:急性胸锁关节脱位损伤的韧带未经正常修复,以致胸锁关节在轻微外力作用下即可发生再脱位。

陈旧脱位:原始脱位未经及时诊断或未能复位者,锁骨内端保持在脱位的状态。

除上述外伤原因可致胸锁关节脱位外,非外伤原因也可造成胸锁关节畸形、脱位,须与创伤性胸锁关节脱位相鉴别。

三、临床表现及诊断

1.轻度扭伤

外伤后患者主诉胸锁关节部位疼痛;活动上肢时疼痛加重;局部轻度肿胀及压痛。由于韧带为部分损伤,胸锁关节保持稳定。

2.中度扭伤

由于韧带受到较重的部分损伤,因此局部肿胀及疼痛较为明显。检查时可发现锁骨内端前、后有半脱位现象。

3.急性脱位

由于胸锁关节的韧带损伤,锁骨内端发生向前或后的脱位。症状和体征更为严重、明显。患者常以健侧手托住患肢以减轻疼痛症状。由于锁骨内端移位,患肩宽度变短。仰卧位或双肩对向挤压时均可使疼痛加重。前脱位时可触及向前方移位的锁骨端,并有一定的活动度。后脱位时疼痛症状更为明显。胸锁关节处变平,锁骨内端不可触及。锁骨内端向后移位可压迫重要组织结构,因此可出现相应的呼吸困难、气喘或窒息感。压迫大血管可出现颈部或上肢静脉充血、血液循环障碍。患者可主诉吞咽困难、胸部紧迫感,也可产生气胸或休克现象。

胸锁关节损伤须拍 X 线片帮助诊断。普通前、后位 X 线片难以显示出锁骨内端的移位,因此须拍摄特殊位置的 X 线片。由于锁骨内端主要为前、后方向的移位,因此胸锁关节在头足方向的侧位 X 线片,可清楚显示锁骨的前、后移位。

Hobbs 投照位是近于头足方向呈 90°的投照方法。

向头倾斜 40°X 线片,投照中心指向胸骨,比较双侧锁骨内端的位置也可帮助诊断。

此外,断层摄影、CT 能更清楚地显示胸锁关节的损伤。

四、治疗

(一)非手术治疗

1.前脱位

(1)轻微的扭伤:轻微扭伤时胸锁关节稳定,但疼痛明显。24 小时内行冰袋冷敷,悬吊患肢。5~7 天后,可进行日常活动。

(2)半脱位:除了应用冰袋冷敷外,可以应用加垫的锁骨的 8 字形绷带固定,稳定胸锁关节。1 周后将 8 字形绷带去除,患肢悬吊 1 周后进行日常活动。

完全脱位的复位方法:尽管大多数胸锁关节前脱位非常不稳定,但应尽量将其复位。静脉给予肌松药和麻醉药后,令患者仰卧在手术台上,肩胛间区垫 3 块或 4 块毛巾。助手双手置于双肩的前方,轻轻向下压,锁骨近端被推向后侧复位。但在多数情况下,双肩放松时,肩关节前脱位会重新出现。这时需要和患者解释胸锁关节脱位后不稳定,且行内固定的危险性非常大。将患肩悬吊 2 周,胸锁关节不适消失后,允许患者活动患肢。

(3)复位后护理:复位后,胸锁关节稳定,可以用 8 字形绷带或其他更为坚固的固定装置固定。如果复位后胸锁关节不稳定,则悬吊患肢 1 周后再进行日常活动。

2.后脱位

对胸锁关节后脱位的患者,详细询问病史和仔细查体是非常重要的。有颈部或上肢大血管压迫及吞咽或呼吸困难的患者应进行断层 X 线或 CT 检查。判断患者有无窒息感或声音嘶哑也非常重要。如果有上述症状出现,则说明纵隔存在压迫。

患者仰卧在手术台上,肩胛骨之间垫 3 块或 4 块折叠毛巾。如果患者异常疼痛,并且有肌肉并痉挛,非常焦虑,可行全身麻醉。否则可静脉给予麻醉药、肌松药或镇静药。外展上肢,顺着锁骨方向轻轻牵引。有时需助手行对抗牵引,使患者不动。当听到"啪"的一声响时,说明胸锁关节复位。如果没有成功,助手可以向前方提拉锁骨。复位后,胸锁关节稳定,可以用8字形绷带固定3~4周,使软组织和韧带愈合。

(二)手术治疗

胸锁关节脱位的并发症非常多:胸廓出口综合征,血管受压,锁骨近端刺入胸锁关节后面的重要结构。因此,闭合复位失败后,须行切开复位。

患者取仰卧位,将肩胛骨之间垫高。沿锁骨近端上缘3~4cm处向内做切口,跨过胸锁关节后弧向下方。手术中应尽量保持胸锁关节囊前韧带的完整性,这样在复位后,胸锁关节稳定。如关节囊前韧带损伤,不能防止胸锁关节向前脱位,可以将锁骨近端切除1~1.5cm,用1mm的涤纶带将锁骨残端固定在第一肋骨上。锁骨近端的显露应仔细行骨膜下剥离。手术中应尽量保留关节囊和关节盘韧带,以稳定锁骨内侧头。锁骨近端切除后,在距断端1~1.5cm处钻2个孔,将关节盘韧带穿入髓腔拉紧后缝合固定。术后用8字形绷带固定4~6周,使软组织愈合。

1.复发性胸锁关节脱位

急性损伤后,复发性胸锁关节前或后脱位非常少见。在通常情况下,胸锁关节脱位复位后较稳定,或保持前或后脱位状态。应与自发性脱位或半脱位相区别。

2.陈旧性胸锁关节脱位

(1)前脱位:陈旧的胸锁关节前脱位症状多不明显,活动范围正常。对于这种病例,推荐维持现状。如果患者胸锁关节脱位手术后再次脱位,则可行锁骨近端切除的关节成形术。如果患者胸锁关节脱位后,创伤性关节炎的症状持续6~12个月,局部注射麻醉药,不能缓解,则可行胸锁关节成形术。手术包括锁骨近端切除1~1.5cm,在前上角做成斜面有助于美观;清除关节盘韧带;用1mm或3mm涤纶线将锁骨残端固定在第一肋骨上。如果肋锁韧带损伤,不能稳定锁骨近端,则有必要重建肋锁韧带。

(2)后脱位:成年人因锁骨脱位至胸骨的后方,有进入纵隔的危险,所以陈旧的胸锁关节后脱位应行切开复位。将锁骨近端切除1~1.5cm,并将其固定在第一肋骨上。

五、并发症

1.保守治疗

胸锁关节前脱位的并发症很少,仅出现外观上的肿块或后期胸锁关节退行性变病。胸锁关节后脱位的并发症很多,包括:气胸和上腔静脉破孔,颈部静脉充血,食管破裂,脓肿和锁骨骨髓炎,锁骨下动脉受压、闭塞,心肌传导异常,胸锁关节骨折脱位压迫右冠状动脉干,臂丛神经受压,声音嘶哑,鼾症发作和声音改变。

2.手术治疗

应用克氏针或斯氏针穿针固定胸锁关节,完整或断裂的针会穿入心脏、肺动脉、无名动脉、主动脉、锁骨下动脉、胸腔,常出现严重的并发症。

近年研制成功胸锁钩钢板,此钢板一端呈钩状,经胸骨后方插入胸骨柄上的骨孔,另一钢板端(体部)则由3~4枚螺钉固定于锁骨前面。近年应用胸锁钩钢板治疗胸锁关节前脱位和

(或)锁骨近端骨折 56 例,随访 6 个月至 4 年,所有病例胸锁关节功能恢复良好,未发现明显并发症。

第四节 肘关节脱位

肘关节脱位是肘部常见损伤,多发于青少年,常合并其他损伤,在诊治中应提高警惕,防止漏诊、漏治。

一、损伤机制及分类

肘关节脱位多由间接暴力引起,常发生在坠落时上肢外展着地时,是由剪切力造成的。大多数脱位为后脱位。近尺桡关节向后移位时造成桡骨头骨折、桡骨颈骨折和(或)尺骨喙突骨折,外翻的应力还可造成肱骨内上髁的撕脱骨折。

肘关节脱位分类如下。

1.肘关节后脱位

最常见的一型,表现为尺骨鹰嘴向后移位,肱骨远端向前移位。

2.肘关节前脱位

较少见的一型,常合并尺骨鹰嘴骨折,表现为尺骨鹰嘴骨折和尺骨近端向前移位。

3.肘关节侧位脱位

常见于青少年,暴力致肘关节侧副韧带和关节囊撕裂,肱骨远端向尺侧或桡侧移位,常伴内或外上髁撕脱骨折。

4.肘关节分裂脱位

极少见的一型,表现为尺骨鹰嘴向后脱位,而桡骨小头向前移位,肱骨远端便嵌插在二骨端之间。

二、临床表现及诊断

明确外伤史,肘关节肿胀,肘关节呈半屈曲状,伸屈功能障碍,肘后三角形骨性标志紊乱。如为肘关节后脱位,尺骨鹰嘴向后明显突出,肘关节后方空虚。如为肘关节侧方脱位,肘关节呈内或外翻畸形。X线可以明确诊断。须注意仔细检查上肢的神经、血管功能。

三、并发症

1.肱动脉损伤

肱动脉损伤是严重的并发症,较为罕见。血管受到牵拉造成内膜撕裂以致断裂。其的早期诊断非常重要。如果闭合复位后动脉循环未恢复,则须立即进行动脉修复,通常要用大隐静脉移植修复动脉缺损。如果延迟进行手术治疗,需要切开前臂筋膜以防止筋膜间隙综合征的发生。内膜撕裂可导致动脉迟发的血栓形成,肘关节脱位复位后要密切观察患肢循环。

2.筋膜间室综合征

复位后通常有严重肿胀,须严密观测以防止筋膜间室综合征的发生。

3.神经损伤

肘关节脱位时可造成神经损伤,多为牵拉伤,经保守治疗可恢复其功能。

4.肘关节不稳

肘关节反复脱位造成肘关节周围组织愈合不良、韧带松弛或复位而未能修复损伤的侧副韧带时可导致肘关节不稳。须手术修复侧副韧带。

四、治疗

1.手法复位

新鲜肘关节脱位或合并骨折的脱位主要治疗方法为手法复位,石膏托固定 3 周。麻醉下取坐位进行牵引与反牵引,将肘关节屈曲 60°～90°,并可稍加旋前,常有复位感。合并骨折时,先复位关节,再复位骨折。超过 3 周的陈旧性脱位亦可试行手法复位,固定时肘关节要<90°。

2.手术治疗

(1)适应证:①闭合复位失败或不宜进行闭合复位;②合并骨折时,关节复位后骨折不能复位;③陈旧性脱位,不宜进行手法复位;④某些习惯性肘关节脱位。

(2)开放复位:取肘关节后侧入路,保护尺神经,为防止再脱位,用 1 枚克氏针固定肘关节 1～2 周。

(3)关节形成术:适用于肘关节陈旧性脱位、软骨面已经破坏或肘关节已强直者。

3.复杂性肘关节骨折脱位及其治疗

(1)肘关节脱位合并桡骨小头或肱骨小头骨折:手法复位肘关节,如果桡骨小头骨折无移位或复位成功,上肢石膏固定 3 周。如果桡骨小头粉碎骨折或复位失败,则手术切除桡骨小头。

(2)肘关节脱位合并桡骨干骨折:手法复位效果较满意。肘关节复位后,如果桡骨干骨折再经手法复位成功,则上肢石膏固定 4～6 周。如果桡骨干骨折复位失败,则手术复位内固定。

(3)肘关节脱位合并肱骨外髁、桡骨颈骨折:采用手法复位,如果肱骨外髁外翻90°,则不能用牵引方法复位肘关节。如果肱骨外髁、桡骨颈骨折复位成功,则上肢石膏固定 4～6 周。如果肱骨外髁、桡骨颈骨折复位失败,则采用手术复位。

(4)肘关节侧方脱位合并肱骨外髁骨折:如果肱骨外髁无外翻,应手法复位,避免牵引,将肘关节稍屈曲并稍内翻,用鱼际推按尺桡骨近端及外髁骨折块即可复位。如果外髁骨折块未复位,再试用手法复位。如果肱骨外髁复位失败,则采用手术复位。

(5)肘关节脱位合并上尺桡关节分离及肱骨外髁骨折:该损伤较复杂,可行手法复位。

(6)肘关节伸展性半脱位:该损伤少见,因此易于误诊和漏诊。有跌倒手掌着地外伤史,肘关节疼痛、肿胀,肘关节呈超伸展位僵直,不能屈曲活动,以及伸屈功能障碍时,X线可以发现肱骨滑车向掌侧明显突出并外旋,尺骨明显后伸,尺骨、肱骨干呈 20°～35°角,鹰嘴关节面离开了与滑车关节面的正常对合关系。牵引下屈曲肘关节即可复位,上肢石膏固定 3 周。

第五节 髋关节脱位

一、髋关节后脱位

（一）发病机制

无论是何种运动损伤，髋关节损伤的病理机制都有以下 3 个方面因素：①屈曲的膝关节前缘受到撞击；②膝关节伸直的情况下足底受到撞击；③大转子受力。极少数的情况下，暴力从后侧作用在骨盆上，而同侧的膝或足构成反作用力。髋关节后脱位多由间接暴力引起，当髋关节屈曲 90°位，过度的内收并内旋股骨干使股骨颈前缘以髋臼前缘处为支点形成杠杆作用；当股骨干继续内旋并内收时，股骨头受杠杆作用而离开髋臼，造成后脱位。当髋关节屈曲 90°，外力作用于膝部沿股骨干方向向后，或外力作用于骨盆由后向前时，亦可使股骨头向后脱位。有时可合并髋臼后缘或股骨头骨折。

没有系安全带的司机，在紧急刹车的时候，躯体以踩在刹车板上的右下肢为轴旋转向前，左膝在屈膝屈髋 90°时撞击仪表盘。这样可以导致股骨头后侧脱位，通常不伴有骨折。如果髋关节屈曲较少，股骨头撞击髋臼后侧和后上部分，导致骨折脱位。

股骨头脱出髋臼的时候可以导致股骨头骨折、压缩和划痕，在股骨头向前和后脱位撞击盂唇的时候，剪切力可以发生在股骨头上表面、前上面和后上面，圆韧带撕脱骨折经常可以见到。松动的骨块可以在复位后卡在关节间隙内。不取出这种碎块可能导致游离体症状和关节软骨损害。

造成伴随股骨颈骨折的髋关节脱位有两种。①暴力造成髋关节脱位，由于暴力仍未消散，股骨头顶在骨盆上，造成股骨颈和股骨干骨折；②医源性损伤，在手法复位的时候导致股骨颈骨折。在所有报道的医源性股骨颈骨折中，都有股骨头骨折。这可能是由于外伤时股骨头吸收了大部分的暴力，导致没有移位的股骨颈骨折，这种骨折很难在复位前的 X 片中发现。因而，在复位之前必须认真观察股骨颈部有没有无移位骨折。另外，复位必须轻柔和控制力度，必须避免杠杆复位的方法。

（二）分类

髋关节后脱位综合分型如下。

Ⅰ型：没有伴发严重骨折，复位后没有临床不稳。

Ⅱ型：难复性脱位，没有严重的股骨头和髋臼骨折（复位指全麻下复位）。

Ⅲ型：复位后不稳定或伴有关节内骨块、盂唇、软骨嵌顿。

Ⅳ型：伴随需要重建稳定性或髋臼形态的骨折。

Ⅴ型：伴随股骨颈或股骨头骨折（包括凹陷骨折）。

依据股骨头相对于髋臼的位置和伴有的髋臼、股骨近端骨折，Thompson 和 Epstein 将髋关节后脱位分为如下 5 个类型。

Ⅰ型：脱位伴有或不伴有微小骨折。

Ⅱ型：脱位伴有髋臼后缘孤立大骨折。

Ⅲ型：脱位伴有髋臼后缘的粉碎骨折，有或无大的骨折块。

Ⅳ型：脱位伴有髋臼底部骨折。

Ⅴ型：脱位伴有股骨头骨折。

（三）临床表现

有髋关节脱位和骨折脱位的患者会感到非常不舒服，患者无法活动患肢，可能有患肢远端麻木。外伤常常是由高能量创伤造成的，比如交通事故、工业事故或从高处坠落。

复合伤的患者常常感到多处疼痛但无法明确说出特定位置的损伤。胸腹部、脊柱、四肢都会有功能障碍而且表现不同。很多患者在到达急诊室的时候已经反应迟钝或意识不清而无法配合医生检查和评估。

单纯髋关节后脱位的患者表现为髋关节屈曲、内收、内旋和肢体短缩。虽然单纯的髋关节脱位容易诊断，但在伴有同侧肢体损伤的时候，这些脱位的典型表现会改变。当髋关节脱位伴有同侧髋臼后壁或后柱骨折时，下肢会维持在中立位，下肢短缩则不明显。同侧股骨或胫骨骨折也会影响脱位的表现。

（四）治疗

在接收高能量损伤患者时，医生应想到可能存在的髋关节脱位。所有钝器损伤导致精神异常或伴有局部体征和症状，必须拍骨盆前、后位片。同样，所有伴有严重下肢损伤、脊柱损伤或胸腹部损伤的患者必须拍摄骨盆前、后位片。清醒并且配合检查的患者如果没有血压不稳和局部症状体征就没有必要拍摄骨盆片。初次体格检查必须包括整个肢体。特别需要注意有无神经损伤。坐骨神经损伤很常见，在进行闭合或开放复位之前必须明确有无坐骨神经损伤。一些重大的骨盆骨折还常伴有腰骶丛神经损伤。膝关节前侧的皮肤擦伤提示了暴力作用的部位和方向。同时还须排除是否有潜在的膝关节韧带损伤、髌骨骨折或股骨远端骨软骨骨折。骨盆环损伤和脊柱损伤也是常见的并发伤，必须注意这些部位的检查。最后，在手法复位前必须认真评估股骨颈以排除骨折。必须拍摄股骨近端正位片来评估这个部位。

髋关节脱位的诊断确立后，如果考虑手术，则必须再做一些其他放射学检查。通常，这些检查是在成功闭合复位后进行的，有时候在难复性脱位准备开放复位之前进行检查。这些额外的检查包括以脱位的髋关节为中心摄前、后位和内、外旋 $45°$ X 线片。必须仔细分析正位片以明确有无骨软骨块嵌顿和关节间隙不对称。髂骨斜位片投射角度垂直后柱有利于分析后柱和前壁的完整性。

CT 对于判断有无伴发的髋关节骨折很有帮助。隐形骨折、划痕骨折和其他骨折都能在 CT 上看清楚，同时还能准确判断骨折块的大小及移位的严重程度、评估股骨头、发现小的嵌顿碎片，以及判断股骨头和髋臼的一致性。

许多研究显示髋关节维持脱位的时间和后期的股骨头坏死有关，因而早期复位最重要。由于髋关节脱位患者经常伴有复合伤，一些伴有头部、腹部或胸部损伤的患者在进行全麻的时候可以进行快速闭合复位。复位后髋关节稳定的患者可以进行牵引固定，但是牵引不一定必要。不稳定的髋关节脱位伴有骨折的患者需要行骨牵引。后侧不稳的患者要保持患髋轻度外展、外旋。进一步的手术治疗须等全身情况稳定后进行。

1.闭合复位

快速复位是初步处理的目的。无论脱位的方向如何都可以用仰卧位牵引复位。有条件的话,最好在全麻下复位。如果不便立即进行全麻,可以在静脉镇静作用下进行闭合复位。注意在患者镇静起效前不要做复位的动作。

(1)Allis手法复位:患者仰卧于低平板床上或地上。术者站在患髋侧旁,一助手固定骨盆,术者一手握住患肢踝部,另一前臂屈肘套住腘窝。徐徐将患髋和膝屈曲至90°以松弛髂股韧带和髋部肌肉,然后用套在腘窝部的前臂沿股骨干长轴用力持续向上牵引,同时用握踝部的手压小腿,并向内、外旋转股骨,以使股骨头从撕裂关节囊裂隙中回到囊内。此时多可感到或听到股骨头纳入髋臼的弹响,然后伸直外展的患肢。此手术成功的关键是手法轻柔、稳妥,主要是松解肌肉和减轻疼痛。如果肌肉松弛不够好,术者不能把股骨头拉到髋臼附近,另一助手可用手将大转子向前下推,协助复位。

(2)Bigclon手法复位:患者仰卧位,助手双手置于患者双侧髂前上棘固定骨盆,操作者一手握住患肢踝部,另一前臂置于患者屈曲的膝关节下方,沿畸形方向纵向牵引患肢,然后持续牵引下,保持内收内旋位,屈髋90°或90°以上。然后外展、外旋、伸直髋关节,股骨头进入髋臼内,即划"?"的方法。左侧划正"?",右侧划反"?"。行此方法时手法须十分稳妥,不可猛力,其杠杆作用有发生股骨颈骨折的可能。

(3)Stimson的重力复位法:患者俯卧于手术台上或车上,患肢下垂于桌边外,操作者握住小腿使髋膝关节屈曲90°,一助手固定骨盆,屈曲膝关节,在小腿后面纵向向下牵引,同时轻柔地内、外旋股骨以协助复位。

以上3种方法中,(1)、(3)比较稳妥安全,也是常用的复位方法。须注意的是由于有很大比例的患者具有复合伤,俯卧位有可能加重其他损伤。Bigclon法在旋转复位时可能增加股骨颈骨折的风险。复位后应立即去拍摄髋关节正侧位片和骨盆正位片。分析X片以确定关节对位是否良好,如果有髋臼骨折,则需要拍Judet位片。根据术后的体检和影像学检查,决定进一步的治疗方案,有不稳或髋臼内嵌顿的多需要手术治疗。

如果静脉镇静下复位不成功,患者需要到手术室进行麻醉下复位,如果麻醉下复位仍然不成功则需要立即切开复位。在开放复位前,应该拍摄Judet片,其对评估髋臼和制订手术计划很重要。条件允许的话,可在复位前行CT检查,以判断在平片上无法看清的关节内骨块或股骨头损伤。

一旦X线检查确定已复位,应立即检查髋关节的稳定性。这个步骤最好在患者仍然处在静脉镇静作用下进行。如果有大的后壁或后上壁骨折,则不应进行稳定性检查。在出现髋臼前、后柱骨折移位的时候也不应做稳定性检查。

成功闭合复位和进行稳定性检查之后,患者应进行牵引。如果髋关节是稳定的,简单的皮肤牵引就足够,于轻度外展位牵引3~4周即可扶双拐下地活动,但2~3个月内患肢不负重,以免缺血的股骨头因受压而塌陷,伤后每隔2个月拍摄X线片1次,大约在1年后确定股骨头血供良好、无股骨头坏死时方可离拐,逐渐恢复正常活动。复位后如果不稳,或有骨块或关节对合不良,应采用胫骨结节牵引,根据髋关节不稳的方向适当调整骨钉的方向。髋关节后侧不稳,骨钉应从前外向后内,这样可以使下肢轻度外旋以保持髋关节的稳定。如果是前侧不稳则做相反的调整。

两种情况下可以考虑做 MRI 检查。一种是在没有髋臼壁骨折或关节内碎块,但是髋关节不稳定的情况下,MRI 可以发现一些髋臼盂唇撕脱。另一种是在平片和 CT 上显示无法解释的髋臼间隙增宽时,MRI 可以显示嵌顿的骨块或软组织。

体格检查和影像分析结束后,可以进行最后的分型。最后的分型根据最严重的损伤决定。根据最终的分型来决定治疗方案。

2.各种脱位的处理

Ⅰ型:指单纯脱位,没有伴发骨折或小的髋臼缘骨折。体格检查显示良好的稳定性,不需要手术介入。这些患者予以皮肤牵引,在患者感到没有不适的时候即可开始被动关节活动锻炼,6 周内避免髋关节屈曲超过 90°和内旋超过 10°,关节肿胀消退后可以开始扶拐下地活动,建议扶拐 6~8 周,扶拐的时间根据患者获得正常的肌力和正常的步态决定。如果患者没有达到预计的恢复,可以进行 X 线片检查。如果 CT 上显示的关节内小碎块处在髋臼陷窝而不是卡在关节内,患者无症状可暂不处理,如果患者后期出现症状,就有必要考虑做手术取出碎片。

Ⅱ型:指无法闭合复位的脱位。如果股骨头已经回到髋臼窝而关节间隙增宽,根据导致间隙增宽的原因,最终的分型一般是Ⅲ型、Ⅳ型或Ⅴ型。如果难复性髋关节脱位在术中诊断不因软组织嵌顿引起,其分型还是属于Ⅱ型。

不管是什么原因导致Ⅱ型脱位,应该立即切开,采用 Kocher-Langenbeck 切口。在复位之前,应该先检查髋关节,观察骨折块是否和缺损的大小一致。关节要彻底冲洗,去除碎块和碎屑。注意髋臼和股骨头软骨的损伤,在正确的牵引下,采取轻柔的手法进行复位。在大转子上使用骨钩牵引有利于增加关节间隙观察。直接在股骨头上用力使其复位可以避免下肢强力牵拉和扭转。成功复位后,检查稳定性,如果在屈髋 90°的情况下后推仍然保持稳定,术后处理可同Ⅰ型。如果发现关节不稳,需要明确原因。X 线检查可以帮助判断有无碎片嵌顿导致的关节间隙增宽。如果伴有股骨头或髋臼骨折,必须做内固定。

当面对一个广泛的髋臼骨折或难复性髋关节,应谨慎地做有限的切口进行手术和复位,全面的骨折内固定应该在伤后 3~10 天待血压稳定后进行。分阶段治疗重建更为可靠,理由如下:①在扩大的切口进行髋臼骨折复位内固定不利于看护;②立即行髋臼手术可能导致大量失血,包括潜在的大量失血;③复杂的髋臼骨折需要进行认真、细致术前分析和计划,并由经验丰富的医生进行手术。

Ⅲ型脱位:没有伴发骨折,但是复位后的检查显示不稳或术后的影像学检查显示骨软骨或单纯软骨片或移位的盂唇嵌顿在关节间隙。如果没有伴发骨折,也没有碎片嵌顿的髋关节复位后不稳,需要行 MRI 检查。如果 MRI 显示广泛的盂唇分离,需要行手术修复。小的盂唇分离和破裂或韧带和关节囊破裂更适合采用支具来限制髋关节的活动范围。如果使用支具固定6 周后仍然不稳定则考虑手术探查和修复。关节内碎片不仅阻止关节复位,还会导致关节软骨磨损。如果碎片太小无法复位固定则必须取出。认真考虑切口以利取出碎片。切开关节囊的时候必须沿着髋臼缘切开,以保护股骨头的血供。

取出 CT 上发现的所有碎片。好的器械有利于取出碎片。强力的脉冲灌洗有利于冲出小的碎屑。术中必须行 X 线检查并对比健侧以明确关节对位情况,检查关节稳定性,了解稳定的活动范围。必要时术后再使用支具 6 周以维持关节在安全范围活动。患者根据自身情况使用拐杖逐步下地活动,并进行髋关节周围肌肉锻炼。6 周后若肌力恢复,则可弃拐。

Ⅳ型脱位:指伴有大的髋臼骨折块,需要做手术来重建。手术可以重建髋臼的稳定性。移位的髋臼柱骨折需要做手术来固定、重建关节的平整性。

Ⅴ型脱位:股骨头骨折伴髋关节脱位,目前没有很好的治疗方法。

二、髋关节前脱位

(一)损伤机制

多以杠杆作用为主。当股骨强力急骤外展并外旋时,大粗隆与髋臼上缘相顶撞,以此为支点形成杠杆作用,迫使股骨头穿破关节囊,由髂股韧带与耻股韧带之间的薄弱区脱出。或当股骨外展、外旋时,外力由体侧向内下方直接作用于大腿近端,亦可发生前脱位。

(二)类型

1972 年 Epstein 提出分两型:如脱位的股骨头停留于闭孔处,称闭孔型或低位型;如股骨头上移于耻骨横支水平,则称为耻骨型或高位型。

Levin 的综合分类方法同样适用于髋关节前脱位。但前脱位合并邻近部位骨折者少见。

(三)临床表现与诊断

伤后,患肢疼痛,呈现外展、外旋和轻度屈曲的典型畸形,并较健肢显著增长。有时于髋前方可看到局部隆起或触知脱位的股骨头。髋关节功能丧失,被动活动时,可有疼痛和肌肉痉挛。行 X 线检查可证实诊断。

(四)治疗

应尽早在麻醉下行手法闭合复位,一般无太大困难,且由于不合并骨折,故预后较好。

复位方法:患者仰卧,一助手握住患者小腿近端,保持屈膝,顺原畸形方向用力向外下方牵引,并内旋;术者用手向髋臼方向推挤股骨头,与此同时,令助手在持续牵引下内收患肢,常可听到或感到股骨头纳入髋臼的弹响,畸形消失,当即复位。摄 X 线片证实之。

对极少数闭合复位失败者,应立即切开复位,手术宜用前切口。复位后行皮牵引 3 周,然后扶拐下地逐步负重行走。

三、合并损伤

(一)神经损伤

髋关节后脱位合并坐骨神经损伤较为多见,特别是有髋臼后上缘骨折者更易发生,据文献报道,其发生率约为 10%。损伤后,多出现足下垂、趾背伸无力和足背外侧感觉障碍等典型体征。

由于这类损伤多为受牵拉引起的暂时性功能障碍,或受到股骨头、髋臼骨折块的轻度捻挫所致,大多数患者可于伤后逐渐恢复,故不急于单为神经损伤而施行手术。如骨折脱位本身不需手术者,对神经损伤可暂行观察,经 2~3 个月仍无恢复迹象者,再考虑手术探查。

探查坐骨神经时,患者取俯卧位,后侧切口,首先解除骨性压迫,并松解神经周围的瘢痕粘连,再将损伤段切除,直至远、近两端均显示正常的神经断面。术后,用石膏使患肢保持伸髋屈膝位6周。如缺损过多,不能直接吻合,可行神经移植术,但实际效果不够理想。因此,亦有学者主张于晚期行三关节融合术等,以改进功能。

髋关节前脱位合并股神经损伤者罕见,表现为不同程度的股四头肌麻痹。当关节复位后,多可自行恢复,极少需要手术治疗。

(二)同侧股骨干骨折

髋关节脱位合并同侧股骨干骨折并非罕见,主要见于后脱位,前脱位很少合并此种损伤。一般致伤外力强大,多为交通损伤或塌方砸伤等。

1.主要特点

漏诊率高。主要原因是髋关节后脱位的典型体征被股骨干骨折所掩盖。髋关节后脱位应有大腿内收、内旋和屈曲的典型畸形,但由于股骨干骨折后,这些畸形只表现在近骨折段,而远骨折段反而可表现为成角和外旋等畸形,使髋关节脱位的体征隐而不显。另一方面,因股骨干骨折的症状及体征均甚明显,吸引了医师的注意力,致使发生髋脱位漏诊,有的甚至数月之后才发现。

2.防止髋脱位漏诊的主要措施

(1)注意患者受伤的机制。对于受到较大外力且有股骨干骨折的患者,应想到髋脱位的可能性,应注意检查有无大粗隆上移、臀部能否扪及股骨头突出和有无瘀斑等。

(2)在股骨干骨折的X线片上,如发现股骨近段的典型移位(向外成角)消失,而代之以向内、向前移位,则应考虑到髋关节脱位的可能性,应摄X线片证实之。

(3)股骨干骨折同时出现坐骨神经损伤的体征,亦应注意排除髋关节后脱位。

四、陈旧性脱位

髋关节脱位超过3周者为陈旧性脱位,此时髋部软组织损伤已在畸形位置下愈合,髋臼内的血肿已机化变成结实的纤维组织,关节囊的破口已经愈合,股骨头被大量的瘢痕组织粘连,固定于脱臼位置,关节周围肌肉也发生挛缩,患肢因长期失用而骨质疏松,尤其是转子间及股骨颈,在手法复位时易发生骨折。

(一)闭合复位

对于某些未超过3个月者的Ⅰ型脱位,具体复位方法如下。①大重量牵引复位:用股骨远端骨牵引,使用10~20kg的牵引重量,先顺股骨畸形方向牵引,经X线检查,待股骨头牵至髋臼平面时,逐日增加髋关节屈曲角度直至90°,以臀部离床面为度,此时应检查臀部,如发现股骨头已不能扪及,或患者觉得已复位时,则减轻牵引,试行伸直外展;经X线检查已复位时,可减轻重量,牵引维持或石膏固定8周,然后练习活动。②手法复位:以右后侧脱位为例,患者入院后先行股骨髁上牵引,牵引时下肢位置须根据畸形方向而定,在后上脱位时,宜使下肢位于适度内收及内旋位,加重5~7kg,抬高床脚,5~7天后摄患部X片,待股骨头已下降至髋臼平面或已达附近,即可考虑在腰麻或全麻下进行手法复位。具体方法是患者仰卧手术台上,1位或2位助手按压髂前上棘部,做髋及膝关节屈曲、伸展、外展、内收及内旋、外旋运动,屈曲时尽量使股前侧接近腹壁。以上运动须反复操作,以松解股骨粘连及周围软组织瘢痕。其间有时也向下牵引,使股骨头更接近髋臼水平。

操作过程应时刻注意用力须轻巧、柔和,充分理解发生脱位的机制,然后沿着与脱位途径相反的道路复位,严禁采用暴力,否则可发生骨折。复位后将患肢平放,若两下肢等长,活动髋关节时亦无障碍,再行 X 线检查证实已复位后,继续牵引固定患肢于外展 15°～20°的位置 3～4 周。

(二)切开复位

对于 I 型髋后脱位牵引及手法复位失败,II 型(髋臼后壁大块骨折)、III 型粉碎性髋臼后缘骨折(脱位时间在 3～12 月),应考虑切开复位和内固定。如果股骨头有上移,术前先行骨牵引1～2 周,并使用前切口将髋臼内和股骨头周围的瘢痕组织全部切除,才能将股骨头复位避免使用暴力,如术中发现髋臼和股骨头软骨面已大部分破坏,则应考虑做关节融合或关节置换术。如果复位后不稳定,可行髋臼骨折块复位及重建钢板固定。脱位时间超过 1 年者,如症状不重,仍可参加劳动,可不做处理。反之,则可做转子下截骨术以矫正畸形,恢复负重力线,改进功能。

对Ⅳ型髋关节后脱位(髋臼缘或臼底部骨折)或Ⅴ型髋后脱位(合并股骨头骨折),如果时间超过 3 个月,则行全髋关节置换或髋关节融合术。

第三章　上肢损伤

第一节　肩胛骨骨折

肩胛骨为一扁宽形不规则骨,位于胸廓上方两侧偏后。肩胛骨平面与胸廓冠状面呈30°~40°。肩胛骨对稳定上肢及发挥上肢的功能起着重要的作用。肩胛骨骨折较为少见,多发于肩胛骨体部和颈部,常见于多发伤。

一、解剖与功能

肩胛骨包括体部、肩胛冈、肩峰、喙突、肩胛颈及肩盂。

初生时,肩胛骨体部及肩胛冈形成一骨化中心,而其他部位仍是软骨。生后3个月至1岁半期间,喙突中部开始出现一骨化中心。7~10岁,喙突的基底连同盂上1/3部位出现另一骨化中心。14~16岁,喙突骨骺与基底融为一体,同时在喙突的内侧顶端出现一包壳状的骨化中心。不要将不同时期出现的骨化中心误认为骨折。

喙突是喙肱肌、肱二头肌短头及胸小肌的起点。腋动脉及臂丛神经位于胸小肌腱深层,经喙突的内下方通过。喙突基底的内侧、肩胛骨的上缘部分是肩胛切迹。

肩胛冈的外端为肩峰,14~16岁肩峰部位可出现2~3个,甚至4个骨化中心。19岁时左右骨化中心融为一体,至20~25岁其才与肩胛冈融合。有时在25岁以后,肩峰端仍有一骨化中心未与肩胛冈相融合,X线片显示为一单独的骨块,称之为肩峰骨,双侧同时发生率为60%。应与肩峰骨折相鉴别。

肩胛骨下角骨化中心约在15岁时出现,约在25岁时融合。肩胛骨脊柱缘骨化中心在16~18岁时出现,约在25岁时融合。肩胛体和颈发育障碍可形成肩胛骨骨孔,较为常见,无临床意义。

盂窝有4个骨化中心相继出现。肩盂下极骨骺在20~25岁时最后与体部相连,盂窝发育变深。肩胛颈、肩盂发育异常可使肩胛颈变短,合并肩峰、肱骨头发育不正常。

肩峰与锁骨形成肩锁关节,肩胛骨的稳定主要由肌肉连接来完成。上臂上举过程中,1/3的活动发生于肩胛胸壁间。肩胛胸壁之间虽不具备典型的关节结构,但却提供相当于关节功能的活动。肩关节的活动是盂肱关节和肩胛胸壁之间协调一致的活动。肩胛骨骨折后,肌肉、软组织瘢痕粘连,骨折畸形愈合,可影响肩胛骨的协调运动,从而可使肩关节的活动范围受限。

肩胛骨虽然扁薄，但是周缘部位骨质明显增厚，因此加强了肩胛骨的强度。而且肩胛骨被丰厚的肌肉包绕，外力首先作用于软组织，不易造成骨折。此外肩胛骨在胸壁上有一定的活动度，一定的缓冲空间。因此肩胛骨骨折发生率较低。

肩胛骨骨折多由严重暴力引起。高能量、直接外力是造成肩胛骨骨折的主要原因。汽车事故占 50%，摩托车事故占 11%～25%。因此常合并有多发损伤。

肩盂骨折多因外力直接作用于肱骨近端外侧，肱骨头撞击盂窝所致。直接外力撞击也可造成肩胛骨骨突部位骨折。

部分肩胛骨骨折可由间接外力引起。当上肢呈伸展位摔倒时，外力通过上肢的轴向传导可造成肩盂或肩胛颈骨折。

此外，肩关节脱位时可造成盂缘的撕脱骨折。拮抗肌不协调的肌肉收缩也可造成骨突部位的撕脱骨折。

二、分类

1.体部骨折

体部骨折占肩胛骨骨折的 35%～50%，多由直接暴力造成，骨折多发生于肩胛下方的薄弱区。由于体部周围有丰厚的肌群，因此很少发生骨折分离或骨折重叠。肩关节主动外展受限，可出现假性肩袖损伤。据研究证实，78% 的体部经保守治疗预后满意。极少出现骨折畸形愈合。

2.解剖颈骨折

解剖颈骨折发生于冈盂切迹及喙突的外侧，由于伤后此处受到肱三头肌长头的持续牵拉，其远端骨折通常向外、下方移位，单纯依靠手法很难纠正骨折移位。

3.肩峰骨折

肩峰骨折约占 9%，骨折远端由于受到患肢重量及三角肌的持续牵拉，可向下倾斜移位，从而损害肩袖功能，使臂上举时肱骨头受到撞击，从而影响关节活动。

肩峰骨折多位于肩锁关节的内侧，有时也可发生在肩峰基底处。当骨折断端有软组织嵌入时，可能发生骨折不愈合或纤维愈合。肩锁关节外侧肩峰骨折时，由于移位不大，体征多不明显。局部可有肿胀和局限性压痛，有时可触及游离骨片。在诊断肩峰骨折的同时，应注意检查肢体的神经功能。

4.肩胛冈骨折

肩胛冈骨折占肩胛骨骨折的 6%～11%，常伴有体部骨折，严重者导致肩袖损伤或影响肩袖功能。

5.喙突骨折

喙突骨折占肩胛骨骨折的 5%～9%。喙突骨折可单独发生，也可与肩锁关节脱位、肩盂骨折或盂肱关节脱位等一起发生。

6.盂缘骨折

盂缘骨折约占肩胛骨骨折的 25%，多由肱骨头脱位引起。据统计，肩关节脱位合并盂缘骨折的发生率为 5%~11%。盂缘骨折与盂唇撕脱骨折在损伤机制上区别是:前者为直接暴力所致,后者由旋转暴力引起。在诊断盂唇骨折的同时,应进一步检查并除外环节囊和盂唇损伤。

7.盂窝骨折

盂窝骨折占肩胛骨骨折的 6%~10%,多由侧方暴力通过肱骨头直接撞击所致。其中损伤严重的约占 10%。对于此类骨折,早期应恢复盂肱关节的对应关系,以减少创伤性关节炎的发生。

三、临床表现

患者常置患肢于内收位,以防止运动时疼痛,特别是不能外展患肢。局部有明显的压痛、淤血和肿胀。

四、诊断

1.X 线检查

(1)前、后位像:X 线投照中心垂直于肩胛骨与矢状面呈向外 30°的前、后位像,可用于观察肩胛骨全貌、关节间隙及对应关系。

(2)侧位像:X 线投照中心垂直于肩胛骨与矢状面呈向后 30°的侧位像,肩胛骨影像呈"Y"形。

(3)腋窝位像:X 线投照中心指向腋窝顶部,能够明确肱骨头与盂窝的相对位置,可用于判断盂窝前、后缘,肩峰,喙突基底,锁骨远端及肱骨头的骨折、脱位等。

2.CT 检查

临床上,多数肩胛骨骨折可通过 X 线检查确诊,但对于累及肩盂的关节内骨折,常须辅以 CT 检查,这样才能更准确地显示骨折特征。CT 检查优点如下。

(1)能显示一些无移位骨折、线性骨折、盂缘骨折撕脱、肩盂成角畸形、关节内游离骨折片等。

(2)能在一定程度上提示骨折周围软组织损伤情况及出血范围。

(3)能够反映关节内骨折的受累部位并测量移位程度。

(4)在诊断复杂骨折和畸形愈合方面,CT 检查明显优于 MRI。

其不足之处在于无法立体展示骨折的表面轮廓及内部结构。

螺旋 CT 及其三维重建对诊断关节内骨折的优越性已得到普遍证实。三维重建的广泛应用为肩部骨折的诊治提供了可靠依据。螺旋 CT 及其三维重建技术在充分显示损伤细节的基础上能够立体展示骨折形态。肱骨头影像经解体处理后,可直接观察肩盂骨折的移位方向、几何形态及稳定程度,对于指导术中整复及合理固定等提供了可靠依据。

影像检查各有所长,临床上,可本着适应性互补的原则加以综合评估,其中常规 X 线检查、CT 检查和三维重建的联合应用是明确肩胛骨骨折的有效方法。此外,为进一步明确诊断,尤其是软组织损伤,有时还需要补充关节镜、B 超或 MRI 检查。

3.MRI 检查

早期对疑有肩周围软组织损伤者都可行 MRI 检查,其对诊断肩袖、关节软骨、肩周围韧带、关节囊盂唇复合体损伤等具有重要价值。

五、合并伤

肩胛骨骨折常常合并多发伤如下。

(1)肋骨骨折。

(2)气胸。

(3)血胸(肺挫伤)。

(4)颅脑损伤。

(5)血管损伤。

(6)肩关节不稳定。

(7)肩袖损伤。

(8)肩胛上神经损伤和卡压。

(9)创伤性肩峰下撞击综合征。

(10)肩关节外展受限、肌力减弱。

(11)臂丛神经损伤。

(12)脊柱损伤(颈椎损伤)。

六、治疗

肩胛骨创伤的完整处理过程可分为 2 个阶段。

(一)急救期
主要对危及生命的合并损伤进行救治。

(二)治疗期
主要对骨折和软组织损伤进行处理和治疗,包括保守治疗和手术治疗。

1.保守治疗
一般主张在伤后 24~48 小时进行局部冷敷,早期充分止血,并用肩胛部弹力绷带包扎固定,前臂悬腕带悬吊。早期可以进行患肢活动。

2.手术治疗
(1)手术指征:对于移位严重的骨折,当全身情况稳定后,宜限期手术治疗。

(2)手术入路如下。

前方入路:用于处理盂缘前、下部骨折或喙突骨折等。手术切口起于喙突,沿三角肌前缘向下至肱二头肌沟外侧,游离头静脉,分离三角肌和胸大肌之间的间隙,显露肱骨上端。必要时,可切断肩胛下肌。切开关节囊,显露关节面。在盂缘骨折的早期,因关节囊撕裂,常易于显露关节面。

后方入路:可用于处理肩胛冈、体部、盂窝及肩胛颈骨折。能同时显露肩盂后部及肩胛骨外缘。患者侧俯卧位,术中上肢保持自由状态,切口起于肩峰内侧,沿肩胛冈走向至肩胛骨内缘转向肩胛下角,切断并翻转三角肌后部纤维,沿肩胛下肌与小圆肌间隙进入(此间隙因小圆肌变异而难以分离,可分开肩胛下肌下缘),充分显露体部外缘、肩胛颈及盂缘后方骨折。当体部或肩胛颈骨折难于显露时,可沿肩胛骨体部内缘切断并向体部钝性剥离冈下肌和小圆肌和大圆肌。术中应注意保护肩胛上神经(由肩胛切迹向后延伸,支配冈上肌和冈下肌)、血管及三边孔、四边孔内容物(腋神经和旋肱后动脉在肩盂下方经四边间隙)。术后常规留置引流管于肩胛下处。

后上入路:按后方入路显露肩盂,然后分离锁骨和肩胛冈之间的间隙,并沿斜方肌及其下方冈上肌的纤维方向钝性分离,显露肩盂上部和喙突基底。此时牵开或切除锁骨外侧部能增加显露范围。

前后联合入路:用于治疗肩峰、肩锁关节、锁骨及肩胛颈骨折等联合损伤。

(3)内固定的选择:一般选择内固定的方法有重建钢板、拉力螺钉,以及用2块重建钢板进行双向固定。

(4)微创手术:①关节镜下进行修复;②经皮撬拨复位;③用可吸收线缝合。

第二节　锁骨骨折

锁骨为长管状骨,呈"S"形架于胸骨柄与肩胛骨之间,成为连接上肢与躯干之间唯一的骨性支架。因其较细及其所处解剖地位特殊,易受外力作用而引起骨折,属于门急诊常见的损伤之一,约占全身骨折的5%;幼儿更为多见。通常将锁骨骨折分为远端(外侧端)、中段及内侧端骨折。因锁骨远端和内侧端骨折的治疗有其特殊性,以下将进行分述。

一、致伤机制

多见于平地跌倒手掌或肩肘部着地的间接传导暴力所致,直接撞击等暴力则较少见。骨折部位好发于锁骨的中外1/3处,斜形多见。直接暴力所致者,多属粉碎性骨折,其部位偏中段。幼儿骨折时,因暴力多较轻、小儿骨膜较厚,以无移位或轻度成角畸形多见。产伤所致锁骨骨折也可遇到,多无明显移位。成人锁骨骨折的典型移位:内侧断端因受胸锁乳突肌作用向上后方移位,外侧端则因骨折断端本身的重力影响而向下移位。由于胸大肌的收缩,断端同时出现短缩重叠移位。个别病例骨折端可刺破皮肤形成开放性骨折,并有可能伴有血管神经损伤,以防引起严重后果。直接暴力所致者还应检查其有无肋骨骨折及其他胸部损伤。

二、临床表现

(一)疼痛

多较明显,幼儿跌倒后啼哭不止,患肢拒动。切勿忘记脱衣检查肩部,否则易漏诊,年轻医师在冬夜值班时尤应注意。

(二)肿胀与畸形

除不完全骨折外,畸形及肿胀多较明显。因其浅在,易于检查发现及判断。

（三）压痛及传导叩痛

对小儿青枝骨折,可以通过对锁骨触诊压痛的部位来判断,并结合传导叩痛的部位加以对照。

（四）功能受限

骨折后患侧上肢运动明显受限,特别是上举及外展时。

（五）其他

注意上肢神经功能及桡动脉搏动,异常者应与健侧对比观察,以判定有无神经血管损伤;对直接暴力所致者,应认真检查胸部,以除外肋骨骨折及胸腔损伤。

三、诊断

（一）外伤史

多较明确。

（二）临床表现

如前所述,应注意明确有无伴发伤。

（三）X线片

不仅可明确诊断,还有利于对骨折类型及移位程度的判断;有伴发伤者,可酌情行CT或MRI检查。

四、治疗

根据骨折类型、移位程度酌情选择相应疗法。

（一）青枝骨折

无移位者以8字形绷带固定即可。有成角畸形的,复位后仍以8字形绷带维持对位。有再移位倾向较大的儿童,则以8字形石膏固定为宜。

（二）成年人无移位骨折

以8字形石膏绷带固定6~8周,并注意对石膏塑形以防止发生移位。

（三）有移位骨折

应在局麻下先行手法复位,之后再施以8字形石膏固定。操作要领如下:患者端坐、双手叉腰挺胸、仰首及双肩后伸。术者立于患者后方,双手持住患者双肩前外侧处(或双肘外侧)朝上后方用力,使其仰伸挺胸;同时用膝前部抵于患者下胸段后方形成支点,这样可获得较理想的复位。在此基础上再以8字形石膏绷带固定。为避免腋部血管及神经受压,在绕缠石膏绷带全过程中,助手应在蹲位状态下用双手中、示指呈交叉状置于患者双侧腋窝处。

（四）开放复位及内固定

1.手术适应证

(1)有神经血管受压症状,经一般处理无明显改善或加重。

(2)手法复位失败的严重畸形。

(3)因职业关系,如演员、模特儿及其他舞台表演者,需双肩外形对称美观者,可放宽手术标准。

(4)其他,包括合并胸部损伤、骨折端不愈合或晚期畸形影响功能等。

2.手术选择

(1)中段骨折钢板固定:目前应用最广泛,适用于中段各类型骨折,可选用锁骨重建钢板或锁定钢板内固定。钢板置于锁骨上方或前方。钢板置于锁骨上方时钻孔及拧入螺钉时应小心,防止过深伤及锁骨下静脉及胸腔内容物。

(2)髓内固定:适用于中段横断骨折,多用带螺纹的钢针或尾端带加压螺纹帽的钛弹性髓内钉经皮固定骨折。

(3)经皮微创接骨术:考虑肩颈部美观因素,多通过小切口经皮下插入锁定钢板进行内固定。

3.术后处理

患肩以三角巾或外展架(用于固定时间长者)制动,并加强功能锻炼。

五、并发症

(1)骨折不愈合:占所有骨折的0.9%～5%。通常发生在锁骨中1/3段。有症状的萎缩性骨折不愈合需要行切开复位内固定术,并行自体骨移植。无症状的骨折不愈合也较常见,不需要任何治疗。

(2)神经血管损伤:如果问题持续出现到骨折愈合后,则应考虑行截骨内固定术。

第三节　肱骨近端骨折

肱骨近端骨折是指包括肱骨外科颈在内及其以上部位的骨折,临床上较为多见。肱骨近端骨折的发生率与骨质疏松有明显关系。肱骨近端骨折中,年龄在40岁以上的患者占76%。女性发病率为男性的2倍。与髋部骨折相似,骨质疏松是肱骨近端骨折发生率较高的主要原因。

肱骨近端骨折大多数病例可采用非手术方法治疗,并可得到较为理想的结果。少数损伤严重、移位较大的骨折,其治疗仍有很大困难。

一、解剖

1.骨关节结构

肱骨近端包括肱骨头、大结节、小结节及肱骨干骺端。大、小结节之间形成结节间沟。在发育过程中,肱骨上端有3个骨化中心。肱骨头骨化中心于出生后4～6个月开始骨化。大结节骨骺于3岁时开始骨化。小结节骨骺于5岁时开始骨化。6～7岁时3个骨化中心融为一体。20～22岁时肱骨上端骨骺与肱骨干融合。

肱骨头与大、小结节之间有一相对稍狭窄的部分,称为肱骨解剖颈,大、小结节之下的部分称为肱骨外科颈。肱骨外科颈是临床上常发生骨折的部位,由于骨折两端均有血液供应,因此骨折易于愈合。肱骨解剖颈骨折较为少见。

在冠状面上,肱骨头与肱骨干之间有 130°~135° 的夹角。在横断面上,肱骨头向后倾斜,与肘关节横轴有 20°~30° 的夹角。

肩峰是肩胛冈向外延续的终端,位于肩部的外侧,对盂肱关节上方有保护作用。三角肌部分纤维起于肩峰,而且肩峰为三角肌的功能提供有效的机械杠杆作用。

肩峰与喙肩韧带及喙突共同形成喙肩弓。喙肩弓为一坚强的骨韧带结构。肱骨上端、肩袖和肩峰下滑囊皆位于其下方。肩峰下滑囊位于三角肌下方的部分又称为三角肌下滑囊,是一个由滑膜组织包绕的囊性结构,其顶部紧贴附于喙肩韧带、肩峰及三角肌深层,其底部与肩袖及大结节相连。

肱骨近端或肩峰骨折时,可损伤此滑囊结构,造成滑囊壁纤维增厚和粘连,从而可影响盂肱关节的活动。

此外,肱骨近端移位骨折有可能损伤喙肩弓底面的光滑,产生骨性阻挡撞击症状,也可影响盂肱关节的功能。

盂肱关节的活动主要与肩袖、三角肌和胸大肌有关。

肩袖结构由肩胛下肌、冈上肌、冈下肌及小圆肌组成。二头肌长头也是协同肩袖功能的一个重要组成部分。肩胛下肌的作用是使肱骨头下降,在一定的位置时也可使肱骨头内旋。冈上肌可使肱骨头外展,冈下肌和小圆肌是外旋肌。

肩袖肌肉止于肱骨大、小结节。了解肩袖肌肉的起、止点及其功能对了解肩部骨折后的创伤解剖及骨折移位的规律都有指导作用。例如大结节骨折时,受冈上肌及小圆肌的牵拉,骨折块皆向后上方移位;而小结节骨折时,由于受肩胛下肌的牵拉,骨块向前、内移位。肱二头肌腱长头止于盂上粗隆,对肱骨头起下压稳定的作用。肱二头肌腱可作为手术时解剖入路的标志,以便区分大、小结节及肩袖结构。

三角肌是盂肱关节活动的主要肌肉,起于锁骨的外 1/3、肩峰和肩胛冈,止于肱骨的三角肌粗隆。主要功能是外展上臂。前部纤维帮助屈曲和内收上臂,后部纤维帮助后伸和外旋上臂。

胸大肌是肩关节内收活动的主要肌肉。起于胸骨和锁骨、上方的肋骨和胸肋区域,止于肱二头肌腱沟外唇的下部分。肱骨外科颈骨折时,由于胸大肌的牵拉,远骨折端常发生向内移位。除内收功能外,当肩关节外展 90° 以上时,胸大肌的锁骨部分位于肱骨头中心的上方,此时该部分肌肉纤维收缩则可产生外展肩的活动。

大圆肌及背阔肌也有辅助肩内收的功能。且当肩关节处于外展、外旋位时,其内收作用表现更为明显。肩关节正常活动时,肩部肌肉的活动是相互协调、相互作用的。随肩关节的不同位置,肩部肌肉的活动可有相应的改变。肩关节的活动不是以某一肌肉为单位单独活动的,而是整体协调发挥作用。三角肌外展肩关节的活动必须在肩袖肌肉协调收缩作用下,也即通过肩袖肌肉的收缩,将肱骨头稳定在肩盂内,形成一个活动的支点时,三角肌才能更有效地发挥其外展肩的功能。因此临床上当冈上肌腱或肩袖损伤时,肩关节的外展功能明显受限。

2.肩关节的血液供应

了解肱骨头的血液供应对分析、决定肱骨近端骨折的治疗和判断预后是很重要的。

肱骨头的供血动脉主要来自旋肱前动脉的分支。

肩袖血液循环一般来自 6 个主要动脉的分支，分别为旋肱前、旋肱后、肩胛上、胸肩峰、肩胛下和肱骨上动脉，它们分别为肩袖的不同部位及肱二头肌腱长头提供血液。

3.肩关节的神经支配

与近端肱骨有密切关系的神经有腋神经、肩胛上神经、肌皮神经和桡神经。

腋神经由第 5、6 颈神经根组成，由后束发出，沿肩胛下肌前面下缘走行，经内侧盂肱关节囊下缘绕向肱骨上端后方通过四边孔，在四边孔露出后发出一分支到小圆肌，然后又通过外侧绕向肱骨前方，并发出前、后两支。后支支配三角肌后半部肌肉，而且发出外上皮神经支，支配肩外侧皮肤的感觉。前支支配三角肌的中部及前部纤维。

肩胛上神经由第 5、6 神经根组成。起自臂丛上干，向外走行在肩胛舌骨肌深层和菱形肌前缘，在肩胛上切迹与肩胛横韧带之间通过进入冈上窝，在此发出运动分支至冈上肌和至肩关节的关节支。肩胛上神经在走行过程中有两处固定点。一是在其上干的起点处；二是肩胛横韧带下方与肩胛上切迹间通过处。

肌皮神经是臂丛外侧束的唯一分支，由第 5、6 颈神经根组成，有时也包括第 7 颈神经根的纤维。在胸小肌水平斜向走行通过喙肱肌，在二头肌与喙肱肌之间下行，并发出分支支配这些肌肉。肌皮神经进入到喙肱肌的部位高低有一定变异。自喙突下距离为 3.1～8.2cm，平均为 5.6cm。

桡神经为臂丛神经后束的延续，由第 6、7、8 颈神经根和第 1 胸神经根组成，主要为运动神经，支配三头肌、前臂旋后肌。

二、损伤机制

同样的外力作用于肱骨近端，由于年龄及骨与关节囊韧带结构的强度不同，损伤的类型也不相同。正常的肱骨上端由较致密的网状松质骨骨小梁构成，其强度大于关节囊及韧带的强度，因而在青壮年时期，肩部外伤更易发生肩关节脱位，较少发生肱骨上端骨折。除非遭受严重创伤，可造成严重的肱骨上端骨折脱位。儿童时期，肱骨上端骨骺板是解剖上最薄弱的部位，因此外伤易造成肱骨上端骨骺分离，较少发生关节脱位。年老的患者，肱骨上端骨质变疏松，骨强度大大减弱，较为轻微的外力即可造成骨折，因此肱骨近端骨折常发生于老年人。

造成肱骨近端骨折最常见的外伤是上肢伸展位摔伤。造成骨折的外力多较轻微或中等，而发生骨折的内在因素是骨质疏松、骨强度减弱。年轻患者遭受严重的外力，可造成严重的损伤，常表现为骨折伴盂肱关节脱位。有时可发生多发损伤，如初期有意识丧失时，因肩部骨折位置较深，常易漏诊，造成延误诊断，影响治疗效果，应引起临床医师的警惕。

造成肱骨近端骨折的另一种外伤机制是上臂过度旋转，尤其是在上臂外展位过度旋转时，肱骨上端与肩峰相顶触时易发生。常见于骨质疏松的老年患者。

第三种外伤原因是肩部侧方遭受直接外力，可造成肱骨大结节骨折。

造成肱骨近端骨折的其他少见原因和外伤机制是癫痫发作或接受电休克治疗。肌肉痉挛性的收缩可造成肱骨近端的骨折脱位。

此外,肿瘤、转移性病变可使骨质破坏、骨强度减弱,遭受轻微外力即可发生骨折。肱骨上端是病理骨折好发部位之一。

三、分类

肱骨近端骨折中,轻度移位骨折占 80%～85%,绝大多数均可采用非手术方法治疗。而其余的 15%～20%移位骨折,根据骨折的部位不同,有的须行手术治疗。因此好的分类方法,应能充分区别和体现肱骨近端骨折的这些特点。

(一)历史上的分类

肱骨近端骨折的分类方法有很多,可按骨折的解剖部位、损伤的机制、骨折块的数目及接触面的大小、骨折块的血液循环情况等分类。

Koeher 首先提出按解剖部位分类,分为解剖颈、结节部位、外科颈骨折等,但没考虑骨折移位程度的大小及骨折数目的因素,因此造成了诊断上的混乱和治疗上的困难。

Watson-Jones 根据外伤机制将骨折分为内收型骨折及外展型骨折。因为肱骨近端骨折均有向前成角畸形,肩内旋时表现为外展型损伤,而肩外旋时又表现为内收型损伤,因此分类标准不够严格、准确,容易对治疗形成错误引导。

Codman 提出将肱骨上端分为四部分骨折块的概念。大致按骨骺的闭合线将肱骨上端分为解剖颈、大结节、小结节和肱骨干骺端四部分。所有不同类型的骨折是上述四部分骨折块不同的组合结果。四部分骨折块的概念为目前国际通用的 Neer 分类系统奠定了基础。

(二)Neer 分类

Neer 在 Codman 的四部分骨折块分类基础上提出新的分类方法。此种分类方法包含有骨折的解剖部位、骨块移位的程度和不同组合等因素,可概括肱骨上端不同种类的骨折,并可提供肌肉附着对骨折移位的影响和对肱骨头血液循环状况的判断,从而可更加准确地判断和评价肱骨近端骨折的预后,以便指导选择更合理的治疗方法。

Neer 分类的主要依据是骨折移位的程度,即以移位大于 1cm 或成角畸形大于 45°为标准。

肱骨上端骨折,只要未超过上述的明显移位的标准,说明骨折部位尚有一定的软组织附着连接,尚保持一定的稳定性。这种骨折为轻度移位骨折,属一部分骨折;二部分骨折是指某一主骨折块与其他三部分有明显的移位;三部分骨折是指有两个主要骨折块彼此之间,以及与另两部分之间均有明显的移位。四部分骨折是肱骨上端四个主要骨折块之间均有明显移位,形成四个分离的骨块。此时肱骨头呈游离状态并失去血液供应。

Neer 对肱骨近端骨折脱位的诊断有明确、严格的定义。真正的骨折脱位是骨折伴有肱骨头脱出盂肱关节,而不能将肱骨近端骨折时伴有的肱骨头向下半脱位(关节内)或肱骨头的旋转移位混为一谈。

根据脱位的方向可分为前脱位、后脱位。根据骨折移位的数目又可分为一部分骨折脱位、二部分骨折脱位、三部分骨折脱位和四部分骨折脱位。肱骨头的劈裂骨折和关节面嵌压骨折是特殊类型的肱骨近端骨折。根据肱骨头关节面嵌压的范围大小可分为小于 20%、20%～45% 和大于 45% 三种。肱骨头劈裂骨折可参照上述标准分类。

（三）AO 分类

AO 分类是在 Neer 分类基础上进行了改良，分类时更加重视肱骨头的血液循环供应状况，因为肱骨头的血液循环状况与缺血坏死的发生和骨折治疗的预后有密切关系。根据损伤的程度，AO 分类系统将肱骨近端骨折分为 A、B、C 三种类型。

1.A 型骨折

A 型骨折是关节外的一处骨折。肱骨头血液循环正常，因此不会发生肱骨头缺血坏死。

（1）A1 型骨折：是肱骨结节骨折。根据结节移位情况分为 3 个类型。

A1-1：结节骨折，无移位。

A1-2：结节骨折，伴有移位。

A1-3：结节骨折，伴有盂肱关节脱位。

（2）A2 型骨折：是干骺端的嵌插骨折（外科颈骨折）。根据有无成角及成角方向也分为 3 个类型。

A2-1：冠状面没有成角畸形。侧位前方或后方有嵌插。

A2-2：冠状面有内翻成角畸形。

A2-3：冠状面有外翻成角畸形。

（3）A3 型骨折：是干骺端移位骨折，骨端间无嵌插。分为 3 个类型。

A3-1：简单骨折，伴有骨折块间的成角畸形。

A3-2：简单骨折，伴有远骨折块向内或向外侧的移位，或伴有盂肱关节脱位。

A3-3：多块骨折，可有楔形骨折块或伴有盂肱关节脱位。

2.B 型骨折

B 型骨折是更为严重的关节外骨折。骨折发生在两处，波及肱骨上端的 3 个部分。一部分骨折线可延长到关节内。肱骨头的血液循环部分受到影响，有一定的肱骨头缺血坏死发生率。

（1）B1 型骨折：是干骺端有嵌插的关节外两处骨折。根据嵌插的方式和结节移位的程度可分为 3 个类型。

B1-1 型：干骺端骨折有嵌插，伴有大结节骨折。

B1-2 型：干骺端骨折嵌插，伴有轻度的内翻畸形和肱骨头向下移位。合并有小结节骨折。

B1-3：干骺端骨折有嵌插，侧位有向前成角畸形，同时伴有大结节骨折。

（2）B2 型骨折：是干骺端骨折，无嵌插。骨折不稳定，难以复位。常须手术复位内固定。

B2-1：干骺端斜行骨折伴有移位及结节骨折移位。

B2-2：干骺端横断移位骨折，肱骨头有旋转移位。伴有结节移位骨折。

B2-3：干骺端粉碎移位骨折，伴结节移位骨折。

（3）B3 型骨折：是关节外两处骨折伴有盂肱关节脱位。

B3-1：干骺端斜行骨折，伴盂肱关节脱位。虽然只有一骨折线，但通过结节及干骺端。

B3-2：与 B3-1 型相似，伴有结节骨折及盂肱关节脱位。

B3-3：于骺端骨折伴盂肱关节后脱位及小结节骨折。

3.C 型骨折

C 型骨折是关节内骨折,波及肱骨解剖颈。肱骨头的血液循环常受损伤,易造成头缺血坏死。

(1)C1 型骨折:为轻度移位的骨折,骨端间有嵌插。

C1-1:肱骨头、结节骨折,颈部骨折处有嵌插,成外翻畸形。

C1-2:肱骨头、结节骨折,颈部骨折处有嵌插,成内翻畸形。

C1-3:肱骨解剖颈骨折,无移位或轻度移位。

(2)C2 型骨折:是肱骨头骨折块有明显移位,伴有头与干骺端嵌插。

C2-1:肱骨头、结节骨折,肱骨头与干骺端在外翻位嵌插,骨折移位较明显。

C2-2:肱骨头、结节骨折,肱骨头与干骺端在内翻位嵌插。

C2-3:通过肱骨头及结节的骨折,伴有内翻畸形。

(3)C3 型骨折:是关节内骨折伴有盂肱关节脱位。

C3-1:为解剖颈骨折伴有肱骨头脱位。

C3-2:解剖颈骨折伴有肱骨头脱位及结节骨折。

C3-3:肱骨头和结节粉碎骨折,伴有肱骨头脱位或肱骨头的部分骨折块脱位。

尽管 Neer 分类和 AO 分类系统是目前国际上广为应用的分类方法。但是由于肱骨近端骨折复杂、组合多变,X 线片上骨折块的影像重叠及在 X 线片上准确测出 1cm 的移位或 45°成角畸形有一定困难,因此不同医师对同一 X 线片可能做出不同的分类结果判断。

四、检查

(一)体格检查

1.肩部

肩部必须充分暴露。女患者可以穿长上衣,男患者腰部以上可完全暴露。

2.颈椎

颈椎的检查必须先于肩部,如果伴随有相关的损伤还需要行 X 线检查。

3.神经和血管

通常通过患肢的轻微活动和肌肉的等长收缩来评估。通过检查上臂内侧皮肤的感觉来评估腋神经的功能并不可靠。5%～30%的肱骨近端复杂骨折合并血管和神经的损伤。

(二)影像学检查

1.X 线检查

(1)创伤系列 X 线片:肩关节的 3 个角度成像可以判定 4 个主要解剖结构的空间关系。这些成像包括矢状位、冠状位及肩胛骨轴位。

(2)旋转前后位(AP)X 线片:是对创伤系列 X 线片的补充,当肱骨处于外旋位时可以显示肱骨大结节,当肱骨处于内旋位时可以显示肱骨头。

2.CT 扫描

(1)小剂量 CT 平扫:小剂量 CT 平扫能提供精确的影像学资料用于评估复杂的肱骨近端骨折,有时能改变根据最初的影像学资料所制订的预期治疗方案。

（2）三维 CT 扫描：现在很多医院都能从最初的扫描数据中获取三维 CT 扫描。这些图像能从各个方向描述骨折之间的关系。

3.MRI 扫描

MRI 用于评估软组织损伤累及肩袖及肩关节周围的神经血管结构。MRI 同样可用于骨坏死的早期评估，这是通过 X 线片无法做到的。

4.动、静脉造影

当怀疑有血管损伤时就需要行动、静脉造影，因为即使末梢血供好也不能排除血管损伤。旋肱动脉伴随着肱深动脉并和腋动脉交通，共同滋养远端动脉。血管损伤更常见于有动脉粥样硬化的老年患者的创伤移位中。静脉多普勒扫描能显示锁骨下或腋窝的可疑血管损伤。

五、治疗

肱骨近端骨折的治疗原则是争取理想的复位，尽可能保留肱骨头的血液循环供应，保持骨折端的稳定，并能早期开始功能锻炼。但也要认识到肩关节是全身活动范围最大的关节，因此可能有一定程度的畸形，但由于活动范围的代偿，一般不会造成明显的功能障碍。在决定治疗方案时，除根据骨折的移位、成角的大小及骨折的解剖部位等因素外，尚须考虑患者年龄、全身情况、合并损伤、医疗技术条件等因素综合分析判断。

肱骨近端骨折中 80%～85% 为轻度移位骨折，一般均可采用非手术方法治疗。大多数二部分骨折也可应用非手术方法治疗。明显移位的结节骨折常需手术复位固定。而三部分骨折、四部分骨折及骨折脱位多须手术治疗。

（一）保守治疗

无移位或轻度移位的肱骨近端骨折，无论几部分均可采取保守治疗，以石膏固定或夹板固定或三角巾悬吊。若有一部分错位大于 1cm 并旋转大于 45°，多数学者也主张保守治疗，应用较多的是牵引固定、悬吊石膏固定、手法复位夹板固定、手法复位外展架固定、钢针撬拨复位外固定等。对两部分骨块错位大于 1cm 并旋转大于 45°的骨折的治疗争议颇多。

Calvisi 认为老年人应以保守治疗为主，尤其是轻度和中度错位者，更应采取保守治疗，Degyu 认为小儿和老年人肱骨近端骨折应以保守治疗为主，手术治疗有肱骨头坏死、关节强直、骨骺发育不良、感染等诸多并发症。Towfigh 强调肱骨近端骨折 80% 可通过保守治疗达到目的，只有 20% 才考虑手术治疗。无论哪型骨折肱骨近端都应先试图保守治疗。

（二）手术治疗

1.闭合复位经皮穿针固定术

闭合复位或利用钢针撬拨复位对肱骨头血供干扰小，肱骨头坏死率较低。骨折复位后可采用经皮克氏针固定术或外固定架固定术。此技术对无骨质疏松的患者有效。

2.切开复位内固定术

（1）钢板内固定：切开复位、钢板内固定技术一直是治疗肱骨近端骨折的常用方法，但其对组织的损伤较大，对局部血液运输有明显损害，并发症较多。随着材料学的发展和手术方法的改进，目前并发症发生概率已有所下降。肱骨近端骨折钢板内固定有多种类型，如"T"形钢板、三叶钢板、1/3管形钢板、钩状钢板等。对于二或三部分骨折的患者,特别是年轻患者,钢板可提供有效的稳定性,术后可早期进行物理治疗和功能练习,具有一定的优越性。

(2)闭合复位、髓内钉固定术:闭合复位、髓内钉固定术是治疗肱骨近端骨折的有效方法,与开放复位方法比较,对骨折部位的创伤小,减少了对肱骨头缺血性坏死的发生率,感染率也较低,但骨折的复位不够理想,骨折固定也不够稳定。肱骨近端骨折的不稳定因素主要与骨的压缩和缺损有关,特别是在骨质疏松患者中,骨的压缩和缺损更加严重。此问题尚未得到解决,目前常采用骨移植的方法填充其骨缺损。因此髓内钉固定技术对四部分骨折的治疗效果尚不明确。

(3)张力带钢丝固定:应用张力带主要是使造成骨折片分离的力转变为骨折端的压缩力,有利于骨折的早期愈合,允许较早地进行关节功能锻炼。Bathis 等的研究结果明确了张力带内固定治疗肱骨近端四部分骨折的优势,可以降低肱骨头缺血性坏死的发生率。Iichmann 等还发现对于三部分骨折,保守治疗优于张力带钢丝固定技术,而四部分骨折,张力带钢丝固定技术优于保守治疗。还有学者将髓内针或螺钉与张力带钢丝联合应用,增加了固定的强度,有利于早期功能锻炼。

(4)肩关节置换术:肩关节置换术包括半肩关节置换术和全肩关节置换术,半肩关节置换术又称肱骨头置换术。Neer 于 1955 年首次报道了 12 例人工肱骨头置换术的初步结果,手术指征主要是肱骨头粉碎性骨折(三、四部分骨折)伴肱骨头坏死。手术成功的关键在于精确地重建肱骨大结节,保持肩袖的完整和功能及重建肩峰下滑动机制。Prakash 等认为手术操作问题、术后大结节移位、迟发性肩袖破裂及术后不当的功能锻炼,是手术失败的主要原因。Demirhan 等也都发现大小结节的复位及固定情况是影响肩关节置换术成功与否的一个重要因素。全肩关节置换术是在半肩关节置换术的基础上再植入关节盂假体,在肱骨近端骨折治疗中的应用不及半肩关节置换术广泛,适用于严重的肱骨近端骨折伴关节盂破坏。Arman 认为半肩关节置换与全肩关节置换的选择,应基于患者关节盂的形态、肩袖损伤情况、骨折病因、年龄及期望活动度。关节盂假体的固定是整个全肩关节置换术中最复杂、最关键的步骤,尽管目前的第三、第四代假体可对肩解剖旋转中心进行三维调节、允许三维运动,但由于肩关节复杂的解剖特性,肩关节置换术仍存在许多问题。同半肩关节置换术相比,全肩关节置换术操作复杂、技术要求高、损伤较大、感染率较高、经济花费也较多。与全身其他关节的人工关节置换不同,人工肩关节置换术后的远期结果不仅取决于手术操作的成功,而且更强调科学而严格的术后处理,尤其是那些应用人工肩关节置换治疗的复杂肱骨近端骨折的患者。Wirth 等发现最常见的并发症依次为假体松动、盂肱关节不稳定、肩袖损伤、假体周围骨折、假体失效(包括组件型假体头柄分离)及三角肌力弱或功能障碍。只要在术中严格仔细地操作,按解剖位置置入假体,牢固并且在正常位置重建大、小结节,并结合科学、充分的术后康复治疗,大多数并发症是可以避免的。目前,肩关节置换术还不像髋关节及膝关节置换术那样成熟,存在很多并发症,一旦手术失败无很好补救措施。

(5)其他手术治疗方法:对于肱骨近端粉碎性骨折,还有肱骨头切除、关节融合及腓骨头替代等多种治疗方法,但因治疗效果多不满意,所以目前临床已很少应用。

总之,肱骨近端骨折的治疗,尤其是粉碎性骨折的治疗,目前仍没有形成一个固定的、大多数学者都能接受的治疗模式。手术有其一定的优越性,但同时也要考虑手术的全身风险及手术本身的创伤,要严格掌握好手术适应证。非手术治疗方法同手术治疗方法相比,在减轻疼痛和改善活动度上,手术治疗方法较好,但关节置换和固定两组对比时,对关节活动的功能影响无明显差异。学者主张对于肱骨近端复杂骨折可先考虑切开复位内固定术,肩关节置换术可作为内固定失败的一种补救措施。当然,对于老年患者,骨质质量较差的复杂骨折,也可一期行肩关节置换术。有学者认为切开复位内固定时,应根据骨折块的情况选用多种内固定物固定。对于合并有肩袖损伤者,应在处理骨折同时积极做肩袖修复,这样肩关节才能获得良好的功能和满意疗效。

六、并发症

1.血管神经损伤

肱骨近端骨折合并血管损伤较为少见。一般以腋动脉损伤发生率最高,约为4.9%。多为高能量损伤所致。老年患者由于血管硬化、血管壁弹性较差,较易发生血管损伤。动脉造影可确定血管损伤的部位及损伤的性质。证实诊断后,应尽早行手术探查,固定骨折,同时修复损伤的血管,可行大隐静脉移植或人造血管移植。

臂丛神经损伤发生率约为6.1%。以腋神经最多受累,肩胛上神经、肌皮神经和桡神经损伤也偶有发生。绝大多数病例在4个月内可恢复功能,如伤后2～3个月仍无恢复迹象时,则可早期进行神经探查。

2.胸部损伤

高能量所致肱骨近端骨折时,常合并多发损伤。应注意除外肋骨骨折、血胸、气胸等。

3.肩关节僵直

主要由关节囊韧带和肩部滑囊粘连及肌肉挛缩所致。治疗主要采用理疗及功能锻炼。骨折愈合后,如功能锻炼进展不大,可在麻醉下行手法松解,但操作必须轻柔,以免造成骨折。也可考虑行关节镜检查,清除松解关节内的粘连。

4.骨折畸形愈合

肱骨外科颈骨折常发生向前成角畸形愈合,影响上举功能。畸形严重者,须行截骨矫形术,并采用较牢固的内固定,达到早期活动的效果。

大结节移位骨折畸形愈合,可因与肩峰相撞击影响肩外展活动。可将大结节重新复位固定。必要时同时行肩峰成形及喙肩韧带切除。

5.肱骨头缺血坏死

肱骨头缺血坏死可使肩关节活动受限、疼痛。须行人工肱骨头置换术。如果肩盂关节面也已破坏,则须行全肩关节置换术。

6.骨折不愈合

较为少见。多因移位明显,骨块间夹有软组织及治疗不当所致。

外科颈骨折不愈合多须采用切开复位,钢板螺钉内固定,同时加植骨。因骨质多有疏松改变,而且近侧骨折块较小,内固定很难达到牢固固定,可以钢丝穿过肌腱附丽处固定。术后多需肩人字形石膏保护6～8周,或以外展支架保护。如骨块有吸收、头骨折块很小难以复位固定时,可行人工肱骨头置换术。高龄体弱患者也可采用保守治疗。

7.骨化性肌炎

可见于骨折脱位的病例。应以主动功能锻炼为主,禁忌被动关节活动。手术治疗困难,效果不明显。

第四节　肱骨干骨折

一、应用解剖

肱骨干上端起始于外科颈,下端止于肱骨内外侧髁上缘连线。上半部分呈圆柱形,下半部分呈三棱柱形。体中部的前外侧面有呈"V"形的三角肌转子,为三角肌在肱骨的附着点。该肌止端处的凹陷是一个重要的解剖标志,它相当于肱骨的中段,是肱肌和喙肱肌的起止点及滋养动脉进入肱骨的位置。于此平面,有桡神经和肱深动脉经桡神经沟绕过肱骨背面,尺神经向后穿内侧肌间隔离开肱骨。肱骨下端前后扁平微向前倾,形成两个关节面,参与组成肘关节;其两侧突起为内、外上髁,并分别向上延为内、外上髁嵴。

肱骨的血供主要来自滋养动脉、骨骺动脉及骨膜动脉三个系统,上端的动脉主要来自旋肱后动脉,经小孔入骺端,故此处血供好,骨折愈合较好。肱骨体的血供主要来自肱动脉及肱深动脉发出的滋养动脉,经滋养孔入骨干后分为升、降两支,并与两端的骨骺动脉及骨膜动脉相吻合。肱骨下段的动脉主要来自肱深动脉及尺侧副动脉等。

当肱骨在不同水平发生骨折时,肱骨上的不同附着肌肉将断端向不同方向牵拉而产生不同的移位。当骨折位于三角肌止点以上时,近骨折段受胸大肌、背阔肌和大圆肌牵拉而内收,远骨折段受三角肌牵拉而外展,但因同时受肱三头肌、肱二头肌和喙肱肌的牵拉而使两骨折段重叠。当骨折位于三角肌止点以下时,三角肌牵拉近骨折段外展,远骨折段受肱三头肌和肱二头肌牵拉而向上移位。

二、损伤机制

肱骨骨折最常见的损伤机制是直接暴力,如棍棒的直接打击、机械挤压、高处坠落伤、刀等锐器的砍伤。此类骨折中开放性骨折的发生率高于闭合性骨折,而且骨折线多为横行骨折或粉碎性骨折,肱骨中上段更为多见。而摔倒时手或肘部着地暴力向上传导多引起肱骨中下段斜形或螺旋形骨折,多伴有蝶形骨折片。此外,两人之间强力掰手腕、运动员投掷标枪等亦可引起。

三、分类

肱骨骨折与其他部位的骨折一样,根据不同的分类标准有多种骨折分类。最常见的按骨折的部位分为肱骨上段骨折、中段骨折和下段骨折。根据骨折端是否与外界相通而分为开放性骨折和闭合性骨折。按骨折线的形状分为横断骨折、螺旋形骨折、粉碎性骨折和多段骨折。根据是否有病理因素的存在而分为创伤性骨折和病理性骨折。

AO 的骨折分类则根据骨折的部位和类型将每个骨折予以统一的标准化分类。前两位代表骨折的部位,后三位代表骨折的形态特点。肱骨干为 12,表示骨折形态的第三位为型(以 ABC 表示),第四位和第五位分别表示组和亚组。随分类的数字越大则损伤的能量越大,骨折越严重。这样的统一分类有助于不同学者之间的交流和资料的积累。

四、诊断

肱骨干骨折的诊断一般均无困难,主要依据如下。

(一)外伤史
均较明确。

(二)临床表现

1.疼痛

表现为局部疼痛、环状压痛及传导叩痛等,一般均较明显。

2.肿胀

完全骨折。粉碎型者局部出血可达 200mL 以上,并因创伤性反应,局部肿胀明显。

3.畸形

在创伤后,患者多先发现上臂出现成角及短缩畸形,除不完全骨折外,一般多较明显。

4.异常活动

在伤后立即出现,患者可听到骨摩擦音,就诊检查时无须重复检查,以免增加患者痛苦。

5.功能受限

较明显,且患者多采取用健手扶托患肢的被迫体位。

6.并发症

骨折线多波及桡神经沟,桡神经干紧贴骨面走行,甚易被挤压或刺伤;周围血管也有可能被损伤。因此在临床检查及诊断时务必对肢体远端的感觉、运动及桡动脉搏动等加以检查,并与对侧对比观察。

(三)影像学检查
正侧位 X 线片可明确显示骨折的确切部位及骨折特点。

五、治疗

根据骨折部位、类型及患者全身具体情况等不同,可酌情灵活掌握。

(一)青枝骨折及不完全骨折
仅用上肢石膏托,或中医夹板和三角巾,或充气性夹板固定。

(二)一般移位的骨折
指小于 30°成角移位,不超过横断面 1/3 的侧向移位,以及斜形或螺旋形骨折、短缩移位在 2cm 以内者,可按以下程序处理。

1.复位

局麻或臂丛麻醉下,采取徒手操作即可,无须特殊设备或骨牵引。

2.固定

上肢悬垂石膏固定方便、易行。固定5天左右,当石膏松动时,可更换石膏,而后持续4～6周后酌情拆除。

3.功能锻炼

在石膏固定期间即开始做肩及手部的功能活动,拆除石膏后应加强肘部的功能锻炼,以防僵硬。

(三)明显移位的骨折

指骨折端移位程度超过前者,骨折大多发生在肱骨中上1/3者,可酌情选择以下疗法。

1.尺骨鹰嘴牵引及外固定

对移位明显的年迈者,可通过尺骨鹰嘴克氏针,患肢0°外展位持续骨牵引,使骨折端达到复位。持续2～3周,局部较为稳定后再更换上肢悬吊石膏固定,并开始肩、手部早期功能活动。

2.手技复位及外展架固定

对青壮年,尤其是骨折线位于三角肌附着点以下的,可利用上肢螺旋牵引架及尺骨鹰嘴骨牵引施以手法复位,并以上肢石膏加压塑形,经X线片检查对位满意后行上肢外展架固定。4～5周后酌情拆除上肢石膏,先在外展架上活动,1～2周后再拆除外展架。复位失败者,可行开放复位及内固定术,术后也可在外展架上持续牵引。

3.骨外固定架复位及固定

多用于开放性骨折伴有明显移位者,可于清创术后采用Hoffmann架或其他形式的外固定架进行复位及固定。在穿针时应避开神经及血管,一般多在上臂的前外侧处进针,以免误伤。

4.开放复位及内固定

对闭合复位失败的,原则上均应考虑开放复位及内固定术,尤其是年龄较小及伴有桡神经受压症状须做神经探查术。复位后可根据骨折端的形态、部位及术者的习惯等来选用相应的内固定物。目前以交锁髓内钉最为常用,"V"形钉及Ender钉等髓内固定方式已较少使用;也可用钢板固定,但有骨折愈合不良、术中显露桡神经、二次手术取出内固定时易损伤桡神经的风险。

(1)手术适应证。

绝对适应证:包括开放性骨折、漂浮肩或漂浮肘、血管损伤、双侧肱骨骨折及继发性桡神经损伤。

相对适应证:包括节段骨折、保守治疗失败、横形骨折、肥胖、病理性骨折、骨折不愈合、神经系统功能障碍(帕金森病)、臂丛损伤及原发性桡神经损伤。

(2)内固定选择。

髓内钉:肱骨干骨折一般首选髓内钉固定,包括交锁髓内钉和普通髓内钉。交锁髓内钉目前应用最为广泛,有助于避免术后继发骨折端旋转移位;普通髓内钉临床应用逐渐减少,如

"V"形钉、Ender 钉和膨胀钉。

术前准备:除常规准备外,主要是根据肱骨髓腔的粗细,选择及准备相应规格的髓内钉或其他内固定物。根据患者健侧肱骨正侧位摄片,选择相应直径和长度的髓内钉。

麻醉:臂丛较为多见,也可选用全麻。

体位:仰卧位,将患肢置于胸前即可。

肩部切口:将上臂内收内旋、在肩峰下缘肱骨大结节部的皮肤上做一个纵行小切口,分开三角肌,显露大结节,并在大结节部凿 1 个小骨孔。

复位:复位技术包括闭合复位和切开复位,闭合复位优势在于保护骨折端血液运输,应优先予以考虑。但当骨折复位不充分时,尤其对于斜形或螺旋形骨折,髓内钉固定可能导致骨折端接触减少或骨缺损,增加骨不连风险。一般以骨折部位为中心做上臂前外侧切口,长度 6～8cm。沿肱二头肌与肱三头肌间隙纵向分开即显露骨折断端,保护桡神经干,清除局部凝血块及嵌压坏死的软组织,将骨折复位(或试复位)。

顺行髓内钉内固定术:酌情选用相应的内固定物。

一般髓内钉:多选用"V"形钉或 Ender 钉,其操作步骤如下。①肩部切口,将上臂内收内旋、在肩峰下缘肱骨大结节部的皮肤上做一个纵行小切口,分开三角肌,显露大结节,并在大结节部凿一个小骨孔。②打入髓内钉,将选好的髓内钉沿肱骨干的纵轴方向,从骨孔打入近侧骨折端,使露出骨折端外的钉尖不超过 0.5cm,以利于复位。③将髓内钉穿过骨折端、固定,在前者基础上,用手法或用持骨器使骨折端准确对位,继续将髓内钉逐渐打入远侧骨折端内,直到仅有钉眼部分露在骨孔外为止。髓内钉固定后必须使骨折端紧密接触,以利于愈合。

交锁髓内钉:可按前法相似操作。但闭合操作要求在"C"形臂 X 线机透视下,直接从肩峰切口,通过大结节插入。目前所用为 RT 型肱骨髓内钉,其直径分为 7mm、8mm 和 9mm,近端直径为 9mm;其中 7mm 直径的为实心髓内钉,另两种为空心髓内钉。髓内钉的近端和远端均使用 4mm 全螺纹自攻型螺钉交锁;要求螺钉穿透对侧皮质,以防止髓内钉旋转。此外,RT 肱骨交锁髓内钉配有一独特的近端交锁螺钉导向器(近端瞄准器及引导器),使得近端交锁螺钉能够准确锁定髓内钉。由于具备以上设计特点,RT 肱骨髓内钉可适用于肱骨干横形或粉碎性骨折、骨不连及病理性骨折。操作步骤如下。①插入髓内钉。以大结节顶部内侧为髓内钉插入口,将曲柄锥准确插入至肱骨外科颈内,并经透视根据定位证实。②插入导针。拔出曲柄锥,插入直径 2.0mm 球型髓腔锉导针,使导针通过骨折近、远端髓腔直至鹰嘴窝上 1～2cm,经透视证实导针位于肱骨髓腔内。③扩髓。沿导针插入球型髓腔锉,其直径为 6～11mm。先采用直径 6.0mm 球型髓腔锉开始扩髓,每次递增直径 0.5mm,扩髓至理想直径,即大于所选髓内钉直径 0.5～1.0mm,切忌将大于髓腔锉直径的髓内钉插入髓腔内。④髓内钉插入。将近端瞄准器及引导器连接于髓内钉近端,在引导器近端套入髓内钉敲打器。沿导针缓慢插入直径 8mm 或 9mm 髓内钉(直径 7mm 髓内钉系实心髓内钉,须拔出导针后方可插入)。术中应注意保持髓内钉近端弧朝向外侧,髓内钉远端位于鹰嘴窝上方 1.5～2cm,髓内钉近端置于大结节皮质下 0.5mm。⑤近端交锁。髓内钉近端椭圆形槽孔呈内外方向,通常使用直径 4.0mm 自攻型交锁螺钉,2.7mm 钻头,8.0mm 钻头套筒,钻头经近端瞄准器及椭圆形槽孔穿透至对侧皮质,可在 20°范围内调整钻头方向,沿钻孔攻入交锁螺钉。⑥远端交锁。髓内钉远端椭圆形槽孔呈前后方向,须在透视下寻找髓内钉远端椭圆形槽孔,使用 2.7mm 钻头经远端椭圆形槽孔穿透至对侧皮质,沿钻孔攻入交锁螺钉。

逆行交锁髓内钉固定术:采用逆行交锁髓内钉固定时,患者取俯卧位,在肱骨远端背侧自鹰嘴尖起向上做 1 个长约 8cm 的切口,肱骨髁上区域的背侧皮质可以通过劈肱三头肌入路显露。进针点位于鹰嘴窝附近,并依次使用 3.2cm 与 4.5cm 的钻头进行开孔,然后用逐渐加粗的扩髓钻进行扩髓,避免发生髁上骨折。应轻柔插入髓内钉,并保证钉头少许插入肱骨头。

钛板:应用钢板对医师的技术及经验要求较高。使用钢板可以降低肩、肘关节僵硬的发病率。钢板仍是肱骨骨折畸形矫正及骨折不愈合治疗的理想方法。

钢板种类:目前多应用各型 AO 钢板。限制接触型动力加压钢板多用于中段骨折。重建钢板可以塑形,应用于肱骨远侧 1/3 骨折。锁定加压钢板因有独特锁钉设计和良好的稳定性,适用于粉碎性骨折及骨质疏松骨折。

手术入路:前外侧入路,可显露肱骨全长,显露中 1/3 骨折时劈开肱肌以保护桡神经,延伸到下段时必须于肱肌和肱桡肌间显露桡神经,钢板置于前方或外侧。后侧入路,多用于肱骨远端 1/3 骨折显露,切口起自鹰嘴,沿后正中线向近端延伸,在肱三头肌外侧头和长头分离显露骨折和桡神经,钢板置于肱骨背侧面。

手术须注意问题:骨折两端必须各用 3～4 枚螺钉固定,加压固定骨折端,尽量不剥离骨膜;最重要的是保护桡神经,做到不损伤或被压于钢板下。

微创经皮内固定技术(MIPO):锁定加压钛板经肱骨前侧入路 MIPO 技术,经皮肌肉隧道插入锁定加压钢板,间接复位并对骨折端进行桥接固定,适用于粉碎性、多段或骨质较差的骨折,可保护骨折端血液运输,骨折断端稳定性好,可提高骨折愈合率。但应注意肱骨中下段处桡神经卡压风险。

(四)并发症及其治疗

1.桡神经损伤

约占肱骨干骨折的 8%,以肱骨中下 1/3 为多发,处理原则如下。

(1)仅有一般桡神经刺激症状:依据骨折移位情况按前述的原则进行处理,对桡神经症状进行观察,大多可自行恢复。

(2)有桡神经损伤症状:应及早行手术探查。术中显示断裂者,予以吻合,包括鞘内断裂的病例;有神经干挫伤的,可酌情切开外膜及束膜进行减压。

(3)疑有桡神经嵌于骨折端:在手技复位时必须小心,应尽量利用牵引使骨折复位,桡神经也随之回归原位。因骨折端十分锐利,易加重桡神经损伤,因此切忌粗暴手法。

(4)陈旧性桡神经损伤:对完全性损伤应行探查＋松解吻合术。失败者可行腕部肌肉转移术来改善手腕部功能,效果也多满意。不完全性损伤者,可行探查＋松解性手术。术中显示部分断裂者,也应行吻合术。

2.血管损伤

骨折合并血管损伤是创伤外科的一种紧急情况,必须进行急救,以便迅速恢复血液供应,在止血的同时应准备手术。对开放骨折应行内固定后对血管损伤予以修复。

血管造影对于判断肱骨骨折损伤血管的部位及程度是一种有价值的辅助诊断手段。动脉损伤修复的方法可根据损伤的部位和类型而异。动脉壁裂伤、洁净而裂口较小者可行侧壁缝合术,完全断裂者则须吻合或行血管移植。

3.延迟愈合或不愈合

肱骨干骨折的正常修复过程因各种因素受到影响时,骨折正常的愈合时间则被延长,甚至完全停止,从而引起骨折延迟愈合或不愈合。时间上二者难以绝对界定,一般认为超过 4 个月为延迟愈合,超过 8 个月为不愈合。导致骨不连的有以下因素。

(1)局部因素。

骨折节段的血供:肱骨干骨折以中段最多,又以中下 1/3 骨折不愈合率为最高。主要是由于肱骨中下 1/3 交界处骨折时易导致骨营养动脉的损伤。该动脉大多数只有 1 支,直接由肱动脉分出,通常在肱骨中下 1/3 交界处或中点附近的前内侧进入骨内,并在骨皮质内下行至髓腔内分出上行支和下行支。一旦损伤易导致延迟愈合或不愈合。

骨折类型:粉碎性骨折易于发生延迟愈合和不愈合,也因碎骨块缺乏血供所致。

开放骨折:除骨折断端由内刺出者外,开放骨折多为直接暴力致伤,软组织损伤严重,骨折类型也多为粉碎型,易发生感染而影响骨折的正常愈合。

骨缺损及感染:也是造成骨不连的重要原因。

(2)医源性因素。

反复多次或粗暴的手法复位:不仅可能加重软组织损伤及血管损伤,还会加重骨折端血供障碍,影响骨折正常愈合。

外固定效果差:包括外固定时间不足、范围不够、不能维持骨折端稳定,以及过度牵引造成断端分离等。

手术治疗的干扰:骨折本身有损伤骨营养动脉的可能性,而手术切开复位又进一步增加了可能损伤的机会。术中骨膜剥离使本来已缺血的骨端又失去了由骨膜而来的血液运输。手术内固定使骨端达到良好的复位及稳定的作用,同时破坏了骨端的正常血液循环而影响愈合。未植骨修复内固定术中残留的骨缺损也是重要原因之一。

内固定效果差:包括内固定器材选用不当及固定技术不合理。如果内固定后骨折端不稳定,则易发生骨不连。使用钢板螺丝钉内固定时,骨折两端各至少固定 3 枚螺钉,方能起到稳固固定。过细的髓内钉与髓腔接触面较少,内固定术后骨折端不稳定,易发生骨不连。

过度运动:过早恢复工作对于重体力劳动容易导致骨不连,可致内固定疲劳断裂,在残留骨缺损情况更易发生。

(3)肱骨骨不连:分为肥大性骨不连和萎缩性骨不连两大类。前者血供较好,为断端不稳定所致;后者血供差,往往有骨缺损。对骨不连及延迟愈合的病例,如非手术疗法无效,则应从病因角度酌情选择相应的术式治疗的。

手术基本原则:①稳定的内固定;②保证骨折端血液运输良好;③清除骨不连处硬化骨及瘢痕组织;④有效植骨。

具体术式:①交锁髓内钉;②加压钛板+植骨;③锁定加压钢板+植骨。该钢板稳定性好,并可保护骨折端血液运输。对于内固定术后的骨不连,须考虑更换内固定种类,使骨折端达到确实稳定,促进骨折愈合。

4.晚期并发症

主要包括肩、肘关节僵硬,活动受限。老年患者发病率更高。合并肘部损伤情况下可发生骨化肌炎,应在医师指导下进行早期的功能锻炼,改善肩、肘关节功能。

第五节　肱二头肌和肱三头肌断裂

一、肱二头肌断裂

(一)病因

肱二头肌断裂多由间接暴力引起,常发生于中年以上体力劳动者。本病较少见。

(二)诊断

患者感上臂突然剧烈疼痛,主动屈肘不能或力量弱,有时甚至可听到肌腱断裂的声音,此后感觉屈肘无力。

检查时可见上臂肿胀,有局限性压痛。主动屈肘不能或力量弱,触诊肱二头肌肌腹松软。主动用力屈肘时,如近端肌腱断裂,可见肱二头肌肌腹向远端移位。

有时肌腱由于慢性磨损逐渐断裂,可无明显外伤史,屈肘力量逐渐减弱。有时虽然肱二头肌腱完全断裂,由于肱肌、肱桡肌及旋前圆肌的作用,仍可保留一定的屈肘功能,因此有时易漏诊。

(三)治疗

慢性肱二头肌断裂或老年患者,经适当功能锻炼,屈肘功能可得到一定的改善,因此不一定需手术治疗。年轻急性损伤者,多需手术治疗。

肱二头肌腱长头断裂时,可将肌腱远端以适当的张力固定于喙突上,术后屈肘90°固定4～6周。如断裂水平低,不能固定于喙突上时,可将肌腱远端固定于结节间沟或胸大肌止点处。

肱二头肌远端断裂,因对屈肘及前臂旋后功能影响较大,因此大都倾向于手术治疗,应尽可能将肌腱断端固定于桡骨结节。如不能固定时,可将断端固定于肱肌止点处。术后屈肘70°位,前臂旋后位固定4～6周。

二、肱三头肌腱的断裂

肱三头肌腱的断裂较为少见,常表现为带有一小尺骨鹰嘴尖骨片的肌腱撕裂。肱三头肌腱断裂也常与局部注射类固醇治疗鹰嘴滑囊炎有关。这类断裂应该用粗的不吸收线穿过鹰嘴上的骨孔进行修补,再用粗的不吸收缝线做张力缝合,以缓解修补处的张力。术后制动3周,以后在能控制活动的支架内做逐渐加强的主动屈曲练习,约3个月时开始做肱三头肌的主动肌力锻炼。根据修复后的肌力及软组织愈合的情况可早期开始做等长收缩练习。

第四章 下肢损伤

第一节 股骨干骨折

一、概论

(一)应用解剖特点

1.股骨干的解剖定位

股骨干的解剖范围为股骨小粗隆下缘至股骨髁上部的解剖段。

2.外形结构特点

股骨干是人体中最坚固和最长的管状骨,当人体直立时,其向内、向下倾斜。女性的骨盆相对较宽,其倾斜度更大一些。股骨干本身还有一个向前的凸度,其外形上部呈圆柱形,下部逐渐移行呈三棱柱形,在其后面有一条纵形骨嵴称为股骨嵴或股骨粗线。向近端逐渐分为两唇,外侧唇终于臀肌粗隆,为臀大肌的附丽部;内侧唇一部分终于耻骨线,为耻骨肌附丽部,另一部分止于转子间线;股骨嵴向远端也分为两唇,分别移行至股骨内、外上髁。股骨干远端逐渐变扁增宽,在横切面上呈卵圆形。股骨干骨皮质的厚薄不一,一般中间厚,两端逐渐变薄,向远端至髁部仅为一薄层。前后面对应点的皮质厚度除股骨嵴最厚外基本一致。股骨骨髓腔横断面呈圆形,长度自小粗隆底部起至股骨下端关节面上一手掌处止,骨髓腔狭窄不一。一般自股骨大粗隆至外上髁连线上 1/4 处开始狭窄,最狭窄处在此连线中点近端 2～3cm 处。以此连线中点远近端4cm连线代表股骨干髓腔的中线,并沿髓内钉进入方向引线,两线的交点在近端4～5cm 处,夹角为 5°～7°,进行股骨髓内钉固定时应注意这些解剖特点。

3.血液供应特点

股骨干滋养孔一般有 1～3 个,大部分为双孔,多位于股骨的中段及中上段。一般开口于股骨嵴上或股骨嵴的内外侧,上滋养孔大多位于股骨干上、中 1/3 交界处稍下方,下孔则位于上、下1/2 交界处稍上方。滋养孔道多斜向近侧端,与股骨轴线的夹角为 45°。股骨滋养孔也有单孔,多集中于股骨中 1/3 处。双滋养动脉的上滋养动脉一般发自第一穿动脉,而下滋养动脉则发自其余穿动脉。滋养动脉进入皮质后其行程可长可短,入髓腔后再向上、下分支做树枝状,血流呈远心方向,供应皮质内侧 2/3～3/4。骨膜动脉为众多横形细支,来自周围肌支,呈阶梯状,只供应皮质外侧 1/4～1/3,平时作用不大。股骨干骨折后,如果主要滋养动脉缺如,骨骺动脉和骨膜动脉不能代偿股骨干远侧断端的血供,新骨形成将受到影响。如骨折发生在上中 1/3 交界处,远骨折段近侧将缺乏血供。如骨折发生在中下 1/3 交界处,同时该股骨只有 1 个滋养动脉,在皮质内行程又较长,则近断段远端的血供将发生障碍,影响愈合。

股骨干骨折后采用髓内钉固定,将有可能损伤滋养动脉的髓支。另外,由于滋养动脉在股骨嵴处进入的较多,手术时应尽量不要剥离此处,采用钢板固定时,钢板不宜放在前面,因为螺丝钉可能穿入后部股骨嵴,从而损伤滋养动脉而影响骨折的愈合。

4.周围相关结构的解剖特点

围绕股骨有较多的肌肉,特别集中于上部及后部,因而通常从体表不易摸到股骨。由于股骨外侧无重要血管及神经等结构,且肌肉较薄,显露股骨以外侧最为适宜。股骨中段 1/3 的全部、上 1/3 的大部及下 1/3 的一部分全为股内侧肌、股外侧肌及股中间肌所包围,股骨干任何部分的骨折都或多或少地引起股四头肌的损伤。由于出血、水肿、渗液进而机化,如果再给予较长时间的固定,缺少必要的肌肉功能锻炼,时间一长,必然引起挛缩或纤维增生,造成粘连,特别是骨折位于股骨下部或由于渗液向下流注更易引起肌肉及膝关节囊的粘连,严重影响膝关节的活动,使得屈曲范围大受限制。

(二)致伤机制

1.概述

股骨干骨折的发生率略低于粗隆部骨折和股骨颈骨折,约占全身骨折的 3%,但其伤情严重,好发于 20~40 岁的青壮年,对社会造成的影响较大。10 岁以下的儿童及老年人也时有发生。

2.致伤机制

由于股骨被丰富的大腿肌肉包绕,健康成人股骨骨折通常由高强度的直接暴力所致,例如机动车辆的直接碾压或撞击、机械挤压、重物打击及火器伤等均可引起。高处坠落到不平地面所产生的杠杆及扭曲传导暴力也可导致股骨干骨折。儿童股骨干骨折通常由直接暴力引起且多为闭合性损伤,也包括产伤。暴力不大而出现的股骨干骨折者除老年骨质疏松外,应警惕病理性因素。

3.骨折移位

股骨周围肌群丰富,且大多较厚,力量强大,以致股骨干完全骨折时断端移位距离较大,尤其是横形骨折更明显。骨折后断端移位的方向部分取决于肌肉收缩的合力方向,另外则根据外力的强度与方向以及骨折线所处的位置而定。整个股骨干可以被看成 1 个坚固的弓弦,正常情况下受内收肌群、伸膝肌群及股后肌群强力牵引固定。股骨干骨折后这 3 组肌肉强力牵引使弓弦两端接近,使得骨折端向上、向后移位,结果造成重叠畸形或成角畸形,其顶端常朝前方或前外方。具体按照骨折不同部位,其移位的规律如下。

(1)股骨干上 1/3 骨折:近侧断端因髂腰肌及耻骨肌的收缩向前屈曲,同时受附着于股骨大转子的肌肉,如阔筋膜张肌、臀中肌及臀小肌的影响而外展外旋;近侧骨折断端越短,移位越明显;远侧断端因股后肌及内收肌群的收缩向上,并在近侧断端的后侧。由于远侧断端将近侧断端推向前,使后者更朝前移位。

(2)股骨干中 1/3 骨折:骨折断端移位情况大致与上部骨折相似,只是重叠现象较轻。远侧断端受内收肌及股后肌收缩的作用向上向后内移位,在骨折断端之间形成向外的成角畸形,但如骨折位于内收肌下方,则成角畸形较轻。除此以外,成角或移位的方向还取决于暴力的作用方向。这一部位骨折还常常由于起自髋部止于小腿的长肌的作用而将股骨远断端和小腿一起牵向上方,导致肢体短缩,Nelaton 线变形,大粗隆的最高点比股骨颈骨折更位于髂前上棘与坐骨结节连线的上方。其另一个特点是,足的位置由于重力的作用呈外旋位。

(3)股骨干下 1/3 骨折:除纵向短缩移位外,腓肠肌的作用可使骨折远端向后移位,其危险是锐利的骨折端易伤及腘后部的血管和神经。

(三)股骨干骨折的分型

股骨干骨折的分型则是根据骨折的位置和软组织损伤的情况来划分,股骨干一般分为近段 1/3、中段 1/3 和远段 1/3;另外,股骨干峡部骨折也可作为一种类型。

1.AO 分型

这种分型是基于骨折的形态和受伤的机制。A 型骨折形态上简单,分为螺旋形骨折、斜形骨折和横形骨折;B 型骨折有一大的蝶形骨折块;C 型骨折是粉碎性骨折。

2.Winquist-Hansen 分型

这种分型基于骨折块的粉碎程度是否须选用锁定螺钉装置。Ⅰ级和Ⅱ级骨折轴向稳定,不需要使用锁定螺钉装置;Ⅲ级、Ⅳ级、Ⅴ级骨折轴向不稳定,需要使用锁定螺钉装置,以避免短缩和对位不正。由于不可预知的骨折粉碎程度及静力锁定髓内钉系统的应用,这种分型运用得较为广泛。

二、股骨干骨折

(一)分类

对于股骨干骨折,多数学者按照影响其治疗结果的因素进行分类。如软组织类型、骨折部位、骨折形状粉碎程度和合并损伤等。

开放性股骨干骨折比开放性胫腓骨骨折少见,按照 Gustilo 分型分为Ⅰ、Ⅱ、Ⅲ型,其中Ⅲ型又分为ⅢA、ⅢB 和ⅢC 型。由于股骨干有丰富的软组织包绕,Ⅲ型损伤,特别是ⅢC 型损伤非常少见。软组织的分类只有在对软组织和骨骼进行清创后才能明确,不同医生对同一骨折的分类可能有所不同。

股骨干骨折按照部位可分为近 1/3 骨折、中段骨折和远 1/3 骨折。因为髓腔的峡部位于股骨干中段,所以远 1/3 骨折也称为峡部下骨折。

也可根据主要骨折线的形态对股骨干骨折进行分类,分为横形、斜形、螺旋形和节段骨折。股骨干骨折的分类在 AO 分型中分为简单骨折(A)、楔形骨折(B)和复杂骨折(C)。按照骨折线的倾斜程度又分为几个亚型:楔形骨折有螺旋形、弯曲形和粉碎性骨折;复杂骨折则包括节段性骨折和骨干广泛粉碎性骨折。AO 分型对选择合适的治疗方法或判断预后的作用还未明确。

(二)诊断

1.症状和体征

股骨干骨折临床容易诊断,可表现为大腿疼痛、畸形、肿胀和短缩。多数骨折由高能量损伤所致,常合并其他损伤,所以全面体检非常重要。骨科诊断包括全面检查整个肢体,观察骨盆和髋部是否有压痛,同时合并骨盆或髋部骨折可以出现局部淤血和肿胀。骨折后由于患者髋部不能移动,故触诊大腿近端和臀部十分重要。臀部饱满和股骨近端呈屈曲内收畸形则表明合并髋关节后脱位。

同样要对膝关节进行望诊和触诊,股骨干骨折常合并膝关节韧带损伤,但股骨干骨折后不可能进行常规的应力试验检查,仔细检查膝关节侧副韧带和关节间隙则能够判断有无韧带损伤,可在骨折内固定后再进行临床和X线检查。

股骨干骨折是否合并半月板损伤还不完全清楚。在对47个股骨干骨折进行关节镜检查的一项研究中发现有一半的患者发生了半月板撕裂,其损伤形式表现为放射状撕裂和"桶柄状"撕裂,或二者相混合,但这些患者并没有临床表现。不应对股骨干骨折患者常规进行关节镜检查。应待骨折愈合、肢体康复后,若患者持续存在膝关节疼痛或交锁和打软腿等症状时再进行进一步检查。

股骨干骨折合并的神经血管损伤虽然少见,但是必须在术前进行详细检查。

股骨干骨折后很少发生低血容量性休克,但股骨干骨折后出血量较多。研究表明,其平均出血为 800~1200mL,所以不管股骨干骨折是否合并其他损伤,术前均有必要检查血流动力学的稳定性。

脂肪栓塞综合征是股骨干骨折的严重并发症,若检查发现有不明原因的呼吸困难和意识不清,须考虑发生脂肪栓塞综合征的可能,应进行血气分析等进一步的检查。

2.X线检查

在进行X线检查前,应对肢体进行临时制动,以免进一步损伤软组织,但不能影响整个股骨的拍照,如果术前髋关节处于外旋位,应在麻醉后内旋股骨近端拍摄髋关节前、后位X线片,以免漏诊股骨颈骨折。

X线投照应包括骨盆正位、膝关节正侧位和整个股骨的正侧位片,胸部X线片有助于诊断脂肪栓塞综合征和判断其进展情况。

(三)治疗

1.非手术治疗

(1)牵引:牵引是一种历史悠久的治疗股骨干骨折的方法,可以分为皮牵引和骨牵引。皮牵引是利用牵引装置通过皮肤施加纵向应力作用于肢体。骨牵引则是通过骨骼直接作用于肢体,通常在胫骨或股骨进行穿针。

相比胫骨结节骨牵引,股骨髁上骨牵引能够对骨折端提供更为直接的纵向牵拉,股骨髁上骨牵引在骨折愈合后膝关节僵直的发生率较高,由股内侧肌和股外侧肌形成的瘢痕所致。骨牵引的目的是在早期(伤后24小时)恢复股骨干的长度。在24小时后,骨折端血肿机化,要将股骨恢复至正常的生理长度须增加牵引重量,而增加牵引重量可将患者拉至床尾,使患者或牵引装置与床相接触,导致牵引失效,进而不能恢复正常的股骨长度。为避免牵引使患者向床尾滑动,可将床尾抬高,增加体重的反牵引力。在牵引后的24小时应拍X线片以观察牵引的效果,因为牵引有可能使骨折端产生分离,通常最初使用 30~40 磅(1 磅≈0.4536kg)的牵引重量,随后须逐渐减轻牵引重量。

牵引是过去治疗股骨干骨折经常选择的方法,现在使用牵引则大多作为临时固定,但医生仍需要掌握这方面的知识。

(2)石膏支具:石膏支具在理论上有许多优点,它允许逐渐负重、改善肌肉和关节的功能、增加骨骼的应力刺激、促进骨折愈合,它通过平滑的、全面接触的石膏或大腿套四周包裹软组织,使骨折端部分不承受负荷。

开放性骨折、远 1/3 骨折和中段粉碎性骨折是使用支具的相对适应证。近端骨折和横断或斜形骨折由于应力集中,有发生成角的趋势,不适合于支具治疗。支具也可用于补充有限内固定,如小直径非带锁髓内针,它的作用是消除导致骨折旋转畸形的应力在股骨的旋转负荷。石膏支具治疗成功的关键在于安置技术,它可以在牵引 6~8 周后替代髋人字形石膏或在牵引 1~2 周后作为最终治疗。安置时机应由有经验的骨科医生决定,应用支具的先决条件是牵引达到满意的复位。在肿胀和疼痛消失及 X 线片有早期的骨痂形成后应用石膏支具可以得到良好的结果,定期复查 X 线片以检查轴线和判断是否早期负重。

(3)外固定架。

外固定架是股骨干骨折危重患者的临时固定方式。优点是手术时间短,对骨折端血液运输破坏少,方便伤口换药。缺点是对膝关节活动影响大,针道感染率高。外固定架固定股骨干骨折最常用于高能量损伤,这种损伤由于合并其他损伤需要进行快速、稳定的固定。

外固定架固定股骨干骨折的主要适应证是 I 型开放性骨折,即使是粉碎性骨折,它也能够提供适当的骨性稳定,还可以保持良好的伤口通道,以方便清创和换药。在严重污染或高能量损伤的开放性骨折中,选择外固定架作为治疗可以防止引起感染。

多发损伤的患者不能耐受长时间麻醉或股骨干骨折合并血管损伤时,外固定架是一种安全方便的骨折固定方法。在这种情况下,外固定架可作为一种临时固定,一旦患者情况改善,可将其更换为内固定(接骨板或髓内针)。

2.手术治疗

(1)接骨板:由于股骨干骨折非手术治疗存在许多缺点,如住院时间长、花费大、骨折短缩、畸形愈合、延迟愈合和关节僵硬等,而切开复位、接骨板内固定能改善这些缺点,从而被多数医生接受。

普通钢板包含解剖、重建、加压三种钢板。解剖钢板一般用于骨骺端不需要较大的塑形时;重建钢板用的地方比较多,一般用在较小的骨折部;加压板一般用于骨干骨折。锁定钢板是在普通钢板的基础上改进钢板和螺钉的结合方式。接骨板内固定需要经验和手术技巧,要达到解剖复位而不破坏骨折部位的血液运输。

切开复位、接骨板内固定的优点是可以直视解剖或近解剖复位,解决了骨牵引遇到的肢体长度和旋转的问题,同骨牵引相比,改善了关节活动范围。接骨板内固定同骨牵引相比的另一优点是患者可以早期下床活动,减少了住院时间。

接骨板内固定需要广泛暴露股骨外侧,患者取仰卧位并将臀部垫高,或取侧卧位。消毒范围包括整个下肢和髂骨。选择直外侧切口,切开阔筋膜,把股外侧肌向前牵开,同时结扎穿动脉,骨折的远、近端主骨能够活动以达到解剖复位。用经皮微创骨折复位器把接骨板固定在骨骼上,不要剥离肌肉,尽量少应用拉力螺钉复位骨折块,以避免进一步损伤软组织,建议用

LCP锁定加压接骨板,接骨板应有足够的长度保证骨折两端有8～10层的骨皮质被螺钉贯穿,即骨折远近端各有4～5枚螺丝钉,对骨质疏松者或股骨远端可用松质骨螺钉以增加把持力。利用模板将接骨板塑形,接骨板应固定在股骨的后外侧,在股骨粗线的前侧并平行于股骨粗线。建议在接骨板的对侧植骨,特别是在内侧有缺损时,须进行自体松质骨植骨。股骨粗线可作为判断旋转的标志。对较大的骨折块应进行解剖复位,小骨折块则没必要获得解剖复位。

术后鼓励膝关节主动活动,但是在骨折愈合前应避免强力活动,膝关节活动受限将增加固定骨折的应力,并增加内固定失效的风险。X线片表现骨折愈合后才能完全负重。接骨板应在术后2～3年取出,但不一定必须取出。

接骨板固定结果不满意的主要原因是技术问题和适应证选择不当。其手术适应证包括股骨干骨折髓腔小于6mm、骨折周围骨干存在畸形、股骨干骨折合并同侧股骨颈骨折或股骨远端骨折、合并血管损伤须广泛暴露以修补血管的骨折或多发创伤不能搬动的患者等。

(2)髓内针:股骨干大致呈直管状结构,是髓内针固定的理想部位。位于中部的峡部能够把持髓内针,进行髓内固定也有利于对抗重力及肌肉和韧带产生的对股骨的负荷。正常股骨受到折弯和扭转的负荷时,折弯和扭转负荷会产生对骨的张力、压力和剪切应力。髓内针同其他内固定和外固定相比,更接近身体活动的中心,受到的负荷更小。髓内针与骨骼复合体的力学特点明显不同于接骨板固定后的应力遮挡,其有多个优点:第一,髓内针所受到的负荷小于接骨板固定,使得它不易发生疲劳折断;第二,骨痂受到的负荷是逐渐增加的,刺激了骨愈合和骨塑形;第三,通过髓内针固定可以避免由接骨板固定所产生的应力遮挡效应而导致的骨密质坏死。

髓内针固定也能够确保股骨干的正常轴线。对简单的股骨干中段骨折,使用较粗直径的髓内针固定,在髓内针填充髓腔时,能够自然地矫正股骨轴线。同样在粉碎骨折和股骨中段的远、近端骨折中也可恢复股骨解剖长度和轴线,但需要采取较为复杂的手术。

大多数行髓内针固定的患者在手术后进行早期功能锻炼是可行的,患者可在术后24小时内离床活动,因为髓内针可承受负荷,故术后多数患者可以早期负重,仅有严重粉碎性骨折和远端骨折在早期愈合过程中需要采取保护性负重。髓内针固定术后大腿肌肉产生的瘢痕较小,可比较快速地恢复股四头肌功能和膝关节活动,而患者的快速康复也减少了住院时间和降低了致残率,可获得明显的经济效益。

髓内针固定后骨折快速愈合取决于以下几个因素:髓内针允许环形压力负荷经过骨折端,有利于骨痂的形成和塑形;闭合插入髓内针很少或几乎不破坏骨外膜的血液运输,而骨外膜的血液运输被认为在骨折愈合过程中发挥着重要的作用;闭合穿针时产生的骨碎屑都可随血流进入血肿部位,有成骨和骨诱导作用,可刺激骨折愈合;在进行髓内针固定后,生物力学和生物学的因素可互相结合,使骨干骨折获得良好的愈合。

髓内针固定与其他的内固定或外固定方法相比,再骨折的发生率也比较低。股骨干骨折闭合髓内针术后可在骨折端形成大量骨痂,以获得骨性愈合。因为在骨折端的骨痂和新形成的骨密质直径长,实际上骨的力量大于正常骨。虽然不推荐在术后18个月前常规取出髓内针,但有些年轻人因为骨愈合和塑形较快,可以在术后6个月取出,取出髓内针后任何形式的保护和延迟负重都是没必要的。

髓内针的使用还有以下特性和注意事项。

髓内针插入特性：顺行髓内针的插入可能引起医源性的远、近骨折块的爆裂，存在以下几个因素时易发生这种并发症，第一，成年人股骨干向前的平均弧度弯曲半径是 110cm，髓内针的预弯应符合这个平均弧度。如果髓内针和股骨干的弧度不匹配，会导致插入髓内针的过程中髓腔的弓性压力增加。第二，髓内针入点不正确，在髓内针插入过程中弓性压力增加，入点在梨状窝的前侧可引起髓内针的扭转和增加了髓腔的应力；入点过于偏外可导致骨折近端内侧粉碎。髓内针的入点应在正侧位，位于股骨干髓腔轴线。常规扩髓和使用小直径实心髓内针可以减少发生医源性粉碎骨折。

髓内针原位特性：长骨承受弯曲、压力和扭转负荷，股骨干骨折用带锁髓内针固定能够恢复股骨干在 3 个平面的适当力量和强度。

股骨干骨折用 12～14mm 的标准髓内针固定后，不管髓内针是空心或实心结构，其折弯强度均可达正常股骨的 50%～70%。用静力锁定的髓内针固定的股骨干骨折可承受 4 倍体重的力量。髓内针扭转强度小于正常的股骨，空心针仅有 3%，实心髓内针则是 50%。因为股骨受到负荷所产生的任何旋转畸形可由主骨折块产生的弹回效应来矫正，故这种带锁髓内针所具有的扭转弹性不会导致骨折旋转不稳定。

关于股骨中段骨折的远端锁钉的数量已有研究。在尸体标本上，用 1 枚和 2 枚远端锁钉在旋转和轴向负荷失效方面无明显差别，同样的临床研究表明，用 1 枚和 2 枚锁钉锁定远端在骨折愈合时间和并发症也没有区别。对远 1/3 骨折，1 枚锁钉不能提供足够的骨折稳定性。

带锁髓内针的疲劳特性：在标准型大直径(12～15mm)髓内针的中部断裂罕见，髓内针的近端或远端锁钉部位断裂更常见。几个因素易造成髓内针在这些部位断裂：第一，扩髓和应用小直径髓内针导致髓内针这些部位和骨内接触少，应力集中在远、近端的锁钉部位。第二，髓内针锁钉孔部位金属量减少，髓内针强度降低。为此，多数厂家采取加厚针壁、增大髓内针的近端直径的方法或采取冷工艺处理。

多数带锁髓内针最常见的疲劳断裂部位是远、近锁定孔。分析表明，如果骨折位于锁钉孔 5cm 以内，髓内针受到的应力在它的耐受限以上。一旦骨折愈合到恢复正常远端股骨 50% 的强度，受到应力则减小到髓内针耐受限以下。改进设计(如不带沟槽、呈交叉截面设计或对锁定孔进行冷处理和加厚髓内针壁)，可以减少髓内针在这个部位的断裂。

髓内针技术和注意的问题如下。

手术时间：股骨干骨折后早期固定的优点为有利于患者早期活动和肺功能的恢复，特别是对多发创伤的患者。

术前计划：闭合带锁髓内针的临床结果大部分取决于术前、术中的计划。即使是再复杂的手术，只要密切注意每一个细节就可以有好的结果。

术前 X 线片一定要保证质量，近端和远端的纵向骨折线在低质量的 X 线片中容易漏诊。这种无移位的骨折影响内固定的选择，如骨折线通过膝关节或髋关节则影响内固定的选择。股骨干骨折 X 线片应包括膝关节正侧位和骨盆正位，以排除髋部损伤和膝关节周围损伤。

股骨的形态和大小可在 X 线片进行判断，测量正位 X 线片股骨峡部的宽度以判断可使用的髓内针的直径。对于一般的髓内针(非带锁髓内针)，直径大于 X 线片测量结果 2mm 是适当的;而髓内针在静力锁定的情况下,髓内针是否紧贴髓腔不是主要的问题。

术前测量股骨和确定髓内针的理想长度是必要的。

如果不是急诊情况下做闭合髓内针,可先行胫骨结节骨牵引,需要 25～40 磅的牵引重量。如果手术在 3～5 天以后进行,应拍摄股骨侧位 X 线片观察骨折牵引后的位置,对于简单横断的并且末端带尖的骨折,为了在手术中便于复位,至少要过牵 5～10mm。术前 30 分钟全身应用抗生素,持续到术后 24 小时。

体位:在骨折床牵引上股骨髓内针,可以采取侧卧位或仰卧位。仰卧位适用于多发创伤的患者,特别是合并肺部损伤、不稳定的脊柱或骨盆骨折、对侧股骨干骨折者。仰卧位不阻挡股骨颈和股骨头正侧位的透视,还适用于第二代髓内针的插入。对肺功能不好的患者如采取侧卧位则影响肺通气。对于不稳定的脊柱和骨盆骨折者,侧卧位还可能使骨折进一步移位、软组织进一步损伤。但是仰卧位在选择髓内针的大转子窝入点时比侧卧位难。侧卧位容易暴露入点但摆放体位需要更长的时间。肥胖患者适合采取侧卧位。

仰卧位容易进行闭合复位,而且比侧卧位更少发生旋转畸形。患者的躯体和骨盆远离患肢,提供髋内收的角度,患髋屈曲 150° 和对侧腿伸直,臀部垫一沙袋以稳定骨盆和股骨近端。多数患者通过小腿垂直地面能达到满意的旋转对位。通过骨折端的 X 线片表现判断旋转对位是不精确的,如有必要,透视下侧位使股骨双髁重叠,先锁定近端,通过旋转骨折近端确定股骨颈前倾,恢复正常股骨的旋转。股骨近 1/3 骨折仰卧位趋于内翻成角,这时调整患者体位,如换成侧卧位也许是必要的。对于长斜形、螺旋骨折或延迟手术的患者,如闭合复位困难时,点状切口使用经皮微创骨折复位器,将骨折端临时固定,也导入钢丝捆绑有效固定,操作全程紧贴骨膜,避免或减少损伤周围组织如血管、神经等,可将骨折端间隙降到最小,纠正旋转,移位畸形,减少医源性骨膜损伤。

采用侧卧位时,在复位和插入髓内针时患者的前后和上下都需要支撑,髋部轻度内收和适当屈曲便于骨折复位和暴露大转子。用胫骨针或股骨远端针牵引膝关节最少屈曲 60°,足套牵引膝关节伸直会增加坐骨神经的张力,应避免这种情况。相对于地面内旋 10°～15° 可保证骨折正确的旋转对线,常见的错误是小腿外旋引起 20°～30° 的外旋畸形,虽然大多数患者可接受这个畸形角度,但应努力避免这种情况。对侧小腿伸直允许 C 臂机自由活动透视。

复位:在铺单以前尽量保证正侧位达到满意的复位。在侧卧位,骨折近端相对于骨折远端处于屈曲和内收,可以用一只手托住股骨近端,矫正内、外成角和移位,残留的小移位可以在手术中纠正。如果 X 线片未证实解剖复位,在铺单前一定要调整患者和肢体的位置。调整牵引进行手法复位可能是必要的,牵引至骨折端轻度分离可帮助复位和通过导针,也可铺无菌巾单后,利用经皮骨折复位器将骨折远、近端复位,避免多次手法复位对软组织产生副损伤。

对于一些骨折不推荐用牵引床做髓内针,急性骨折牵引用 AO 牵开器或经皮微创骨折复位器,在股骨近端和股骨髁插入半针,通过解剖研究使股骨近端针远离股动脉和神经,又不影响髓内针的插入。虽然需手法复位,但多数患者能得到满意的对线。这项技术用于多发创伤的患者,如把他们放置在牵引床会增加危险。

切口:从大转子尖向上 8～10cm、向下 1cm,肥胖的患者需要长切口,切开阔筋膜和臀大肌筋膜,识别大转子外展肌腱止点和梨状肌肌腱的间隙,从髋关节囊分离臀中肌和臀小肌,把外展肌向前拉,直视大转子或梨状窝。

精确的髓内针入点:股骨干相对于大转子后顶点有一向前的弧度,所以开孔应在转子中线的后侧和大转子窝的转子突出的内侧,这样能保证开孔位于冠状面和矢状面股骨干髓腔轴线上。入点偏前可引起股骨干前侧皮质的穿透,入点在大转子尖的外侧可导致扩髓偏心和股骨干近端的粉碎。对于成年患者应避免入点偏内,否则可因损伤股骨颈基底血管环而导致股骨头坏死。开孔器过于偏内也会造成股骨颈应力骨折。在插入开孔器后用 C 臂机观察正侧位位置,在扩髓前任何偏离转子窝的入点都必须纠正。在仰卧位,用开孔器开孔比较困难,可以在 C 臂机监视下用斯氏针钻通转子窝,然后用空心扩髓钻沿着斯氏针扩孔。

扩髓:开始用 6～9mm 手动扩髓钻扩股骨近端,以利于带头的导针自由活动、顺利通过远部髓腔,导针用"T"形柄控制,当导针通过骨折端时用支撑物托住远端,在侧位股骨远端向外成角,在扩髓和插入髓内针前导针在前后位应瞄着髁间窝直接进入骨折远端。X 线片证实导针正侧位位置合适,表示手术可进入下一阶段。如导针偏离中心,可以通过一种称为"挤压螺丝钉"的技术矫正,导针内外侧偏离,从前后位在髓腔中心拧入一枚螺钉,导针从螺丝钉旁穿过,阻止导针的偏离,髓内针远端用 2 枚螺丝钉锁定后,然后取出挤压螺丝钉。如前后位移位,则从内外侧拧入挤压螺丝钉。

插入导针:选用的髓内针通过导针插入骨折近端,当髓内针通过骨折远端时完全地矫正骨折成角是必要的。紧握手柄保证髓内针预弯弧度进入骨折远端 3～4cm,然后调整牵引,恢复股骨的正常长度,使髓内针完全进入远端,驱动器完全进入大转子尖。带锁髓内针对角锁钉孔位于转子间区域。远端锁钉孔位于冠状面。若髓内针插入不完全,将导致近端锁钉位于股骨颈内,远端孔偏向矢状面,髓内针可能发生扭转弹性变形,这时应进一步扩髓或换直径小的髓内针。

近端锁定:根据术前、术中对骨折的判断进行髓内针的近端锁定、远端锁定或两端锁定。研究表明,当髓内针固定有疑问时,任何时候进行静力锁定都是有必要的。很明显,静力锁定可减少术后并发症的发生,不会增加股骨骨折不愈合的风险,只有在治疗简单的股骨中段横形骨折时考虑不进行静力锁定。

近端锁定很容易完成,因为有瞄准器同髓内针的末端牢固相连,大多数设计为 6mm 的全螺纹钉从大转子以对角 45°到小转子。近侧皮质钻到 6mm,而在小转子水平的远侧皮质钻到 5mm,用合适的螺丝钉拧入。

远端锁定:常规采用远端锁钉来控制远端骨折的长度和旋转。它是闭合髓内针的主要技术,要成功完成带锁髓内针必须熟练掌握这项技术。

多种手动瞄准装置是能够使用的,在大腿外侧做一小皮切口,钻套被引导到外侧皮质,透视下使髓内针孔与钻套精确对位。由于股骨远端有斜坡和长手柄的瞄准装置,需要敏感的触觉才能精确安放。

学者进行远端锁定时大多数采用徒手技术。在远端孔部位大腿外侧切开 3～4cm,分开髂筋束和股外侧肌,剥离足够的骨膜以不阻挡钻和开孔。调整 C 臂机对准一锁定孔,使其完全变圆,将一带尖的针放置在股骨外侧,使其尖位于圆的中心。关闭透视使针杆平行 C 臂机,用锤子砸针使其通过外侧皮质到针孔,再用透视证实针的位置,然后取出针,钻透全层皮质。另外可以开始就用钻放置在圆的中心,多数髓内针系统提供的是 5～6.25mm 的全螺纹自攻螺钉。

常规用 2 枚螺丝钉锁定远端以防止髓内针在矢状面晃动。生物力学研究表明在股骨中段或近段骨折用带槽髓内针固定,与远端用 1 枚和 2 枚螺钉锁定在扭转和轴向负荷的比较无明显差异。临床研究证实即使单个锁钉可能发生移动,单个锁钉对固定多数股骨近端和中段骨折是适当的。如果怀疑骨折固定的稳定性,最好用 2 枚锁钉。

术后康复:闭合髓内针术后,所有患者应尽早离床活动。对于多发创伤者,仅仅是坐起来也可减少肺部并发症,带锁髓内针的优点是即使是粉碎性骨折,活动时也相对不痛,外加牵引、支具是没必要的。动力锁定的髓内针未锁定的骨折端把持力不明确,可能需要保护,以防止旋转畸形。峡部下骨折可以在髓内针固定中发生外旋,在临床上用防旋转靴通常即可防止。

如果骨折达到牢固的稳定,患者应尽早进行肌肉和关节活动,在术后立即活动过程仅需要注射轻微的镇痛剂。指导患者进行股四头肌力量练习和逐渐负重,只在非常靠近端或远端的骨折,为避免内固定失效和合并同侧肢体其他损伤或膝关节韧带撕裂时才延迟负重。

一般固定髓内针后预计 4～6 周后膝关节可正常活动。

术后 1、3、6、12 个月应摄 X 线片,记录骨折愈合和塑形的情况。静力锁定髓内针很少动力化,除非术后 3～4 个月骨折延迟愈合。动力化则应取出离骨折较远的螺钉,因为这些螺钉对稳定骨折的作用较小。

并不强迫常规取出髓内针,但是建议年轻患者在术后 1～2 年、骨正常塑形后取出髓内针。如果骨折愈合牢固,要减除近端锁钉或髓内针末端引起的转子的疼痛,早期取出髓内针是安全的。远端螺丝钉头很少是产生慢性不适的原因。若存在骨折延迟愈合,有时可取出有局部症状的螺钉,但这种螺钉取出要谨慎,防止内固定失效。

(3)特殊骨折的治疗:未合并其他部位骨折和软组织损伤的股骨中段简单的横断和短斜骨折,可用闭合髓内针治疗。但是多数股骨干骨折的部位和类型复杂,也可能合并其他损伤,所以在进行多数股骨干骨折治疗时需要对标准髓内针技术做一些改进,以下是股骨干骨折常见特殊治疗。

粉碎性骨折:粉碎性骨折是高能量损伤的标志。粉碎性骨折常伴随大量失血或开放性骨折,发生全身并发症(如脂肪栓塞综合征)的比例也高。粉碎性骨折的 Winquist 分类是基于骨块接触程度的,可用来预测用髓内针固定所能达到稳定性。无移位的远、近端骨折块在术前 X 线片不一定表现得很明显,可在术中或术后表现出来。

过去对粉碎性骨折很难选择出一种好的治疗方法。普通"三叶"形髓内针对Ⅳ型骨折是禁忌证,因为有骨折发生短缩的危险。小直径的髓内针不能填满髓腔,Ⅰ型、Ⅱ型的骨折可沿髓内针活动。在带锁髓内针出现以前,髓内针加钢丝捆绑骨折块广泛用于粉碎性骨折的治疗,但这种方法需要进行广泛的软组织剥离,且钢丝捆绑可阻断骨膜的血液运输,使骨皮质发生坏死。即便使用经皮微创骨折复位器对主要的骨折端进行捆绑,也可能会影响骨折端的血液运输。小直径不锈钢的钢丝捆绑对骨外膜血液运输的破坏较小,其下的骨皮质发生坏死的可能性也小。用较大直径的钢丝进行捆绑,虽可有效固定各种骨折块,但对骨外膜的血液运输干扰较大,非必要不建议使用。

开放插入髓内针和捆绑钢丝引起骨折延迟愈合也可能是由破坏了骨折端的血肿所致,上述方法去除了骨折血肿内的生长因子,减轻了初始炎症和愈合过程的增殖期。合并手术会破坏骨膜血液运输和去除血肿,也不同程度地影响了骨折的愈合速度。

以前用钢丝捆绑的临床结果满意,但没有闭合静力带锁髓内针效果好。带锁髓内针已取代其他方法用于治疗粉碎性骨折。这些髓内针可到达远、近端的髓腔,恢复股骨的轴线。研究发现骨折愈合过程中移位的皮质骨块成角和移位逐渐减少,这些骨折块的塑形源于周围肌肉和骨痂组织的流体静力学作用。移位的蝶形骨折块位于股四头肌和髂胫束,对功能无影响,骨折块自髓腔移位 2cm,不影响骨折愈合。静力锁定主要骨折块可防止短缩和旋转畸形,股骨干粉碎性骨折的发生率高,多数学者建议常规使用静力锁定。

股骨干节段骨折是粉碎骨折的特殊类型,涉及股骨干两个水平的骨折,近端骨折可以到转子下,远端可以到股骨髁上,作为高能量骨折,每一节段骨折都可能发生粉碎,必须评估每一节段骨折的稳定程度。用闭合带锁髓内针治疗可获得良好结果。

股骨近端和远端骨折:当骨折位于股骨干髓腔峡部的近端或远端时,常规的髓内针固定不能达到稳定状态。髓内针不能控制远、近端髓腔,特别是骨干和骺交界的部位,术后可发生轴向和旋转不稳定。如果手术时髓内针偏离髓腔的中心,则可发生骨折成角畸形。在股骨远端骨折进行髓内针手术时,当髓内针偏内髁或外髁时,可引起内翻或外翻畸形。股骨转子下和股骨近 1/3 骨折受到多个肌肉的作用力和外侧皮质高张力,股骨髁上骨折在矢状面和冠状面有相似的应力集中,都使髓内针的机械应力增加。

开放性股骨干骨折:开放性股骨干骨折通常是由高能量损伤引起的,还可能合并多个器官的损伤。开放性股骨干骨折的传统治疗方法是清创和骨牵引,过去几十年的临床研究表明,积极的手术治疗更能取得明显效果。

骨牵引是开放性股骨干骨折传统的治疗方法,这种方法虽不干扰骨折周围的软组织,但患者不能早期活动,不方便观察伤口和换药。

切开髓内针固定、髓内针加钢丝和切开复位接骨板固定治疗开放性股骨干骨折,其感染率高的原因在于事故发生时的创伤引起的骨和软组织的失活、污染,以及手术操作对软组织、血液运输的进一步破坏。

带锁髓内针的出现扩大了闭合髓内针治疗股骨干骨折的应用范围,开放性股骨干骨折的特点是骨折粉碎、骨缺损和股骨近、远端水平骨折。带锁髓内针在处理这类骨折时有独特的优势。

外固定架能为骨骼提供良好的稳定性和伤口换药途径,患者可以早期活动,避免了骨牵引的多数并发症,但继发的膝关节活动受限和针道感染概率增加。

所有开放性股骨干骨折都易受到污染,而且细菌不断繁殖,因此伤后时间对于是否发生感染是一个重要影响因素。时间越长,感染概率越大。这就表示,在治疗任何开放性股骨干骨折时,清创晚于 8 小时都应按 Gustilo Ⅰ型处理。及时、彻底的清创是急诊使用髓内针的先决条件。若软组织严重损伤、组织对细菌的反应受抑制,髓内针手术后感染的风险可以大于轻度软组织擦伤和骨膜剥离(Gustilo Ⅰ和Ⅱ型)。

股骨干骨折合并同侧股骨颈骨折:股骨干骨折合并同侧股骨颈骨折的发生率为 1.5%～5.0%。

　　由于股骨干骨折时不能用 X 线片观察股骨全长,因此股骨颈骨折常被延迟诊断,1/4~1/3 的股骨颈骨折初诊时易被漏诊,在固定股骨干骨折时才被发现,甚至一些患者在出院后数周才表现出来。多数患者通过闭合复位,在髓内针周围插入多枚针或螺丝钉来补救可恢复良好的功能。

　　即使存在不稳定的股骨干骨折,也能达到股骨颈解剖复位。多数股骨颈骨折复位不好会引起不愈合,这种损伤可发生有症状的内翻不愈合,须做股骨近端截骨以达到愈合。股骨颈的理想固定是在骨折端加压,因此不宜选择如 Ender 针和 Zickle 髓内针和 Williams 髓内针的内固定。这些内固定股骨颈骨折趋向分离,可能增加股骨颈骨折不愈合的发生。如果股骨颈骨折端加压固定牢固,预计在 3~6 个月愈合。

　　最常用的方法是用顺行髓内针固定股骨干骨折和用多枚针或螺钉固定股骨颈骨折。另一种方法是用逆行的短髓内针通过股骨内髁插入来固定股骨干骨折,该方法可以留有更大的空间用以精确固定股骨颈骨折,但用这种方法中带锁髓内针不容易插入,会阻碍粉碎、斜行、螺旋形股骨干骨折的固定。此逆行方法应用时必须小心,因为逆行髓内针分配股骨近端的负荷能够导致股骨颈骨折的内翻移位。

　　顺行髓内针和螺钉固定股骨干合并股骨颈骨折要求一定技术,在精确安放 3 枚 6.5mm 空心钉的同时还要防止髓内针扩髓和插入。用空心钉有助于螺钉精确地插入髓内针的前方及股骨颈和股骨头的中心,建议在髓内针插入前至少用 1 枚螺钉固定以防止股骨颈骨折的移位。这项技术的主要并发症是股骨颈骨折不能达到解剖复位。如果骨折移位明显或复位困难,需要在前方切开复位临时用克氏针或螺钉固定股骨颈。

　　股骨干骨折合并同侧髋关节脱位:股骨干骨折合并同侧髋关节脱位须急诊复位髋脱位,以预防发生股骨头缺血坏死,并应尽可能同时治疗股骨干骨折,股骨干骨折用接骨板或髓内针进行固定。伤口关闭后闭合复位髋脱位。

　　股骨干骨折也可以合并髋臼骨折或骨盆环骨折。对于髋臼和骨盆环骨折,手术治疗须广泛暴露和剥离臀大肌,在骨盆与股骨转子的髓内针入口之间的异位骨化要引起注意。在这些病例中预防性使用放射疗法和口服吲哚美辛可以减少异位骨化的发生。

　　股骨干骨折合并同侧股骨髁间骨折:股骨干骨折很少合并股骨髁间骨折。当这种情况发生,须鉴别两种类型:①股骨髁间骨折近端骨折线与股骨干骨折不连续;②股骨髁间骨折是股骨干骨折远端的延伸。

　　治疗方法有:①两骨折切开复位,接骨板固定;②两骨折切开复位分别用两接骨板固定;③股骨髁间骨折切开复位接骨板固定,而在股骨干插入髓内针进行固定;④带锁髓内针对这两处损伤可提供良好的固定,特别对股骨髁间骨折无移位者。

　　股骨髁间骨折必须用空心钉固定在股骨髁的前后,关节面的解剖复位非常重要,须行切开复位时,通过髌旁切开关节暴露骨折线。无移位的骨折在 C 臂机监视下经皮用空心钉固定,股骨髁的旋转对位常见,须切开关节直视下检查关节面。在股骨髁中心安放螺钉以阻挡髓内针通过,靠髓内针远端锁钉适当固定股骨髁。所用拉力螺钉的数量根据骨折的类型而定,在股骨髁间骨折固定 2 枚螺丝钉后再插入髓内针可防止可能出现股骨髁间骨折移位。如果还需要拉力螺丝钉,应在髓内针插入后再安放。在行髓内针固定时,注意扩髓到股骨髁间部位,扩髓防止髓内针插入时股骨髁间骨折分离,用足够长的髓内针插入股骨髁间窝软骨下,以便远端锁钉起到稳定股骨髁间骨折和髓内针牢固固定股骨远端的作用。这种方法的稳定性取决于骨折类型和拉力螺钉和锁钉,术后康复效果因人而异,股骨髁间骨折负重应在骨折固定 6 周以后进行。

如果远端骨折粉碎严重、位置太低或冠状面有骨折线,则不宜用这种方法。这种情况宜用切开复位接骨板固定。用切开复位接骨板螺钉固定和带锁髓内针治疗这些少见的骨折,可以得到比较满意的结果。

髋关节置换术后股骨干骨折:髋关节置换术后股骨干骨折不常见。外伤后,应力集中在股骨假体末端引起骨折,这种骨折分为 3 型:Ⅰ 型,螺旋骨折起于假体柄的近端,骨折位置被假体末端维持;Ⅱ 型,假体末端的骨折;Ⅲ 型假体末端以下的骨折。治疗根据骨折类型和患者是否能耐受牵引和第二次手术,Ⅰ 型骨折假体柄维持骨折稳定,骨牵引 6~8 周,这时患者有足够的骨痂允许保护性负重,通常需要戴骨盆的股骨支具。Ⅱ 型骨折可以保守治疗,也可以把以前的股骨柄换为长柄。Ⅲ 型骨折可以保守治疗或切开复位加压接骨板内固定。如Ⅲ型骨折发生在股骨远端 1/3,可以用逆行髓内针治疗。

老年股骨干骨折:现在老年股骨干骨折逐渐增加,老年股骨干骨折常由在家摔倒引起,属于低能量损伤,合并伤少见。尽管其是低能量损伤,疏松的皮质骨经常粉碎,治疗的目的同老年髋部骨折相似,包括足够牢固的内固定和允许患者完全负重,股骨干骨质疏松和髓腔宽者用接骨板和外固定架都不能达到稳定,髓内针的效果优于其他内固定。

枪弹伤股骨干骨折:枪弹伤导致的股骨干骨折多数是小口径、低能量损伤。股骨枪弹伤有 4 种骨折类型。第一种是钻孔骨折,其特点是子弹作用于松质骨发生在干骺端;第二种是子弹直接撞击股骨干导致蝶形骨折,并有不同程度的皮质粉碎;第三种是子弹不完全穿透骨引起不完全骨折,这种骨折可以减弱骨的强度,但骨有足够的完整性允许完全负重;第四种是螺旋骨折,通常发生在近端或远端的 1/3,这种骨折过去认为是由于患者在受伤后摔倒所致,但很可能是远离枪伤的股骨部位受到应力增加所致。

多数枪弹股骨干骨折的治疗同闭合骨折一样。非常规骨折端的清创或入口孔开孔是必需的,以标准的形式进行闭合带锁髓内针固定,髓内针固定的手术时机不受弹道的影响,但胸腹颅脑的损伤会影响髓内针固定的时间,结果可同闭合骨折相比,感染率同闭合骨折髓内针相似。这些骨折立即髓内针固定可以减少住院费用。与高能量损伤的治疗原则明显不同,高能量的步枪损伤,应作为Ⅱ度开放性骨折治疗,清创、取出异物、开放伤口是必要的,如果存在软组织广泛损伤和骨外露,应用外固定架和牵引,在一些病例可以在软组织覆盖后行二期内固定。

三、股骨干骨折并发症

(一)术中并发症

术中并发症的发生均与操作不当有关,例如术中发生新的骨折。髓内钉固定时造成新的骨折主要与髓内钉规格尺寸选择不当、进针点太偏外或偏内、髓腔扩大过度皮质偏薄有关,手术时加以注意是可以避免的。髓内钉打入一部分后处于进退不能的与术前估计不足及术中粗暴强行打入有关,应采取相应的策略防患于未然。

(二)术后并发症

1.延迟愈合和不愈合

延迟愈合多发生在开放性骨折及粉碎性骨折,主要原因大多与处理措施不当有关,通过改进不恰当的措施、延迟固定时间、局部制动和外加电磁场刺激等辅助手段,大部分能取得完全愈合。不愈合通常由感染、严重骨缺损等引起,采用交锁髓内钉辅以自体植骨可以在取得骨愈合的同时照顾到膝关节功能的恢复。

2.畸形愈合

畸形愈合和内固定不当与活动过早有关,股骨干骨折成角畸形大于 15°、旋转畸形大于20°或短缩畸形超过 2.0cm 者,均应设法矫正,小儿及老年病例可放宽标准。一般可采用人工制造骨折重新固定的方法,固定时除矫正旋转成角外,应注意维持合适的肢体长度,必要时可考虑植骨。

3.再骨折

再骨折一般多发生在钢板固定拆除后。由于钢板的应力遮挡,局部骨质疏松,拆除后应暂缓负重,或外加石膏固定一段时间,逐步增加负重,预防应力损伤。对于已发生的再骨折,宜采用交锁髓内钉等较可靠的方法固定,一般愈合时间都较原骨折短。

4.内植物折断

内固定植入物的断裂并不鲜见,其原因一方面与材料的质量有关,另一方面与固定不当、过早负重有关。发生在骨折愈合前的折断应视骨折对位对线情况及愈合趋势酌情处理。原则上应予去除,但技术操作困难,这种情况下如果强行取出,可能带来不良后果。

5.膝关节功能障碍

大多由于长期固定引起股中间肌的粘连、股中间肌本身的损伤与瘢痕化,以及膝关节内和髌骨两侧囊壁的病变而引起。主张在固定的基础上早期活动以预防膝关节功能障碍的发生。轻者可通过理疗、加强功能锻炼得以恢复。重则行股四头肌成形术,手术松解膝关节及髌韧带下方粘连,切除已瘢痕化的股中间肌,并酌情行股四头肌延长术等。术后早期行 CPM 锻炼,疗效多较满意。

四、股骨粗隆下骨折

(一)受伤的机制

粗隆下骨折可以发生在各个年龄层次的人群中,这种骨折在统计学上是一种年龄与性别不对称的双峰分布形式,即典型的成年男性高能量损伤和老年女性低能量损伤。常见于老年人低能量损伤所致的髋部骨折,年轻人更多是因为高能量的车祸伤、高处坠落伤及贯通伤。其有时作为并发症继发于股骨颈骨折,选用 3 枚呈"顶点向上三角形"排列的螺钉固定,特别是螺钉的进针点低于转子下区域。

(二)解剖学特点

股骨粗隆下周围都包绕有丰富的肌肉组织,肌肉附着点决定着骨折初始移位的方向,粗隆下骨折典型的表现是近端骨折块呈屈曲、外展、外旋畸形,粗隆下骨折都会出现短缩畸形,股骨近端由于解剖的变异表现出较多的变化,如股骨颈的前倾角为 $13°±7°$,即颈相对于股骨干向前了 $1\sim1.5cm$,颈干角在女性当中为 $133°±7°$,男性则为 $129°±7°$,成年人的股骨呈一向前的弧,其平均的曲率半径为 $109\sim120cm$,股骨粗线是股骨干后侧坚厚的皮质,其是肌肉的附着处,且有加强股骨干坚固性的作用。

(三)分型

到目前为止,股骨粗隆下骨折有多种分类方式。

1.Russell-Taylor 分型

这种分型目前应用较为广泛,因为其是从生物力学和生物学的角度指导如何选用合适的内固定物。

2.AO 分型

(1)32-A1.1 型、32-A2.1 型、32-A3.1 型为简单骨折(螺旋形骨折、斜形骨折和横形骨折)。

(2)32-B1.1 型、32-B2.1 型、32-B3.1 型有蝶形的骨折碎块(螺旋楔形骨折、弯楔形骨折和粉碎楔形骨折)。

(3)32-C1.1 型、32-C2.1 型、32-C3.1 型为粉碎性骨折。

3.Fielding-Magliato 型

(1)Ⅰ型:骨折位于小粗隆的平面。

(2)Ⅱ型:骨折位于Ⅰ型下方 1in 内(1in=2.54cm)的位置。

(3)Ⅲ型:骨折位于Ⅰ型下方 $1\sim2in$ 的位置。

4.过去的分型

包括 Seinsheimer 分型、Waddell 分型、Boyd-Griffin 分型。

(四)股骨粗隆下骨折的固定

大多数粗隆下骨折的病例一般用股骨髓内钉进行固定。然而,要依据骨折的位置和类型来确定髓内钉的类型和交锁螺钉的位置。对于骨折线位于小转子下方(ⅠA 型骨折)水平的骨折,已证明顺行交锁髓内钉固定较适用。对于涉及小粗隆或后内侧壁的骨折(ⅠB 型),股骨头下固定髓内钉(髓内钉的近端锁钉直接斜行进入股骨头下)通常更为合适。对于粗隆下骨折延伸到梨状窝内的情况,髓内钉的使用可能会更复杂。虽然使用股骨头下固定髓内钉(粗隆入路或梨状窝入路皆可)能有效固定,但要注意置钉以前首先要保证近端骨折块复位(通常采用开放技术)。另外,钢板螺钉系统也适合这种类型的损伤。角钢板、动力髁螺钉和锁定钢板可用于复杂或简单形式的骨折。股骨近端锁定钢板、间接复位技术、避免过多地骚扰软组织,能获得较高的愈合率。钢板螺钉固定这些骨折并不需要一期行骨移植。有经验的医师用 95°钢板治疗股骨转子下骨折已获成功。通过避免广泛剥离、间接复位技术和早期不植骨能有效降低骨折的不愈合率(从 16.6% 降至 0)。治疗上无论是选择钉板固定或髓内钉固定,手术的目标是相同的,包括恢复股骨干的长度、对线,纠正旋转畸形,恢复正常的颈干角。

(五)解剖生物力学的注意事项与外科技术

1.解剖注意事项

粗隆下骨折,由于近侧骨折断端受肌肉牵拉作用使得纵向牵引难以复位。近侧骨折断端通常呈屈曲、外展和外旋畸形,而远侧骨折断端通常缩短,并向内侧移位。这对使用髓内钉时定位点的判定增加了难度。而股骨干骨折畸形的程度有许多种,这依赖于肌肉的起止点和骨折的位置。

2.生物力学方面

重点包括髓内钉曲率的半径(相对于股骨弓)、进钉点、髓内钉的刚度和强度。

(1)髓内钉的曲率:正常股骨具有一弯曲半径约为120cm的前弓。髓内钉的设计有一半径更大的曲率(即较少弯曲的设计),范围为150～300cm,因此,尤其是在近侧股骨干骨折或股骨粗隆下骨折时,在插钉的过程中要避免穿透远端前方皮质。在老年患者中尤其要注意髓内钉和股骨解剖之间有无明显不匹配。

(2)髓内钉的刚性:随着髓内钉的直径增加,髓内钉的弯曲刚度、钉体的厚度和锁定能力也相应增加。与开放髓内钉相比,闭合髓内钉扭转刚度更大。刚度也是髓内钉的重要功能之一:钢比钛更硬。

(3)小直径的钉子:使用小直径的髓内钉,通常需要放置小的锁定螺钉。这种螺钉疲劳断裂的风险较高。

(4)髓内钉断裂:大直径的髓内钉的主钉配套大直径的锁定钉,降低断钉的发生率。然而,随着置入物的设计生产方法改进,在置入物与骨髓腔的直径相匹配时早期疲劳失效罕见。广泛的扩髓以便置入较大的髓内钉的方法现在已很少使用。钉的疲劳断裂通常是不愈合的指征。理想情况下,锁定的位置应远离骨折断端5cm以上,但这不是绝对的,这取决于患者复位的情况以及股骨的大小。

(5)钢板:因为相对于股骨的机械解剖轴线,钢板位于偏心位置。因此,与髓内钉相比,钢板需要承受更大的机械应力。其结果是,钢板通常要求负重限制,而这些往往在髓内钉治疗的病例当中是不必要的。

3.外科技术

(1)髓内钉:患者可采取仰卧位或侧卧位,便于顺行髓内钉插入,仰卧位则适用于逆行髓内钉。另外,受伤的腿一般放置在便于透视的床上。多发伤的患者一般采取仰卧位,便于腹部和胸部需要手术探查。股骨髓内钉放置的位置与患者冠状面上外翻畸形程度相关,特别是位于股骨峡部远端的骨折。

以梨状窝为起点顺行进入:梨状窝是由Johnson和Tencer确定的最为理想的起点,因为它与髓腔的中轴线重合。进针点如前移超过6cm,则会产生高环形压力,可能导致股骨皮质破裂,髓内钉穿出。这在使用大直径的髓内钉时尤其要注意。进针点如向外侧和内侧偏移,则易引起相应的内翻和外翻畸形,特别是在股骨近端或粗隆下骨折。由于头部固定的髓内钉不具有侧向弯曲,在保证髓内钉与髓腔对线的同时,使近侧锁定钉与股骨颈一致则较为困难。股骨颈相对于股骨干的位置偏前,对于粗隆下骨折的患者尤其是那些骨折延向近端的情况,近侧骨折断端分散了环形应力,进针点可能偏前5mm。

顺行粗隆部的进针点:由于确定梨状窝较为困难,因此粗隆髓内入点的钉设计有4°～10°的特定横向弯曲。如果进针点过于偏向外侧,则股骨端容易出现内翻畸形。

逆行进针点:适当的进针点位于后交叉韧带之前的髁间窝内,与股骨的髓腔呈一条线,在

X线片的侧位像上,这是 Blumensaat 线的延长线。入口应与股骨的纵轴呈一条直线,而不是垂直于该膝关节的股骨关节面(这是在外翻)。屈膝 35°～50°时寻找进针点,近侧髓内钉应放置在股骨小粗隆水平的上方。

扩髓:应使用尖锐的、深凹槽铰刀和一个细软弹性轴,以减少热损伤及髓内压升高的风险。扩髓后的髓腔直径一般要比髓内钉大 1～1.5mm。无必要过度扩髓。

锁定:所有的股骨骨折应静态锁定。无证据表明动态锁定可以提供更好的愈合效果。此外,由于无法识别的粉碎骨折块,有时不得不进行短缩。

(2)锁定板:对于粗隆下和股骨干骨折锁定板的运用,扩大显露和微创小切口技术都是有益的。不管应用哪种技术,应尽可能地减少对软组织的损伤。对于股骨的开放入路,经股外侧肌下入路,向前牵开外侧肌间隔。应识别和结扎股动脉深支。对于粉碎性骨折,利用桥接钢板的生物学原理间接复位骨折断端。通常一个宽的、大片骨折段需要加压板,使用长钢板有一些优势,骨皮质螺钉固定的层数没有钢板的长度那么重要。

(3)外固定架:股骨外固定架可使用 5mm 或 6mm 针进行单边固定。该针分别在骨折的两端从外到内各放置 2 枚。也可放在前外侧和前侧。由于外固定架通常是一个临时的、最终治疗前的治疗措施,如果高位的股骨粗隆下骨折需要用外固定架固定,股骨近端不能穿钉,可以选择跨髋关节近端固定到骨盆上。

(六)急性外伤并发症

1.肺部并发症

脂肪栓塞综合征、急性呼吸窘迫综合征、肺功能障碍都与股骨干骨折相关。尤其是伴随胸肺部创伤的多发伤。早期骨折固定可降低脂肪栓塞综合征的发生率。

2.大腿骨筋膜隔室综合征

大腿骨筋膜隔室综合征罕见。但是,由于潜在遗漏的可能,早期诊断是关键。临床症状和体征包括:严重肿胀,被动关节活动时出现疼痛,不成比例的疼痛。然而,这些体征都存在于任何股骨骨折的患者中,这使得诊断更加困难。如诊断有疑问或无意识的患者可直接测量骨筋膜隔室的压力。大腿骨筋膜隔室综合征的治疗就是切开减压。

(七)治疗的中长期并发症

1.肺功能障碍或脂肪栓塞综合征

插装髓内钉的过程,无论是用髓内置入物、铰刀或是起锥,骨髓或脂肪颗粒都有可能进入静脉循环引起栓塞。虽然有争议,但这已被假设为可造成肺功能障碍,特别是在患者的胸部或肺有损伤的情况下。

2.神经损伤

医源性神经损伤是股骨髓内钉治疗较为罕见的并发症。主要包括股神经、坐骨神经、腓总神经和阴部神经。在定位牵引患者时,由于从会阴后直接加压,会伤害会阴神经。应避免持续牵引。过度手法复位容易损伤坐骨神经。

3.肌萎缩

在顺行股骨钉过程中,可能损伤插钉的髋外展肌和外旋肌。虽然目前还没有研究显示髓内钉的插入会增加髋部外展功能障碍的风险。股四头肌损伤常见于股骨骨折,这可能是由受伤而非治疗引起的。

4.膝关节僵硬、膝关节疼痛、髋部疼痛

膝关节僵硬常见于股骨干骨折的治疗。特别是钢板内固定治疗容易导致膝关节僵硬。逆行髓内钉的治疗可能与膝关节僵硬有关。膝关节疼痛与逆行进钉有关,髋部疼痛与顺行进钉有关,顺行进钉发生髋部疼痛的概率在 10%～40%。逆行进钉发生膝关节疼痛的概率在 30%～40%。

5.异位骨化

顺行进钉出现异位骨化的可能性为 9%～60%。然而临床上显著的异位骨化则比较罕见,据报道,只有 5%～10%的患者发生异位骨化。异位骨形成与男性性别、手术延迟、长期置管、相关的头部损伤有关。扩髓髓内钉比不扩髓髓内钉发生异位骨化的概率高。

6.再次骨折

放置钢板出现再次骨折非常罕见,通常是不愈合的迹象。骨折可发生在钢板的一端,但这通常需要受到较大的损伤。

7.置入物并发症

断钉。随着髓内钉设计的进步,骨折愈合之前出现断钉的情况越来越少。髓内钉断裂预示着骨折不愈合,断钉的取出具有一定的挑战性。

8.成角畸形

成角畸形通常被定义为与冠状面或矢状面成 5°夹角。这在近端骨折或远端骨折较为普遍,髓内置入物和股骨峡部之间的没有紧密压配。近端骨折,骨钉的进钉点是确保位置合适的关键。在髓内钉治疗股骨粗隆骨折时,力线方向应当纠正和保持整个过程(从通过放置互锁螺钉起点的标识),以确保正确地进入。

9.旋转畸形

轻微的股骨旋转畸形患者可以耐受且不易察觉,当旋转度大于 15°则会有不适的症状。判断股骨有无旋转,术中可行放射学检查或临床检查来确定。骨皮质厚度对称非常有用,但不可靠。小转子的形状和外观(与未受伤的股骨比)是确定该股骨有无旋转的可靠方法。关于旋转如仍有疑问,可行 CT 扫描。将双下肢绑住,扫描股骨的近端和远端比较其相对旋转(近端与远端的受伤和未受伤的一侧)。

10.股骨髓内钉的取出

股骨骨折愈合后取出髓内钉的必要性和时机尚不清楚。在取出以前确定影像学骨折愈合和符合临床治愈的标准。取出髓内钉可能仅限于有不适症状的患者。

(八)骨不愈合

股骨干骨折和股骨粗隆下骨折选用髓内钉固定,发生骨不愈合较为罕见。然而,发病率很可能比一些研究的结果要高。几个较大的研究表明,延迟愈合或不愈合的发生率为 6%～12%。治疗方法包括更换髓内钉、更换钢板的同时植骨或不植骨。还没有研究证明动态化是股骨骨不连的常规治疗。更换髓内钉的过程包括取出髓内钉、扩髓,并插入 1 个直径更大的髓内钉,标准是比之前的钉直径大 1~3mm。骨折愈合率也不尽相同。有学者报道,更换钢板的同时是否植骨取决于不愈合的类型,超过 90%的患者能成功。最后,在髓内钉周围放置 1 枚钢板来强化具有更高的成功率。这主要是由于增加了扭转稳定性,弥补了骨折/骨折不愈合髓内钉治疗这方面的不足。

(九)畸形愈合

相比于开放复位治疗,闭合治疗更易出现成角畸形愈合。然而,股骨粗隆下骨折比股骨干骨折更难以精确地复位和固定,从而导致成角畸形愈合的发生率更高。畸形愈合可能导致双下肢不等长。纠正成角畸形通常需要用股骨截骨治疗。肢体不等长的治疗包括延长患肢或缩短正常的肢体。任何位置的骨折都有可能引起旋转畸形。如果旋转角度大于 15°,可考虑矫正。

第二节　股骨髁上骨折

一、评估

(一)病史

与其他的四肢伤一样,对股骨髁上骨折的早期评估必须包括损伤的机制、并发症、受伤部位有无手术史、受伤前有无症状及受伤前的功能水平。通常,将患者分为两类。

(1)跌倒或扭转等低能量损伤导致骨量减少的患者或老年人骨折。

(2)车祸或高处坠落等高能量损伤导致的年轻、健康成年人骨折。

在这两种情况下,外力通过弯曲的膝关节传递到股骨。其他表现可通过体格检查和 X 线检查获得。医师将这些信息汇总在一起然后做出判断,查找相关的损伤,预防并发症发生。

(二)体格检查

在多发伤的情况下,初步检查包括 ATLS 指南,ABC(气道、呼吸及循环)优先。这一评估完成后,再进行四肢的评价。应注意膝关节及其周围有无畸形、发绀、肿胀及开放性伤口。此外,神经、血管的检查也非常关键。

1.神经

评价并记录胫神经和腓浅神经及腓深神经的运动功能和感觉功能。通常情况下,检查会受到疼痛、意识情况、镇静或神经损伤程度的限制,这些也应记录在病历中。

2.血管

脉搏是评价肢体灌注的良好指标。如果未触到脉搏,则须行多普勒超声检查。使用牵引和夹板固定有助于恢复脉搏和肢体的灌注。如果两侧的脉搏不相等或在多普勒检查未检测到的情况下,应考虑踝肱指数(ABI)或动脉造影,ABI<0.9 需要进一步的处理。如果在肢体复位后无脉搏,务必行动脉造影检查,以排除内膜撕裂,因为这可能会导致血栓形成。

3.软组织

首先关注开放性的伤口,随后注意腿部后侧的情况以免出现遗漏。对于开放性骨折患者,需要早期应用抗生素预防革兰阳性菌所致的感染。污染较大的伤口同时需要预防革兰氏阴性菌的感染,污染伤口需要预防厌氧菌感染。

4.骨筋膜隔室综合征

一般四肢伤的患者有发生骨筋膜隔室综合征的可能。重点关注那些意识不清或使用镇静药的多发伤患者,若临床查体提示骨筋膜隔室综合征,则需要紧急行筋膜切开减压处理。若临床检查不明确,可监测骨筋膜隔室内的压力。如果患者接受血管手术,可预防性切开减压以避免缺血再灌注损伤。

5.合并伤

特别是多发伤患者,合并伤易被忽视。大多数情况下,这些伤在二次查体时不明显,在第3次检查或在手术室麻醉状态下必须正确评估。骨骼肌损伤的同时常合并有同侧肢体的损伤,包括胫骨骨干的骨折(浮膝)、股骨颈骨折或髋部脱位、髌骨骨折和膝关节韧带损伤或膝关节脱位,高处坠落时还容易导致跟骨骨折或 Pilon 骨折、骨盆骨折、髋臼骨折、脊柱骨折。

(三)影像学检查

(1)须同时对髋部、股骨、膝关节行正、侧位的 X 线检查,并仔细观察关节内的骨折情况,排除有无股骨后髁骨折。

(2)大多数的粉碎性骨折及延伸到股骨干的骨折都是由高能量的损伤所致,因此,术者应谨慎对待。

(3)关节内的骨折应行 CT 检查,特别是临时复位用石膏、夹板或外固定架固定后。

(4)如果怀疑膝关节脱位或膝关节的韧带损伤,则需要请骨科专家会诊或优先行 MRI 检查。

(5)如果怀疑有血管损伤,通常合并膝关节脱位,须行 CT 血管造影。

二、早期处理

(1)对于单纯的股骨髁上骨折,利用牵引、夹板临时复位固定已经足够,骨牵引现在并不常用。

(2)当明确的软组织损伤或污染严重时可行超膝关节的外固定架固定,理想状态下 2 周内更换为内固定系统可以减少钉孔的感染。

三、治疗

(一)切开复位内固定治疗的原则

切开复位内固定治疗的目标就是恢复下肢的力线、提供坚强的固定和良好的软组织环境,便于早期活动。具体的过程如下。

1.关节面的解剖复位

涉及关节内的骨折,首要目的就是恢复关节面的一致性,最好是使用 3.5～6.5mm 的小折片螺钉、空心螺钉。有时用小螺钉来固定小的骨折碎块(一般为 2～3mm),必须要注意这些螺钉与髓内钉进钉点的位置、路径或保持钢板与螺钉之间有一定的间距。另外,还需要注意股骨远端的三维立体结构,避免股骨髁间窝、股骨髁中心的螺钉侵及窝内的软组织、韧带等结构。

2.机械轴的复位

通过钢板螺钉或髓内钉(如髁上髓内钉)可恢复股骨干的轴线。在一系列的关节内骨折的病例中,钢板和螺钉系统往往是首选,以避免置换关节。最终,选择哪种置入物取决于外科医师的经验和习惯。

(二)切开复位钢板螺钉内固定

虽然角钢板能够维持良好的复位固定,但是是以对软组织的损伤大为代价的。

(1)钢板一般放在股骨的外侧。在简单骨折中,通过骨折断端之间的加压固定能提供足够的稳定性,但是在复杂骨折中,通过这种复位却不能提供稳定的固定。

(2)锁定钢板对于复杂骨折的固定能起到一个非常重要的作用,角钢板对于粉碎性骨折能提供稳定的固定,从而可避免使用中和板,而且使用起来更方便。

(3)有限切开技术对于钢板的设计提供了更多的帮助。

(三)切开复位髓内钉固定

髓内钉能够恢复下肢的力线,但也有一些缺陷。

(1)从理论上讲,髓内钉的置入可能会对关节面造成损伤。

(2)髓内钉的远端固定孔未达到股骨远端,因此固定强度有限,不能控制其在冠状面上的稳定,造成"雨刷效应"。

(3)定制的"髁上髓内钉"则能使用,它能提供足够的强度去固定,锁定钉能提供足够的支持。

(四)重点注意事项

1.假体骨折

当出现股骨远端假体周围骨折的情况时,第一时间需要考虑假体是否有松动。如果有松动,则需要排除是否为感染。如果使用的是不保留十字韧带的全膝关节假体,无论是钉板系统或是髁上髓内钉都适用。如果使用的是保留十字韧带的膝关节假体,所述股骨假体将不允许使用髁上髓内钉系统。同样,股骨假体也会阻碍锁定螺钉的行进轨迹,因此需要考虑置入物的选择和固定角度钢板的位置。如果假体松动,最好采纳关节专家的意见。

2.膝关节关节炎

既往有膝关节炎的骨折患者可直接行初次膝关节置换,但要考虑关节炎症状的严重程度和持续时间,还要考虑骨折的类型是否适合这种治疗方式。一般情况下,直接行膝关节置换有一定难度,因为在股骨干骺端稳定的情况下假体才能稳定。对于骨量减少的患者来说,关节内的粉碎性骨折比关节外骨折更适合关节置换手术。在大多数情况下,恢复股骨轴的力线,尽可能多地保留骨量以便未来需要时可行关节置换手术。

3.开放性骨折

(1)在急诊室就要开始进行抗生素治疗。

(2)排除破伤风。

（3）彻底的清创手术最重要，切除所有受污染和失活的组织（包括骨）和异物。扩创去除所有的骨碎屑，适当清创显露骨组织。应用抗生素不能替代清创。

（4）若伤口较为清洁且软组织能够覆盖，可考虑急诊切开复位内固定。

（5）在大多数情况下，最好间隔 48 小时再次进行清创。创面干净后，二期再行切开复位内固定处理。负压治疗或抗生素链珠可用于清创时临时伤口覆盖。

四、术前计划

（一）使用仪器和器材设备

（1）理想的置入物：锁定钢板或髓内钉。

（2）备好拉力螺钉，以免遇到关节内骨折。

（3）各种复位工具，包括用于关节周围的把持钩。

（4）克氏针。

（5）可用来透视的手术台。

（6）C 臂机。

（7）如条件允许，备一套外固定架。

（8）股骨牵引器可以帮助股骨复位。当跨越膝复位时，牵引器可大大提高关节面的可视程度。

（二）定位

（1）患者取仰卧位。

（2）在股骨远端骨折处的最高水平下方放置垫子，使之抬高凸起。这有助于通过膝盖弯曲减少后凸畸形，并减轻对腓肠肌的牵拉。牵拉远侧骨折断端使其恢复张力。

（3）另外，可将毛毯叠层放置在胫骨下方，可使胫骨升高并与水平面平行。使用预制的"三角形"材料也能达到一样的目的。

（4）未受伤的腿也要进行消毒，便于术中参考对比，特别是可用来评估旋转情况。

（三）显露

（1）选用钉板系统固定，侧位显露股骨远端和膝关节非常关键，术中关节内的透视也非常关键。一个切口，从股骨外侧髁至 Gerdy 结节以曲线方式延伸。在半月板水平纵向切开关节囊。将关节囊向前牵拉，可提升髌骨和更好地显露伸肌装置下方的股骨远端关节面。

（2）如果能闭合复位，骨折可通过闭合髓内针来固定治疗。另外，膝关节适当屈曲可更好地改善对线。特别是在选择髓内钉进针点时，如果膝关节屈曲程度不够，则无法选择正确的进针点。如果膝关节过度屈曲，髌骨下极可能会阻碍进钉，可通过髌骨内侧支持带切口进入。要么选择劈开髌腱进入。切口的大小要满足髓内钉置入。一些外科医师倾向于较大的切口，以便充分去除关节内的碎骨片。在正位 X 线片上，理想的进针点在髁间窝正中；在侧位 X 线片上，进针点位于 Blumenstat 线前方 1～2mm，避免损伤后交叉韧带止点。

（四）微创技术

（1）选择外侧入路：显露要充分，通过直接和间接复位技术恢复关节面的解剖位置和股骨力线。干骺端区域的粉碎骨折线往往不需要暴露。

（2）在透视状态下，将锁定板通过股外侧肌的深部逆行插入。远端固定是通过手术伤口直接进行的，而近端的固定则是通过使用导向器连接到板上而获得。这就要求螺钉固定近端时通过微小的切口完成。完成该操作时需要透视。

（3）钢板在股骨髁外侧的前一半的定位是必要的，以避免远侧骨折断端螺钉过于集中。钢板必须被定位，避免股骨出现内、外翻畸形。

（4）在侧位像上必须谨慎确保钢板的近端位于股骨外皮层的中心。避免钢板向前后漂移，导致钢板和螺钉偏心，这可能导致不稳，固定失败。

（五）术后治疗

（1）术后患者应立即开始行髋、膝、踝关节 ROM 训练。这对于关节软骨的营养尤其重要；它也有助于受伤的关节运动。

（2）膝关节康复训练时和夜间睡眠时应佩戴超膝关节的支具，有助于膝关节伸直和防止关节挛缩。

（3）铰链式护膝有时对防止膝内翻及膝外翻是有用的。

（4）建议使用气压装置和常规预防血栓治疗。

五、并发症的预防

（一）感染

1.软组织感染

（1）手术切口有软组织覆盖。在挫伤、水肿或水疱破裂的情况下，手术应推迟，直到这些状况改善。

（2）减少对软组织的损伤。去除失活的骨碎片，避免其成为感染病灶。

（3）开放性骨折正确清创：开放性骨折必须广泛清创。这包括骨折部位的显露和清创。切开复位内固定应推迟到伤口清洁，确认无坏死组织及异物后。

2.早期发现和治疗

早期术后伤口感染往往在术后 7～14 天。浅表伤口感染，如果早期使用口服抗生素能获得理想的效果。

（二）运动功能丧失

1.稳定的固定

无论选择何种固定方式，主要目标之一就是获得足够的稳定性以允许早期运动。

2.早期的活动范围

应避免关节僵硬，所以，主动活动和被动辅助运动对于膝关节活动范围的恢复至关重要。

3.支具

夜间使用静态延伸支具，帮助防止膝关节屈曲挛缩。

（三）骨不愈合

1.保持软组织的附着

采用间接复位技术并细致处理软组织，防止骨失活，否则可能导致骨不连。

2.稳定的固定

骨折部位固定不牢、过多的运动可导致骨不连。

(四)骨折畸形愈合

1.周密的术前计划必不可少

(1)通过 X 线片仔细观察所有骨折线和骨折块。

(2)对侧的 X 线片可用来重建和对照。

(3)关节内骨折应行 CT 扫描。

(4)术前确定手术步骤、设计复位技术和选择合适的置入物非常有必要。

2.术中评估

(1)和未受伤的腿做比较,确保患肢能获得一个较好的力线,尤其是旋转骨折。这可以通过消毒两条腿来实现。

(2)术中透视容易出现失真,认为力线不正确,可通过术后摄 X 线片验证力线。

3.熟悉置入物

如今有特定的方法和技术来评估置入物的使用。熟悉这些内固定物、所用的工具和置入物设计的细节将会帮助主刀医师更好地使用,同时也会减少复位不佳、固定失败等问题。

第三节　胫骨平台骨折

一、概述

(一)损伤机制

此类骨折通常由压缩暴力所导致,包括直接轴向的压缩力和间接的冠状压缩力,或者是合并轴向和冠状方向的合力。常见于摔倒或车祸。

(二)影响骨折类型的因素

(1)暴力作用于小腿的位置及暴力发生时膝关节的弯曲程度。

内侧平台骨折:是由压缩和内翻应力联合造成的。

外侧平台骨折:是由外翻应力和来自关节外侧的力联合造成的。

(2)骨质量和患者年龄。

年轻患者:由于年轻患者骨质致密,常出现合并韧带损伤的简单劈裂骨折。

老年患者:常产生单纯塌陷或劈裂-塌陷型骨折,且不存在合并的韧带损伤。

二、评估

(一)病史

1.膝关节疼痛

对主诉为持续性膝关节疼痛的患者,都应高度怀疑胫骨平台骨折。

2.膝关节积血及膝关节周围软组织血肿

当出现膝关节积血及膝关节周围软组织血肿,特别是韧带部位血肿时,需要高度怀疑胫骨平台骨折。

3.损伤机制

损伤机制和任何其他的影响因素,可通过询问病史获得。

(二)体格检查

1.视诊

应注意下肢的皮肤情况,特别应注意是否存在闭合性的脱套伤和开放性伤口。所有的开放性伤口都要确认是否和膝关节相通,具体方法为:在消毒条件下,往膝关节腔内注入50mL的无菌生理盐水,来确定开放性伤口是否与膝关节腔相通。

2.触诊

评估肢体的神经、血管情况。

(1)骨筋膜隔室综合征:虽然胫骨平台骨折合并骨筋膜隔室综合征较为少见,但在临床也应常规排查。如果临床症状、体征不能确认是否存在骨筋膜隔室综合征,应直接测量骨筋膜隔室的压力。

(2)血管搏动:应记录腘动脉、足背动脉、胫后动脉的搏动情况。如不能触及搏动,应行超声或血管造影检查。

(3)韧带损伤:约30%的胫骨平台骨折合并有韧带损伤,因此,对于胫骨平台骨折患者应注意检查是否合并韧带损伤。例如,有移位的外侧胫骨平台骨折患者,出现内侧副韧带的疼痛和肿胀,应高度怀疑是否合并内侧副韧带撕裂。

(4)半月板损伤:约50%的胫骨平台骨折合并有半月板损伤。诊断胫骨平台骨折是否合并半月板损伤,早期临床检查可靠性较低。

(三)影像学检查

1.初步影像学检查

对于膝关节创伤,X线检查包括膝关节前位、后位、侧位、膝关节双斜位及向尾侧倾斜15°膝关节X线片。这些X线片可评估胫骨干轴线、关节凹陷、撕脱骨折,以及关节间隙增宽的情况。由于胫骨平台向后倾斜,向尾侧倾斜15°膝关节X线片可较前、后位X线片更准确地评估关节凹陷程度。

2.内翻(外翻)应力位片

内翻(外翻)应力位片可作为膝关节常规X线片的补充,同时可用来判断有无合并韧带损伤。当内侧或外侧关节间隙较对侧肢体增宽超过1cm,提示侧副韧带受损。

3.CT扫描

CT扫描可较好地辅助术前手术计划的制订。矢状面和冠状面的CT扫描重建是评估关节内骨折移位程度的最佳检查方法。

4.MRI

虽然MRI可以辅助膝关节X线片判断是否合并半月板和韧带损伤,但其在胫骨平台骨折的评价中无明确的作用。

三、分类

（一）Schatzker 分型

Schatzker 分型是胫骨平台骨折分型中应用最广和最被接受的分类方法。

（1）Ⅰ型骨折是外侧平台的劈裂骨折。主要发生于骨质致密的年轻患者,半月板常嵌入骨折端。此类骨折韧带损伤风险大。

（2）Ⅱ型骨折是外侧平台骨劈裂-塌陷骨折。股骨髁轴向应力首先导致平台劈裂,然后导致平台边缘的塌陷。

（3）Ⅲ型骨折是单纯的外侧平台塌陷骨折。它们很有可能是低能量损伤所致,常发生于老年患者。韧带损伤风险比较低。

（4）Ⅳ型骨折是内侧胫骨平台骨折,常为高能量损伤。有可能合并腓神经的损伤。

（5）Ⅴ型骨折是双髁骨折。典型的此类骨折为内侧平台和外侧平台的劈裂骨折,但没有关节面的塌陷。

（6）Ⅵ型骨折的特征是合并胫骨干(如干骺端分离)的骨折。常为高能量损伤,骨折块粉碎,有可能合并腘动脉的损伤。

（二）AO/OTA 分型

1.优点和不足之处

AO/OTA 分型的优点是统一的标准、一致的治疗方法使其在处理不同患者时有较好的一致性。不足之处在于其分型过于繁杂,不利于临床应用。

2.与 Schatzker 分型相同之处

AO/OTA 分类的 B 型骨折相当于 Schatzker 分类的Ⅰ～Ⅳ型骨折,AO/OTA 分类 C 型骨折相当于 Schatzker 分型的Ⅴ型和Ⅵ型骨折。

四、合并伤

（一）半月板撕裂

多达 50% 的胫骨平台骨折会出现半月板撕裂。不能修复的半月板撕裂必须要及时进行手术予以切除。在进行骨折切开复位时发现半月板周缘撕裂应在关闭伤口前将其缝合修复。

（二）韧带损伤

多达 30% 的胫骨平台骨折会出现与韧带相关的损伤。治疗需要根据损伤的特点来做具体决定。不同韧带损伤合并不同类型的骨折对膝关节稳定性有何影响,现有的研究尚未明了,因此对韧带损伤是否需要修复仍有争议。

1.内侧副韧带的修复

急性期内侧副韧带的修复需要剥离大量软组织。据文献证据表明,非手术治疗内侧副韧带损伤愈合良好。

2.髁间嵴撕脱的修复

髁间嵴撕脱需要修复,使交叉韧带和撕脱下的骨块复位。

五、治疗

对胫骨平台骨折的处理的关键是恢复胫骨关节面和关节的稳定性。根据具体情况采用手术重建及坚固的内固定、闭合牵引下的手法整复和石膏固定等措施。仔细地术前评价和慎重地选择治疗方案,对胫骨平台骨折处理的预后将产生直接的影响。

(一)非手术处理方法

对无明显移位的劈裂骨折或单纯外侧平台的轻微压缩骨折通过保守治疗可以获得良好的效果。处理步骤如下。

1.复位前摄片

根据阅片结果决定是否需要麻醉下手法复位。

2.复位

牵引下施加内翻应力可通过外侧副韧带的牵张力使轻度压缩的外侧平台复位,通常可在膝关节腔内局麻或腰麻下进行。必要时可施行经皮的橇拨复位及使用压缩器。

3.制动

平台骨折复位后避免纵向压缩力是至关重要的。使用长腿石膏或使用可调节的膝关节支具,在限制全范围的 ROM 的条件下避免负重 6~8 周。

4.康复训练

康复训练应该是从受伤后就开始的训练过程。包括股四头肌的训练和晚期的 ROM 训练。

(二)手术治疗方案

对无法通过保守治疗措施获得良好复位和固定的胫骨平台骨折,或伴有严重的韧带损伤的患者,应考虑手术治疗方案。手术时机一般应在受伤后的 12 小时内,或在水肿及软组织反应消失后进行。

1.胫骨外侧平台骨折

胫骨外侧髁骨折通常由膝关节外翻而损伤,膝内侧的肌肉、韧带阻止胫骨髁和股骨髁分离,股骨外侧髁向下撞击于胫骨外侧髁负重关节面,关节面中央部塌陷进入海绵状的干骺端骨内,胫骨关节面外侧边缘向外裂开成 1 个或多个骨片,或纵向延伸入胫骨干骺部,形成 1 个较大的外侧骨片,从侧向观呈三角形,其基底部向远侧。通常此骨片由腓骨连接保持在关节平面,偶尔外髁骨折还可伴有腓骨颈部骨折。

(1)手术方法:切口起自髌骨上缘外侧 2.5cm,弧形向后外侧到胫骨结节外侧关节线远端大约 10cm 处,在腓骨头前面。将外侧部皮瓣和皮下组织一起翻开,直到腓骨头和整个外侧关节面被显露。在 Gerby 结节相当于髂胫束的止点凿去一小片骨片,将髂胫束向近侧翻起,切开关节囊,如半月板没有损伤或仅有周围分离应予保留。切开半月板冠状韧带,充分显露髁部,将此韧带向股骨髁部翻转,用内翻应力显露外髁关节面。如半月板已撕裂,须做半月板切除或缝合术。为了显露外侧平台纵行骨折,在前外侧做 1 个倒"L"形切口,剥离伸肌起点。切口的水平部从胫骨结节向外侧延伸大约 2.5cm,其垂直部向远侧延伸 5~7.5cm 到胫骨嵴外侧,翻转外侧肌群直到显露骨折。拉开外侧骨片可看到胫骨嵴的中央部,外侧骨片可像书页一样翻开,显露塌陷的关节面及中央塌陷的松质骨,在塌陷的骨片下插入骨膜剥离器,慢慢地抬起关节面,再挤压松质骨使其复位。这样就形成 1 个大空腔,必须填入松质骨。不同类型的植骨都可采用,全层髂骨移植具有横向皮质支持作用。用刮匙或骨膜剥离器将移植骨紧密填塞,然后再使胫骨外侧髁骨片与关节面骨片互相咬合,关节面外侧缘必须整复以能支持股骨髁部。骨片抬高整复后,用几枚小的克氏针做暂时性的固定。AO"T"形钢板可用于胫骨髁部前外侧,其轮廓与髁部和近侧骨骺部相适合。若对合恰当,用合适长度的松质骨螺丝钉将接骨板固定于髁部并与对侧皮质相接合。如果骨折是由 1～2 块大骨片伴有少量粉碎性或无粉碎性骨折和中央部塌陷所组成的,可用松质骨螺丝钉、螺栓在骨片整复后做固定。如外侧皮质骨脆弱及骨质疏松,使用垫圈可防止螺钉头或钉陷入骨组织以致失去固定作用。使用具有拉力作用的螺钉非常重要,为使定位准确,使用 AO 中空螺钉固定是很好的选择。螺丝钉从外侧骨片的外侧进入,方向和胫骨长轴相垂直,拧向后内侧。如果是广泛性的粉碎性骨折或骨质疏松,应加用"T"形支持接骨板,并用松质骨螺丝钉穿过,以保证良好的固定。若半月板周围有分离,应小心地与冠状韧带相缝合,然后将髂胫束复位,并用"U"形钉固定。如果骨折周围边缘有轻度移位及髁部中央塌陷,则在关节面远侧大约 1.3cm 处的髁部皮质上开窗,然后在该处插入 1个小骨刀或骨膜剥离器,进入髁下的松质骨区,将塌陷的关节面撬到正常平面,再用移植的松质骨填充缺损。也可采用骨栓将平台加压固定。

(2)术后处理:根据固定的稳定情况,必要时将膝关节置于屈曲 45°的石膏托或支具中,3～4 天后,如创口愈合良好,可去除石膏托,做理疗和股四头肌操练,并逐步进行主动或被动活动。患者可扶杖活动,但 3 个月内应避免完全负重。如果半月板周围已做广泛的缝合,则须制动 3 周,然后再开始做功能锻炼。

2.胫骨内侧平台骨折

胫骨内髁劈裂骨折如须切开复位、撬起髁部及内固定,方法同外侧平台骨折一样,对劈裂压缩骨折和内髁塌陷骨折应撬起骨片,填充骨缺损处,并用 AO 钢板固定。接骨板可弯曲形成胫骨干骺部和内髁的弧度,在接骨板近侧部用松质骨螺丝钉固定,远侧部用皮质骨螺丝钉固定。

3.胫骨髁部骨折手术中的韧带修复

胫骨髁部骨折伴有侧副韧带和交叉韧带损伤较单纯损伤为多见,如果不治疗会造成膝关节不稳定,即使髁部骨折愈合,也会遗留晚期的关节不稳。在胫骨平台骨折的病例中,以内侧副韧带损伤最为多见,常伴有无移位的胫骨外侧髁骨折或部分压缩的胫骨外侧髁骨折。应力位 X 线片对做出诊断非常重要。如果胫骨髁间嵴骨折并有移位,应该及时手术,做复位及内固定。内侧副韧带修复须另做切口。若韧带已修复,髁部骨折已固定,将膝关节用大腿石膏固定,屈膝 45°。术后用长腿石膏固定两周,直到拆线,再改用膝关节支具,允许膝关节屈曲,防止完全伸直,支具保持 6 周,以后再进行全范围的 ROM 功能锻炼。

4.胫骨平台粉碎性骨折

胫骨近端粉碎性骨折影响两侧髁部必须做手术整复。骨折通常呈"Y"形,伴有两侧髁部移位,骨折中间部可进入关节内髁间嵴区。

(1)手术方法:可选用前外侧切口,起自髌骨外上方 3cm 处,沿髌骨外侧及髌腱呈弧形向远侧,经过胫骨结节再向远侧延伸一定长度使足以显露近侧胫骨骨干,鉴别髌前滑囊间隙,在其下形成皮瓣并向内、外两侧翻开,显露整个髌腱及胫骨近端,再将髌腱连同胫骨结节骨片一起向近侧翻转,显露关节内侧和外侧两个间隔,整复关节面,用几枚克氏针做临时性固定,然后将 AO 的"T"形钢板置于胫骨干骺部内侧,接骨板的下端置于胫骨干内侧,接骨板要有足够长度,以能达到固定的目的。在"T"形接骨板近侧部用几枚松质骨螺丝钉固定,远侧部用皮质骨螺丝钉固定。必要时再以 1 个较小的"T"形接骨板置于外侧,去除做临时固定的克氏针。如果半月板被保留,可将其缝合于冠状韧带。将髌腱置回原处,并使连接在韧带上的骨片塞入胫骨结节,用螺丝钉或"U"形钉将其固定。对严重塌陷的高龄患者,也可以骨水泥充填,另加牵拉螺钉。间断缝合关节囊,缝合皮下组织及皮肤。

(2)术后处理:将肢体置于大腿石膏托,屈膝 30°,3~4 天后如创口愈合良好,将膝关节置于伸直位,可开始做轻度活动。3 周后如膝关节活动逐渐改善,可改用大腿支具,10~12 周后才可负重活动。

5.髌骨及髂骨移植重建胫骨平台关节面

Wilson 和 Jacob 介绍了将髌骨切除用作胫骨平台关节面重建治疗胫骨外侧髁粉碎性骨折,这个方法主要用于严重的髁部塌陷和粉碎性骨折,但不能作为常规方法。

6.人工膝关节置换术

对重度且难以手术整复的关节面粉碎性骨折,可预计到其关节功能丧失的患者,可根据为人工膝关节置换术的相对适应证。但应根据胫骨平台骨质的缺失程度选择合适类型的假体。

7.关节镜下胫骨平台骨折的整复与固定

对于非粉碎性胫骨平台骨折,关节镜监视下的整复与固定手术可以获得理想的效果。因其创伤小、干扰轻、手术精确和良好的功能恢复受到关节镜专业医师的推崇。通常在常规关节镜入路下观察骨折面,通过挤压、橇拨及经辅助切口的抬高、植骨等操作使关节面复位,再经皮行克氏针固定,再以中空拉力螺钉沿克氏针固定骨块。

8.胫骨平台骨折的经皮内固定

胫骨髁部骨折如能取得满意的闭合复位,经皮插入 Knowles 钉或松质骨螺丝钉,可获得足够的固定和早期进行主动性锻炼。这个方法尤其适用于不能进行广泛的手术复位内固定者,特别是老年患者,或是局部皮肤条件不适宜做手术治疗者。患者经麻醉后 C 臂 X 线机控制下进行手法复位,如果取得整复,再在 X 线电视机控制下,于骨折髁部的皮下做两个小切口,插入 Knowls 钉或拉力螺丝钉,并使其到达对侧皮质。

第四节　胫腓骨骨干骨折

一、概论

(一)小腿应用解剖

1.概述

小腿主要由两根长管骨——胫骨和腓骨组合而成,二者之间有骨间膜;四周有较为丰富的肌肉组织;肌肉与双骨之间有由筋膜组织构成的筋膜间室,内有血管、神经及肌腱等组织通过。此外,胫骨中下段血供易在骨折时受累而引起骨愈合延迟,应引起重视并采取相应措施。

2.胫骨

胫骨是两根构成小腿骨中的主干骨,其上端为胫骨平台,与股骨下端及髌骨等形成膝关节,下端与腓骨小头一起参与踝关节的构成。胫骨体呈三棱柱形,分三缘及二面。前缘上部锐薄,中、下部逐步钝圆,内、外两面被前缘分隔。前缘(或称前嵴)的上端为胫骨结节。胫骨内侧面、胫骨结节及胫骨前嵴均位于皮下。胫骨中、下交界处较细弱,是骨折的好发部位。正常胫骨干并非完全平直,而有一个向前向外形成10°左右的生理弧度。

胫骨的营养血管,南胫骨干上1/3后外侧穿入,在致密骨内行一段距离后进入骨髓腔。胫骨干中、下段骨折时,营养血管易受伤,导致下骨折段供血不足,发生迟缓愈合或不愈合。腘动脉在进入比目鱼肌腱弓后,分胫前、胫后动脉,二者都贴近胫骨下行,胫骨上端骨折移位时易损伤血管,引起缺血性挛缩。

3.腓骨

腓骨也呈三棱柱形,腓骨上、中段四周均有肌肉保护,虽不负重,但有支持胫骨的作用和增强踝关节的稳定性。骨折后移位不大,易愈合腓骨头上端外侧有腓总神经绕过,如该处骨折,要注意腓总神经有无损伤。腓骨体有支持胫骨的作用,但无明显负重作用。其下端与胫骨下端一起参与构成踝关节,为踝关节的重要组成部分。一般认为,腓骨的上、中部切除后对小腿的负重无明显影响,但下端必须保留,以保持踝关节的稳定。腓骨的滋养血管多在腓骨中上1/3的后内侧及内侧,大多数只有1条。临床上常用带血管的腓骨作移植骨用。

4.骨间膜

骨间膜为胫腓骨间的连接,骨间膜纤维行走方向由胫骨向下外至腓骨,这种纤维行走方向可以防止腓骨因过多肌肉收缩牵引向下。踝关节背伸时,可以允许腓骨稍向上外移动,这样对踝关节的活动提供了一定便利。

5.小腿筋膜间室(隙)

在横切面上,小腿由胫骨、腓骨、胫腓骨骨间膜、小腿深筋膜、小腿前外侧肌间隔及小腿后外侧肌间隔分为4个筋膜间室,即胫前筋膜间室、外侧筋膜间室、胫后浅筋膜间室与胫后深筋膜间室。其中胫前筋膜间室最为重要,室内有胫骨前肌、蹈长伸肌、趾长伸肌、第三腓骨肌、胫前动、静脉及腓神经等。该间室为一个四面分别被骨和筋膜所包围的近乎密闭的锥形腔室:前为小腿深筋膜,后为骨间膜及腓骨前面,内为胫骨嵴及其外侧面,外为小腿前肌间隔,顶为胫腓关节,下为小腿横韧带。当小腿外伤后,如骨折出血,形成血肿,肌肉挫裂伤后肿胀,使间室内压力增高,但其周围组织不能相应扩大,类似颅骨腔及其内容物。当受到一定压力时,可造成血液循环和神经功能障碍,严重者甚至发生缺血性坏死。在小腿骨折治疗中,尤其闭合性骨折的发病率较开放性者更高,必须注意防止。

6.肌肉组织

小腿共有12块肌肉,分前侧群、外侧群和后侧群。前侧群包括4块肌肉:胫骨前肌、趾长伸肌、蹈长伸肌及第三腓骨肌。外侧群包括2块:腓骨长肌和腓骨短肌。后侧群分为深、浅两组6块肌肉:浅组为腓肠肌、跖肌及比目鱼肌,深组为腘肌、趾长屈肌及蹈长屈肌。

7.血管

股动脉到达腘窝后移行于腘动脉。腘动脉进入比目鱼肌腱弓后,在腘肌的下缘,分为胫前动脉和后动脉。胫前动脉由骨间膜近侧的裂孔进入胫前间隙,沿途进入胫前各肌肉并继续向下行走,经过小腿横韧带,在踝关节和二踝之间改称为足背动脉。胫后动脉由小腿后部下行,至内踝与跟结节内侧突之间,分为足底内侧动脉和足底外侧动脉两个终支。这两支血管因其行路贴近骨干,骨折时容易引起损伤。当胫骨上 1/3 骨折时,由于骨折远端向上向后移位,使腘动脉及其分叉处可能受压,可造成小腿严重缺血、坏死。此处血管的损伤,也可能造成小腿筋膜间室压力的增高,引起小腿筋膜间室综合征。

(二)损伤机制、分型及诊断

胫腓骨不仅是长管状骨中最常发生骨折的部位,且以开放性多和并发症多而被大家所重视:发病率约占全身骨折的 13.7%,其中以胫腓骨双骨折最多,胫骨骨折次之,单纯腓骨骨折最少。胫腓骨由于部位的关系,遭受直接暴力打击、压轧的机会较大,所以开放性骨折多见。

1.致伤机制

(1)直接暴力:指外力直接撞击引起,多见于交通事故、工矿事故、地震及战伤情况下。一般多属开放性及粉碎性骨折,在治疗上问题较多。暴力多来自小腿的前外侧。骨折线呈横断形、短斜形或粉碎性。两骨折线多在同一平面,骨折端多有重叠、成角、旋转移位。因胫骨位于皮下,如果暴力较大,可造成大面积皮肤剥脱,肌肉、骨折端裸露。如骨折发生在胫骨中、下1/3处,由于骨的滋养血管损伤,血液运输较差,加上覆盖少,以致感染率高。所以,该处骨折易发生骨的延迟愈合及不愈合。

(2)间接暴力:主要为扭曲暴力,多见于生活及运动伤,骨折多为螺旋形或斜形,以闭合性为常见。如从高处坠落、强力旋转扭伤或滑倒等所致的骨折,骨折线多呈长斜形或螺旋形。骨折移位取决于外力作用的大小、方向,肌肉收缩和伤肢远端的重量等因素。

2.分型

一般依据骨折后局部是否稳定而分为以下两型。

(1)稳定型:①不伴有胫腓关节脱位的胫骨单骨折或腓骨单骨折。②胫腓骨双骨折中,胫骨为横形或微斜形。③胫骨或腓骨横形或单骨折伴有胫腓关节脱位。④16 岁以下的幼、少年骨折,甚至胫腓骨双骨折,其骨折线呈斜形、螺旋形及粉碎性者,或伴有胫腓关节脱位的胫骨非横形骨折。儿童病例主要因其肌力较弱,加上骨膜较厚,且大多保持一定联系,复位后不易再移位,因此,在处理上与成年人有所差别。

(2)不稳定型:指胫腓骨双骨折,其骨折线呈斜形、螺旋形及粉碎性,或伴有胫腓关节脱位的胫骨非横形骨折。这类骨折是胫腓骨损伤治疗中的难点,其不仅所受暴力较重,且骨折情况多较复杂,尤其是粉碎性骨折,不仅治疗上难度较大,且易引起延迟愈合或不愈合,甚至假关节形成,从而直接影响预后。

此外,尚有依据有无创口分为开放性与闭合性,依据有无神经血管伤分为单纯型及复合型,以及按照骨折损伤程度分为轻度、中度和重度等,临床上均可酌情并用。Muller 的分类为 AO 内固定等器材的使用提供了依据。

3.诊断

这种损伤的诊断多无困难,但必须注意有无神经血管的伴发伤、是否伴有肌间隔综合征,以及创口的详细情况和污染程度的评估等。

(1)外伤史:胫腓骨骨折多为外伤所致,如撞伤、压伤、扭伤或高处坠落伤等,应加以全面了解,以判定有无伴发小腿以外的损伤,并询问有关小腿以外的损伤,尤其应及早注意发现头颅、胸、腹伤。对小腿局部应了解有无被挤压或重物压砸情况,以判定小腿肌群受损情况,此对早期发现肌间隔综合征至关重要。

(2)临床表现。

症状:胫骨的位置浅表,局部症状明显,包括伤肢疼痛并出现肿胀,局部有压痛并出现畸形等。一般情况下诊断并不困难。在诊断骨折的同时,要重视软组织的损伤程度。胫腓骨骨折引起的局部和全身并发症较多,所产生的后果也往往比骨折本身更严重。尤应注意有无重要血管神经的损伤,当胫骨上端骨折时,特别要注意有无胫前动脉、胫后动脉及腓总神经的损伤;并要注意小腿软组织的肿胀程度,有无剧烈疼痛,以判定有无小腿筋膜间隙综合征。

体征:小腿肢体的外形、长度、周径及整个小腿软组织的张力;小腿皮肤的皮温、颜色;足背动脉的搏动;足趾的活动、有无疼痛等。此外,还要注意有无足下垂等。正常情况下,蹞趾内缘、内踝和髌骨内缘应在同一直线上。与健肢对比,胫腓骨骨折如发生移位,则此正常关系丧失。

对小儿骨折,由于胫骨骨膜较厚,骨折后仍能站立,卧位时膝关节也能活动,局部可能肿胀不明显,尽管临床体征不典型,但如小腿局部有明显压痛,应常规拍摄正、侧位 X 线片,以判断有无骨折,以防漏诊。

特殊检查:怀疑血管损伤时,可做下肢血管造影以明确诊断。有条件的医院可做数字减影血管造影检查或选用超声血管诊断仪进行检查。

怀疑腓总神经损伤时,应做肌电图或其他无损伤性电生理检查。

(3)影像学检查:小腿骨折要常规做小腿的正、侧位 X 线片,如发现在胫骨下 1/3 有长斜形或螺旋形骨折或胫骨骨折有明显移位,一定要注意腓骨上端有无骨折。为防止漏诊,一定要加拍全长的胫腓骨 X 线片。对单纯的小腿骨折,一般无须 CT 或 MR 检查。

二、胫骨干骨折

单纯胫骨干骨折并不少见。成人多因直接的打击造成。儿童的腓骨弹性较大,故造成胫骨干骨折的外力一般并不太大,若有较大的暴力则必然造成胫腓双骨折。如果处理不当,有可能出现骨折迟缓愈合或不愈合等并发症。

(一)解剖特点

胫骨干为胫骨解剖分区的Ⅲ区至Ⅴ区的骨干段。Ⅰ区(胫骨头区):多为松质骨,皮质骨较薄,位于膝关节周围;Ⅱ区(胫骨结节区):皮质骨与松质骨交界,有较多的肌肉附着,骨膜较厚;Ⅲ区(近侧中段骨干区):皮质骨,有滋养血管通道;Ⅳ区(中段骨干区):皮质骨,单一的髓内血管供应;Ⅴ区(远侧中段骨干区):皮质骨与松质骨交界;Ⅵ区(踝上区):松质骨、皮质薄,位于关节周围。

对Ⅲ区及Ⅳ区内的骨折,应用髓内钉固定相当安全;Ⅱ区以上及Ⅴ区以下的骨折,由于控制骨折成角及移位的能力差,用髓内钉固定比较困难。

胫骨干有向前外侧约成10°的生理弧度。胫骨的前侧、内侧面及前嵴仅有一层皮肤及皮下组织覆盖,常易造成开放骨折。胫骨干中上段略呈三角形,下1/3略呈四方形,中下1/3交界处为三角形向四边形移行处,为解剖薄弱点,是骨折好发部位。胫骨由前、内、外3个嵴将胫骨分成内、外骨面。胫骨的营养血管从胫骨干中上1/3后外侧穿入,在致密骨内行一段距离后进入骨髓腔。胫骨干中下1/3骨折时营养血管易受伤,常致骨折处血液运输不良,易发生迟缓愈合或不愈合。胫骨上端和股骨髁构成膝关节,下端内踝与由腓骨下段形成的外踝共同组成踝穴。膝关节与距小腿关节在同一平行轴上活动,在治疗时必须防止成角和旋转移位,保持其平行轴的一致性,避免造成创性关节炎的发生。

胫骨上端有股四头肌及腘绳肌附着。此二肌有使近侧骨折端向前、内移位的倾向,小腿肌肉主要附着在胫骨后外侧,中下1/3无肌肉附着,仅有肌腱通过,中下1/3骨折时易向前内侧成角,常穿破皮肤形成开放性骨折。

腓骨四周有肌肉保护,有支持胫骨和增强距小腿关节稳定性的作用。骨折后移位多不大,也容易愈合。腓骨头后有腓总神经通过,此处骨折易引起该神经损伤。

胫骨的血液供应由滋养动脉和骨膜血管提供。滋养动脉由胫后动脉,在比目鱼肌起始处,胫骨后侧斜行向下,经中上1/3交界处的滋养孔进入后外侧骨膜,此动脉发出3个上行支与1个下行支。胫前动脉沿骨间膜而向下发出很多分支供应骨膜。关于在骨折的愈合中哪一条血管起主要作用,目前有争议。大多数学者认为通常是滋养动脉起主要作用,骨膜血液的供应只有在当胫骨骨折后滋养动脉的髓内供应受到破坏时,才起主要作用。

腓骨的血液供应由胫后动脉发出的腓动脉提供,腓动脉经胫骨后肌浅面斜向下处,沿蹞长屈肌与腓骨内侧之间下行至外踝后方,终于外踝支,腓动脉在其行程中沿途发出分支营养腓骨。

胫腓骨与骨间膜及小腿筋膜形成4个筋膜间隙,即胫前间隙、外侧间隙、胫后浅间隙和胫后深间隙。

胫前间隙包括胫前肌、伸趾长肌、伸蹞长肌及第三腓骨肌。内侧为胫骨,外侧为腓骨,后方为骨间膜,在胫骨前方有结实的筋膜相连。胫前动脉和腓深神经走行于肌肉的深层。靠近距小腿关节部位,胫前肌肌腱、伸蹞长肌肌腱、伸趾长肌肌腱的走行靠近胫骨,当开放性骨折时易受损,并且此部位骨折愈合时所成的骨痂对肌腱的功能常造成一定影响。胫前间隙综合征可继发于胫骨骨折或单纯的软组织损伤导致的出血、水肿、缺血、坏死,反复的肌肉检查可使并发症早发生。

胫外侧间隙包括腓骨长、短肌。腓浅神经走行在腓骨肌与伸趾长肌的肌间隙中,但外侧间隙综合征的发生率小于胫前间隙综合征。

胫后侧浅间隙包括腓肠肌、比目鱼肌、腘肌和跖肌。腓肠神经、大隐静脉、小隐静脉走行于此间隙中。后侧间隙综合征的发生率较低。

胫后侧深间隙包括胫后肌、趾长屈肌、蹞长屈肌。此群肌肉有使足趾、足屈的作用并能使足内翻。胫后神经、胫后动脉、腓动脉走行于此间隙中。该间隙较前间隙大并且张力相对较小,因此侧间隙综合征的发生率较前间隙综合征低。

(二)病因

病因常有直接暴力、间接暴力与传达暴力。直接暴力以重物打击、车祸撞击伤、碾轧伤、压砸伤等多见,多在作用力处发生横断或短斜行骨折或粉碎骨折,并常有 1～2 个骨碎片。暴力作用处软组织常挫伤严重,甚至发生皮肤坏死、骨外露。间接暴力或传达暴力多为高处坠下、旋转暴力、扭伤、跌倒等所致骨折,骨折多呈斜形或螺旋形,骨折线多在中下 1/3 交界处。

儿童多发生青枝骨折或裂纹骨折,在裂纹骨折中,累及的胫骨仅有一斜面或螺旋裂缝,骨折处并无移位,裂缝周围的骨膜多保持完整,此即为骨膜下骨折。常由于腓骨的弹性较大所致。

近年来国内外一些学者根据受伤时能量的大小,将病因分为应力损伤、低能量损伤、高能量损伤三种。应力损伤是由于应力长期持续作用在某一骨骼上,应力长期积累造成受力处的骨骼发生疲劳骨折。低能量损伤最常见于扭转暴力,受伤时足部着地,身体以此点为轴旋转造成骨折,骨折线多为螺旋形、短斜行或伴有不同程度的碎骨片,有时可造成开放性骨折,但软组织损伤多不严重。高能量损伤多见于直接暴力和挤压伤,高能量集中在某一区域内,造成严重的骨与软组织损伤。此种损伤多见于机动车车祸、高处坠伤、塌方挤压伤、碾轧伤等,常伴有严重的软组织损伤。

(三)分类

Ellis、Weissman、Nicoll 等将胫骨骨折按损伤的严重程度分为轻、中、重三度。①轻度:骨折无移位,有轻微的粉碎骨片,无开放伤口或仅有极小的开放伤口,软组织损伤较轻。②中度:骨折不全移位或成角,粉碎程度小,开放伤口不大,污染不重,软组织损伤程度中等。③重度:骨折完全移位或成角,粉碎程度严重,有较大的开放伤口,污染严重,软组织损伤严重。

美国创伤骨科协会(OTA)认可 AO 学派提出的胫骨骨折分型,即分为 42-A、42-B、42-C三大型,每种类型又分 3 种亚型。①42-A 型骨折:A1,简单骨折,螺旋形;A2,简单骨折,斜形(成角≥30°);A3,简单骨折,横形(成角＜30°)。②42-B 型骨折:B1,楔形骨折,楔形块旋转;B2,楔形骨折,楔形块弯曲;B3,楔形骨折,楔形块游离。③42-C 型骨折:C1,粉碎骨折,骨折块旋转;C2,粉碎骨折,骨折块分段;C3,粉碎骨折,骨折块不规则。

(四)诊断要点与鉴别诊断

1.临床表现

受伤后患小腿剧烈疼痛、肿胀、压痛、纵轴叩击痛、功能障碍、有骨擦音、异常活动,有移位时出现患肢成角、短缩、足外旋畸形。软组织损伤严重者在小腿前、外、后侧间隙单独或同时出现极度肿胀,扪之硬实,肌肉紧张而无力,有冲击痛、麻痛、牵拉痛,胫后或腓总神经分布区感觉迟钝,甚至消失,可能发生筋膜间隙综合征,应对各间隙肌肉做被动牵拉试验,必要时应做间隙压力测定,以便早诊断、早治疗。

2.辅助检查

(1)影像学检查:疑有胫骨干骨折,应摄包括膝、距小腿关节的胫骨干全长的正、侧位 X 线片。该法方便、简单、易行、价廉。当怀疑有病理性骨折时应行 CT 检查,以便与其他疾病相鉴别。

（2）其他检查：怀疑合并血管损伤时，应行彩色多普勒检查。怀疑有神经损伤时应及早行肌电图检查。怀疑有挤压综合征时应及早行血肌酸磷酸激酶、尿肌红蛋白检查。

3.诊断、鉴别诊断

根据外伤史、症状、体征及辅助检查可以做出诊断。有并发症时须引起高度重视。本病易与其他骨折相鉴别，怀疑有病理性骨折时应行 CT 检查以便鉴别。

（五）治疗

胫骨骨折的治疗目的是恢复小腿的负重、行走功能。应保持胫骨的长度与力线，使膝、距小腿关节在同一平行轴上。骨折端的成角畸形与旋转移位应该完全纠正，以免日后影响膝、距小腿关节的功能和发生关节劳损。与健侧肢体相比较可以接受的临床标准是成人向内成角小于 5°，向外成角在 10°以内，前后成角在 10°以内，肢体短缩在 1cm 以内，两骨折端对位至少应在 2/3。

治疗方法的选择应根据骨折类型和软组织损伤程度而决定，有非手术治疗与手术治疗两大类。

1.非手术治疗

（1）手法复位、小夹板固定：适用于无移位或整复后骨折面接触稳定，无侧向移位趋势的横断、短斜行骨折。

仰卧位复位法：患者取仰卧位，膝关节屈曲 20°～30°，第一助手站于患者膝外上方，用肘关节环包住患膝腘窝部；第二助手站于患肢足远侧，一手握前足，另一手握足跟部，沿胫骨长轴对抗牵引约 5 分钟，矫正重叠与成角畸形。如果近端向前内移位，则术者两手拇指放在远端前侧，其余 4 指环抱小腿后侧，在维持牵引下，近端牵引之第一助手将近端向后按压，术者两手 4 指端提远端向前，使之复位，如果仍有左右侧方移位，可同时推近端向外、拉远端向内，多可复位。由于螺旋、斜行骨折的远端易向外侧移位，术者可将拇指置于远端前外方，挤压胫腓骨间隙，将远端向内侧推挤，4 指置于近端内侧，向外用力提拉，嘱第二助手将远端稍稍内旋，可完全复位，然后在维持牵引下，术者两手握住骨折处，嘱助手慢慢摇摆骨折远端，即可使骨折端紧密接触，最后再以拇指和示指沿胫骨嵴及胫骨内侧面来回触摸骨折端，检查骨折的对位对线情况。

小夹板固定：通常用 5 块小夹板固定，前侧板 2 块，后、外、内侧板各 1 块，根据骨折端复位前骨折的移位情况而放置适当的固定垫。斜形骨折在骨折远端的前外侧（相当于胫腓骨间隙之间）放置分骨垫，分骨垫的上缘与骨折相平，然后在骨折端的内侧及小腿外侧的上下端各置一纸垫。对于已解剖复位的横断骨折，可不用分骨垫。如果未能达到解剖复位，由于近端通常易向内，远端易向外移位，此时可将内侧纸垫放在远端的前外侧，然后用胶布贴好，再放置小夹板。

胫骨干骨折时，外侧小夹板的下端平外踝，上达胫骨外侧髁上缘，内侧板下平内踝，上达胫骨内髁上缘，后侧板下端抵于跟骨结节上缘，上达腘窝下 2cm，以不妨碍膝关节屈曲 90°为宜，两前侧板下达踝上，下平胫骨结节。将小夹板按部位放好后，用 3～4 道绷带横扎固定。

小夹板固定注意事项：抬高患肢，以利于受伤肢体的肿胀消退；严密观察肢端的血液运输与感觉；在医护人员指导下进行功能锻炼。固定后 1～4 天应严密观察肢端的血液运输与感觉,注意肢端动脉搏动及皮肤温度、颜色、感觉、肿胀程度,脚趾的主动活动等,如发现肢端肿胀、疼痛、温度下降(发凉)、颜色紫暗、麻木、屈伸活动障碍并伴剧烈疼痛,应及时做出处理。1周后组织间隙内压力下降,血液循环改善,肿胀逐渐消退,扎带松弛时应及时调整扎带的松紧度,保持在1cm的移动度,若出现肢体麻木,血液运输障碍,肿胀严重,须及时放松扎带;如仍未好转,应拆开绷带,重新包扎。若夹板两端或骨突处出现疼痛点,应拆开夹板检查,以防发生压迫性溃疡。

(2)手法复位、石膏固定:胫骨骨折的手法复位可应用上法。石膏固定适用于青枝骨折、裂缝骨折、不完全骨折及患肢肿胀严重或皮肤有挫伤无移位的横断骨折或短斜行骨折,有小腿单石膏托、前后双面石膏托、管型石膏三种固定方式。复位满意后,自足趾开始,并在跟部、内外踝和腓神经经过的腓骨颈处加垫,由足趾到胫骨结节上环形缠绕石膏。

(3)牵引、小夹板固定:胫骨干骨折跟骨牵引主要适用于长斜行、螺旋形、严重粉碎等不稳定性骨折,特别适用于小腿肿胀严重和(或)有水疱形成、皮肤挫伤严重、开放性伤口等软组织损伤严重的骨折患者。软组织损伤病情好转后同时行小夹板固定。跟骨牵引重量为3～5kg,牵引后48小时内行X线检查骨折对位情况。牵引时间一般为4～6周。合并筋膜间隙综合征者禁行牵引治疗。

2.手术治疗

胫骨骨折长时间的外固定对膝、踝功能将会造成一定的影响。同时由于失用性肌肉萎缩和患肢负重等,外固定期可发生再次移位,对不稳定型骨折可行手术治疗。

(1)外固定支架固定:19世纪40年代,Malgaigne最早应用外固定支架。随后Rinand、Parkhill与Lambotte改进了固定架的结构,作了一系列的技术改进,扩大了使用的范围,对开放性骨折更具有优势。20世纪30年代,Anderson、Hoffman设计了更复杂的外固定装置应用于临床。20世纪70年代,Llizorov发明了有多种功能的环形固定器。外固定架基本分为穿针固定器、环形固定器、组合固定器三种类型。其主要适用于开放性骨折、不稳定的粉碎性骨折、软组织损伤严重的骨折。

外固定架有以下优点:复位较牵引复位及徒手复位为优,稳定性也较石膏、小夹板为优,固定牢固;能对骨折端加压;允许骨折上下关节活动与锻炼,减少关节僵硬、强直;在不影响骨折制动的情况下,同时对伤口进行进一步处理,便于护理。外固定架有以下缺点:钢针固定夹与连杆易松动;所固定之钢针易松动;结构较复杂,装卸不便;有针孔感染的可能。

(2)钢板固定:由于胫骨前内侧皮肤及皮下组织较薄,习惯将钢板置于胫骨外侧、胫前肌深面,因其张力侧在胫骨内侧,在皮肤条件好的情况下也可将钢板置于胫骨内侧,但有时可引起伤口破溃等并发症。钢板固定主要缺点是骨外膜常剥离过多。

钢板中以加压钢板、AO学派的微创稳定系统、高尔夫钢板、林可解剖钢板为主导。因其各有优缺点,术前的选取要根据具体情况而定。

(3)髓内针固定:胫骨干骨折中斜行、横断、粉碎、多段骨折均适合用髓内钉固定,具有操作简单、对组织损伤小、一般不需要超关节的长期固定、患者肢体负重时间早等优点。

近年来骨干骨折已由不控制轴向旋转、不能加压的髓内装置,发展到既能控制轴旋转又能加压的交锁钉髓内装置。胫骨干骨折应用髓内针已获得了一致的认可。膝下5cm和踝上

5cm 内的骨折是交锁钉的最佳有效范围。穿针技术有扩髓与不扩髓,闭合穿针与开放穿针。如何选择须根据具体情况而定,原则是能闭合穿针时尽量不用开放穿针,能不扩髓尽量不采用扩髓。因为扩髓虽然能加大髓内针与髓腔骨质的接触面积,但对骨内膜损伤较大,开放性穿针也会造成部分骨外膜损伤,不利于骨折的愈合。目前各种髓内针种类繁多,早些年应用的多枚弹性髓内针、中心髓内针(如 Kuntscher 针,即梅花针、Lotter 针、Ender 针、"V"形针)已基本被带锁髓内针所取代。带锁髓内针解决了中心髓内针的不足,胫骨结节远端 4cm 至距小腿关节近端 5cm 之间的骨折都可应用。髓内针的进针部位有 2 种:胫骨结节上入路与胫骨平台前缘后方入路(以胫骨结节为标志,在胫骨平台前缘后 0.5cm 处用三刃锥刺入,方向与髓腔平行)。有学者推崇胫骨平台前缘后方入路,认为胫骨结节上方入路进针方向与髓腔纵轴面约 11°的夹角,而胫骨平台后前缘后方入路进针方向与髓腔纵轴夹角仅 60°左右,故该入路近似直线,髓内针可轻松进针。髓内针的长度应是胫骨平台前缘至距小腿关节胫骨前缘长度减去 1~1.5cm。学者推崇进针点应位于胫骨平台中点前缘下方 0.5cm 以内,该点偏离胫骨结节水平距离约 0.5cm,恰位于中轴线上。如果偏离该点进针,针体远端在远端髓腔松质骨内产生偏离,使远侧平台产生内外翻畸形。

3.开放性骨折治疗

治疗原则是尽可能将开放性骨折变为闭合性骨折。先进行清创;固定骨折端;最大限度保留损伤部位的血液运输;预防性抗菌治疗(在急诊室开始应用抗生素,最好也要在手术室内应用抗生素);4~7 天应行各种软组织覆盖术。如果骨折须内固定,也可在内固定后用健康肌肉软组织覆盖骨折端,令皮肤创口开放,待炎症消退后,再行延迟一期闭合创面或二期处理,此时最好选用外固定架治疗。

4.功能锻炼

胫骨干骨折复位固定后,即行跖趾、距小腿关节屈伸活动及股四头肌的舒缩活动。行跟骨牵引者,可用健侧腿和两手支持体重抬起臀部,稳定性骨折从第 2 周起进行抬腿及膝关节活动,在第 4 周开始扶双拐不负重下地锻炼,不稳定性骨折解除牵引后仍须在床上锻炼,1 周后才可扶拐不负重下地锻炼。此时患肢虽不负重,但是足底要放平,不要足尖着地,也不要悬空,避免骨折端受力引起旋转或成角移位,锻炼后骨折部无疼痛,自觉有力,可试行用单拐逐渐负重行走。为了维持小腿的生理弧度,防止骨折端向前成角,在床上休息时可用两枕法,经过 10 周左右根据 X 线摄片、临床检查,达到临床愈合标准就可去除固定。骨性愈合后可取出内固定。有学者认为胫骨干骨折后下肢肌力的恢复与年龄、骨折的类型、所受暴力、是否有伤口有密切关系,其中以年龄为最重要的决定因素,1 年后下肢的屈伸肌力可恢复到正常的 75%~85%。

三、小腿创伤的并发症

小腿创伤后的并发症和合并伤包括感染,小腿筋膜间隙(室)综合征,骨折延迟愈合、不愈合、畸形愈合,皮肤的坏死和缺损,以及神经和血管的合并损伤。

此外,还包括医源性并发症,如石膏固定引起的腓总神经受压麻痹,皮肤压迫坏死、肢体坏死、晚期关节僵直及爪状趾畸形等。内固定如髓内针固定可能造成骨折端分离、钉子弯曲、钉子断裂；钢板内固定体积过大可造成软组织覆盖不良、钉子松动后骨折再移位。严重的创伤或不当的治疗，最后可造成截肢。

（一）延迟愈合

胫腓骨骨折正常愈合的时间为 20 周左右，如果超过这个时间，骨折断端仍无愈合的征象，可诊断为骨的延迟愈合。

在诊断胫腓骨骨折延迟愈合后，还需要对 X 线片进行分析，如果 X 线片仅仅是缺乏骨性愈合的迹象，要进行积极的治疗，加强患肢功能锻炼，在石膏固定下，进行患肢负重行走，以促进骨愈合。也有学者主张可将腓骨骨折端截除 2.5cm 左右，以增加患肢负重时胫骨骨折端的纵向嵌插压力，促进骨痂生长。术后患肢用膝关节髌韧带负荷石膏负重，促使骨折愈合。如果骨折端已有间隙，自然愈合困难时，可做松质骨移植术。骨折位置不良者，要同时行矫正和内固定术。此外，对延迟愈合的病例，采用电刺激疗法，即通过电磁场脉冲或直流电，利用电流的不同频率及波形，改变骨折部电位差，也可达到促进骨折愈合的目的。

（二）不愈合

骨折不愈合与延迟愈合在时间上很难划一个界限。但是 X 线片上如果发现骨端有硬化、髓腔封闭、骨折端间隙形成和有杵臼状假关节等现象时，就可下骨折不愈合的诊断。除此以外，常有小腿成角畸形、异常活动、负重疼痛或不能持重等临床表现。

其原因较多，结合临床病例所见，我们发现以下各点为常见原因，并出现各种不利于骨折早期愈合的因素。

（1）骨折过度粉碎：复位困难，血供中断，不易愈合。

（2）骨折严重移位：损伤严重，复位困难。

（3）开放伤：损伤严重，骨端被污染，易感染及不愈合。

（4）皮肤缺损：骨外露，极易感染及影响骨愈合。

此外，处理不当，如过度牵引、外固定不良或内固定应用不当，也可造成不愈合。

（三）畸形愈合

骨折如处理不当，较易发生对位不佳，旋转及成角畸形更为多见，如超过 10°（成人从严掌握，儿童及老年者可酌情放宽），则须手术矫正。而一般的侧方移位及不超过 2cm 的短缩移位无须处理，后者可用垫高鞋跟的方式解决。但成角及旋转畸形由于会引起膝关节及踝关节的咬合变异，易造成损伤性关节炎，因此对后者应及早治疗。

1.旋转畸形

旋转超过 10°者易引起膝、踝关节咬合变异而诱发创伤性关节炎，须及早手术。一般多采取截骨术矫正，以胫骨上端骨膜下杵臼截骨术为简便易行，且无须附加内固定，可同时纠正成角畸形，局部愈合快。也有学者习惯平面截骨，但大多需要配合内固定技术。

2.成角畸形

因与前者病因相似，凡成角畸形超过 5°者均须及早矫正。如骨折部已骨性愈合，且位于胫腓骨的中下 1/3 处，则不必将其在该处凿开，而以选择胫腓骨近端或上 1/3 易于愈合处行杵臼截骨术为宜；也可在胫骨下端实施手术。小腿骨骨折的畸形容易发现，便于及时纠正，因此发病率低。在某种情况下,例如严重粉碎性骨折、有软组织损伤严重,以及合并感染的病例,容易发生成角畸形愈合,但若在早期处理时加以注意,则完全可以防止。

3.内翻、外翻畸形

这种畸形若超过 5°,则应及时矫正。如果已有骨性愈合,则应以患肢功能是否受到影响或外观畸形是否明显影响外观等来决定是否截骨矫形。不应单纯以 X 线片显示作为手术依据。

4.旋转畸形

其中以内旋畸形的影响较大,一般内旋 5°以上,即可出现步态不正常。而外旋畸形影响较小,甚至大于 20°的畸形,也可无明显影响。

(四)小腿筋膜间隙(室)综合征

1.概况

小腿部由胫骨、腓骨、骨间膜、肌间隔及深筋膜组成骨筋膜间隙,内有肌肉及血管、神经通过。当局部骨折或肌肉等软组织损伤后,以致由于创伤局部的渗出、出血、血肿及反应性水肿等病理生理改变而使筋膜间隙内压力增高、血液循环受阻,渐而出现血液循环障碍,并逐渐形成筋小腿膜间隙(室)综合征。其中以胫前间隙综合征的发病率最高,症状也最为典型。

除胫前筋膜间隙外,胫后 3 个间隙也可发生综合征。其中胫后深间隙综合征的发病率高于胫后浅间隙及外侧间隙,特点为后侧间隙高压时所引起的肢体疼痛、跖底麻木、足趾屈曲力减弱,被动伸趾时疼痛加剧,小腿三头肌远端内侧筋膜张力增加及局部压痛更加剧烈等。如未及时处理症状持续发展,由于动脉血供障碍,引起支配区的肌肉及神经的灌流量减少,尤其是神经组织对缺血最为敏感,最后引起小腿肌肉及神经组织的坏死,并造成间隙内肌群缺血性挛缩终局,其后果是在临床上呈现为爪形足。

2.诊断

该综合征的诊断主要依据以下特点。

(1)外伤概况:除了了解骨折受损概况外,应对软组织受累情况作全面了解,尤其是小腿是否被挤压或重物压砸等。

(2)临床表现:如前所述,主要表现为小腿明显肿胀,并呈进行性。早期由于主干动脉尚且通畅,足背动脉搏动仍可摸到,但随着间隙内压升高而逐渐消失。神经缺血所引起的皮肤感觉障碍可最早出现,应注意。小腿剧痛、皮肤过敏、感觉迟钝甚至消失等均属其临床表现。

(3)压力测定:组织内压测定可显示肌间隙内压力可从正常骤升到 10~20mmHg(1mmHg=0.133kPa),甚至 30mmHg 以上。须及早切开减压,否则将有可能出现不可逆转的改变。

(4)其他:MRI 及神经电生理检查也有助于判定。并应注意与小腿动脉及神经损伤相鉴别。当然,在某些情况下,二者又构成其发病因素之一,并可相互影响形成恶性循环。

3.手术

行小腿纵行切开,并切开深层筋膜,必要时也可将肌外膜切开,可以达到彻底减压目的。创口早期一般以敞开为宜,外加无菌敷料松散包扎,局部水肿消退后,压力恢复正常,再对创口做进一步处理。

此外应予以全身用药,一般用 20%甘露醇 250mL 静脉快速注入,每天 2 次,以减轻水肿。

第五节 胫骨远端骨折

一、概述

(一)定义

胫骨远端关节内骨折又称胫骨远端 Pilon 骨折,是一类累及胫骨远端负重关节面的骨折。它代表一类严重程度不同的广泛的骨折类型,占所有胫骨骨折的 5%~7%,占所有下肢骨折的比例小于1%。此类损伤不同于踝关节骨折。损伤的解剖区域包括胫骨远端负重关节面(骨骺区)、胫骨远侧干骺端及腓骨远端(约 75%的患者合并腓骨骨折),有时骨折线可延伸至胫骨骨干。

(二)损伤机制

最常见损伤的力学机制是来自轴向暴力或旋转(剪切)力,或轴向及旋转暴力共同作用。轴向暴力往往造成关节面更严重的破坏(相比旋转暴力),通常由高处坠落或车祸所致。单纯旋转暴力损伤为低能量损伤,对关节软骨造成的破坏较轻(此类损伤常由滑雪事故造成)。受伤时暴力方向及踝关节所处位置决定了损伤类型。

1.轴向暴力作用于跖屈位的踝关节

以后踝关节粉碎为主。

2.轴向暴力作用于背伸位的踝关节

以前踝关节粉碎为主。

3.剪切暴力(旋转)

可造成多种损伤类型。

二、评估

(一)临床表现

症状和体征包括不能负重、明显疼痛、明显肿胀及软组织损伤的表现。

(二)体格检查

1.神经、血管检查

包括检查远端动脉搏动和毛细血管充盈、运动功能和感觉功能。

2.软组织检查

闭合骨折根据 Tscherne 法分型;开放骨折根据 Gustilo 法分型。

(三)影像学检查

1.X 线片

X 线片显示负重关节面损伤范围。踝关节须摄前、后位、侧位及踝穴位 X 线片。还要摄胫骨干的正、侧位 X 线片以评估骨折涉及骨干的情况。必要时摄对侧踝关节 X 线片进行对照。

2.CT 扫描

(1)评估损伤:CT 能帮助进一步评估关节面受损情况,能提供包括关节内骨折碎片的大小和位置、干骺端损伤范围、塌陷骨折块的位置和移位方向,以及延伸入骨干的骨折线方向等信息。

(2)术前计划:CT帮助决定置入物的方向,包括骨片间螺钉的位置、外固定架环的放置等,还能帮助决定手术入路。

三、损伤分型

(一)概述

各种文献中报道的不同分型法使得临床上对 Pilon 骨折进行比较变得十分困难。各种损伤类型和分型之间的主要区别在于旋转暴力(通常导致低能量损伤)与轴向暴力(通常导致高能量损伤)的力学机制不同,造成胫骨远端关节面损伤的范围也不相同。

(二)特殊的分型系统

1.Rüedi 和 Allgöwer 分型

(1)Ⅰ型:胫骨远端劈裂骨折,无明显移位。

(2)Ⅱ型:骨折块有移位,骨折粉碎不严重。

(3)Ⅲ型:关节面骨折块粉碎及塌陷。

2.Kellam 和 Waddell 分型

(1)A 型:旋转形骨折,胫骨骨皮质轻微粉碎或未粉碎,包括 2 块或更多的关节骨折块,腓骨通常于穹顶上方发生横形骨折或短斜形骨折。

(2)B 型:由轴向负荷引起的压缩骨折,典型 X 线表现包括胫骨前方骨皮质粉碎,胫骨多发粉碎性骨折块,距骨上移,踝关节间隙变窄。

3.Ovadia 和 Beals 分型

(1)Ⅰ型:无移位的关节内骨折。

(2)Ⅱ型:骨折移位较小。

(3)Ⅲ型:关节面骨折伴几个大的骨折块。

(4)Ⅳ型:关节面骨折伴几个大的骨折块,同时有 1 个较大的干骺端骨缺损。

(5)Ⅴ型:关节面严重移位及骨质严重粉碎。

(三)Martin 等对分型系统的评价

(1)用于骨折分型时,不同的医师使用 AO/ASIF 分型系统有很好的组内和组间一致性。

(2)用于骨折进一步分组时,不同的医师使用 AO/ASIF 分型系统的组内和组间一致性很差。

(3)CT 扫描不能提高分型的一致性,但可以提高对关节面受累情况判断的一致性。

四、合并伤

1.骨创伤

其他损伤通常是指由轴向负荷引起的损伤,包括跟骨骨折、脊椎骨折、骨盆垂直剪切骨折及其他长骨骨折。

2.软组织损伤

(1)开放性骨折。

(2)闭合性骨折:因为 Pilon 骨折多为高能量损伤,因此,尽管可能无伤口,但软组织损伤也非常严重。

3.身体其他部位的损伤

由高能量所致的创伤可能累及头部、胸部、腹部或其他部位。

五、治疗

(一)治疗原则

Pilon 骨折是涉及胫骨负重关节面骨折,且因周围软组织的脆弱、干骺端甚至包括胫骨下段的粉碎骨折的不稳定、关节面的损坏不平整及关节软骨的损伤,治疗以修复关节面、有效维持骨折复位稳定、早期关节活动、恢复关节功能、预防并发症为主。

(二)保守治疗

一般采用手法复位或跟骨牵引后石膏、超踝夹板、单纯外固定架固定。Bourne 等报道保守治疗优良率仅 43%,分析其原因,为骨折解剖位置的特殊性和对关节功能的要求,导致保守治疗关节面的移位整复困难、控制旋转对位对线能力差、骨折端易移位、干骺缺损也不能植骨,而致骨折延迟愈合、不愈合或畸形愈合等后期的并发症发生率较高。故保守治疗适用于少数骨折无移位、关节囊保持完整、没有明显脱位的骨折。有条件可采用经皮克氏针或螺钉有限固定加用辅助外固定或直接用 AO 的切开复位坚强内固定,旨在缩短外固定时间,早期功能锻炼,避免单纯外固定发生骨折再移位的可能性。

(三)手术治疗

1.手术时机

选择手术治疗的先决条件是允许术后有足够的软组织覆盖。因此,软组织条件良好,骨折损伤的程度轻微,特别是低能量的损伤,手术应该在伤后 12 小时内进行。对软组织损伤严重的或粉碎性骨折,其手术时机,应做两步处理:第一步稳定软组织,跟骨牵引或有限固定腓骨并外固定支架固定,维持肢体的长度,防止软组织挛缩,等待肿胀消退、软组织条件许可;第二步行胫骨切开复位内固定,时间多在伤后 5 天～21 天之间为宜。合并有其他部位复合伤者则可暂行外固定架固定,时机成熟行Ⅱ期手术。

2.手术方法

(1)分期切开复位内固定:如果软组织条件允许,切开复位内固定是最佳治疗手段,可用于几乎所有病例,允许踝关节早期活动,避免针道感染、外固定器臃肿等问题。避免在伤后早期进行最终的切开复位内固定,因为在急性期手术发生各类并发症的风险极大。受伤后 5 天内行切开复位内固定手术的并发症率高达 50%,伤后 7～21 天手术的并发症率显著降低。但在未能准确重建胫骨解剖长度的情况下延期手术,会使关节面及干骺端的复位极为困难。因此强调采取分期治疗原则,早期重建肢体的长度,利用韧带整复作用协助复位。这些措施使得日后的手术更加容易,并因减轻下方骨块的挤压,加快软组织恢复。采用跟骨牵引(10 磅)、跨关节外固定、腓骨接骨板或联合上述方法来重建腓骨的长度。无论采取牵引还是外固定,都应保证最终手术时预期切口的清洁。在抬高患肢的同时,注意监测软组织的情况。皮肤出现褶皱提示肿胀开始减轻,是最终手术的必要条件。手术切口不得经过水疱,除非水疱已经完全上皮化。

一旦软组织肿胀消退,即可对 Pilon 骨折实施切开复位内固定。手术包括以下步骤:①腓骨切开复位内固定;②解剖复位关节面并妥善固定;③将关节面骨块与干骺端/骨干复位并妥善固定;④干骺端骨缺损时进行植骨。

腓骨复位时必须正确重建腓骨的长度,连接腓骨与胫骨外侧的韧带牵拉前外侧骨块,而后外侧骨块位于解剖位置的远端。Chaput 骨块的解剖复位是固定的基石,以此为标准复位其他关节骨块。

(2)手术入路:切开复位内固定的入路取决于骨折线。绝大多数胫骨前方的骨折线是完全的,分开相邻的骨块即可复位塌陷的关节面。但应注意,采用双切口时桥接的皮肤宽度不得少于 7cm。当前方的骨折线更偏外时,采用位于伸趾肌腱和第三腓骨肌之间的前外侧入路。后内侧入路位于趾长屈肌后方,对复位大的后内侧骨块更为有用。还可采用将腓骨肌腱向前方牵引来同时显露胫腓骨的后外侧入路。

选定手术入路后,首先切开复位并用接骨板固定腓骨。复位关节面骨折。复位后用克氏针和拉力螺钉固定。随后将关节面与干骺端或骨干妥善固定,视骨折的类型将接骨板放置在前方或内侧。小型内植物比大型内植物更具优势。重建机械力线和旋转力线非常重要。干骺端如有缺损,应植入松质骨或骨替代物。

(四)经皮接骨板固定

经皮接骨板固定是治疗 Pilon 骨折的新技术,尤其适用于简单的完全关节骨折。这种方法采用闭合复位或经皮复位,维持关节骨块的正确力线,用接骨板将其固定于胫骨近端。经皮放置的接骨板位于皮下与胫骨骨膜之间。透视下在骨折近远端分别用螺钉固定,确保螺钉位置正确。绝大多数病例合并腓骨骨折,也应复位并用接骨板固定。手术前软组织肿胀必须充分消退。这种方法的优点是可以早期活动踝关节,避免大切口带来的风险。缺点是必须采取间接复位,不能直视干骺端骨折情况。因此术者必须熟悉间接复位技术,并用影像技术评估复位效果。

(五)术后治疗

无论采取何种治疗,术后都要强调控制肿胀,促进伤口愈合,及早活动关节。术后患肢使用夹板制动并避免负重。用支具或断腿石膏继续制动至伤口愈合。使用外固定时,指导患者护理针道,注意避免马蹄足畸形。避免患肢负重,直至 X 线片出现提示骨折早期愈合的桥接骨痂为止。

(六)并发症的防治

Pilon 骨折尤其是高能量创伤的 Pilon 骨折术后并发症的发生率很高,且很严重。并发症可分为早期和晚期并发症,早期并发症包括伤口裂开、皮肤坏死、表浅或深部感染,主要是由于创伤致组织受到严重损伤、局部软组织张力太高难以覆盖胫骨远端。术后晚期并发症主要包括骨折延迟愈合、骨不连、骨折畸形愈合、关节僵硬、创伤性关节炎等。早期并发症可利用腓骨肌覆盖腓骨,外侧腓骨伤口用游离植皮覆盖,以保证内侧胫骨伤口无张力缝合。晚期并发症一般都需要再次手术,甚至要行踝关节融合或截肢术。随着健康观念的更新和现代假肢技术的发展,对于不可重建的 Pilon 骨折,也可考虑行关节融合术和截肢术,但适应证的掌握应严格和慎重。

第五章　病毒学检验

第一节　概述

病毒为一类非细胞型微生物,结构简单,其区分于其他生物的本质特征是:①含有单一种类核酸(DNA 或 RNA)的基因组和蛋白质外壳,没有细胞结构;②在感染细胞的同时或稍后释放其核酸,然后以核酸复制的方式增殖,而不是以二分裂方式增殖;③严格的细胞内寄生性。病毒缺乏独立的代谢能力,只能在活的宿主细胞中,利用细胞的生物合成机器来复制其核酸并合成由其核酸所编码的蛋白,最后装配成完整的、有感染性的病毒单位,即病毒粒。病毒粒是病毒从细胞到细胞或从宿主到宿主传播的主要形式。

病毒在自然界分布广泛,自 19 世纪末期首次发现病毒,至今已发现 4000 余种动、植物病毒,其中 500 种以上的病毒可感染人类。在人类感染性疾病中,约 70% 以上由病毒引起。病毒性疾病从 20 世纪末以来对人类的危害越来越严重。有些病毒感染人类后,传染性强,死亡率高,或者有严重的后遗症,有些病毒感染还与肿瘤发生或者自身免疫性疾病密切相关。

一、病毒分类

1.病毒分类的基本原则及分类系统

(1)病毒分类的基本原则:包括核酸的类型、结构和分子量等;病毒体的形态、大小;有无包膜及棘突;病毒体对乙醚、氯仿等脂溶剂的敏感性;血清学性质与抗原关系;病毒在细胞培养方面的繁殖特征;天然宿主范围;传播方式等流行病学特征。

(2)病毒分类一般系统:国际病毒分类系统采用目、科、亚科、属、种、分类阶元或按照科、亚科、属、种四级。

①科:拉丁文为斜体,首字母大写,词尾为"-viridae",仅在 5 个病毒科(痘病毒科、疱疹病毒科、细小病毒科、副黏病毒科和反转录病毒科)中分亚科,亚科名的词尾为"-virinae"。

②属:拉丁文为斜体,词尾为"ivirus"。

③种:种名不大写也不用斜体。

2.常用的分类方式

(1)常用核酸类型分类:①DNA 病毒;②RNA 病毒;③反转录病毒。

(2)依传播方式和感染部位分类:①虫媒病毒;②肠道病毒;③呼吸道病毒;④肝炎病毒;⑤性传播病毒。

病毒的种类由最初的几十种、几百种,发展到今天的 4000 多种。为了使如此多的病毒种类能够得到科学的命名和分类,国际病毒分类委员会(ICTV)已提出和多次修订了病毒的命名和分类原则。

二、病毒感染相关的实验室检查

病毒感染的确诊依赖于病原体的检出,从病毒分离、培养到血清免疫学检测、抗原检测,直到近年来发展起来的分子生物学检测,为病原感染的确诊以及治疗监测提供了更翔实的实验室依据。

1.病毒的直接检出

(1)病毒的分离和培养:病毒无法在体外人工培养基上生长,必须寄生于细胞内才能生长,不同病毒所嗜细胞不同。从临床标本中分离到一定量的病毒,被认为是检测病毒感染最准确的方法,是传统意义上的金标准。

(2)电镜检查:应用电子显微镜技术可直接观察病毒的大小、形态、结构以及病毒在细胞内增殖的过程。可直接使用电子显微镜对标本中的病毒颗粒进行观察。

(3)光学显微镜观察细胞病变效应(CPE):大多数病毒属于溶细胞型感染,在敏感细胞内增殖会出现 CPE,通过光学显微镜可观察到细胞内颗粒增多、圆缩、聚集或融合,有时可见包涵体。根据不同病毒包涵体的形态、染色、存在部位的差异,可辅助诊断某些病毒性疾病。例如狂犬病毒包涵体称为内基小体具有诊断价值。

2.检测病毒抗原

应用单克隆抗体与特异性抗原结合的原理,通过酶联免疫、化学发光和流式细胞等技术检出标本中相应的病毒抗原。目前应用较多的是抗原血症的检测以及应用流式细胞仪检测病毒抗原。

(1)抗原血症的检测:可用于早期诊断,一般在临床症状出现前即可观察到阳性结果,具有较高的敏感性和特异性,比细胞培养快速、敏感,可以做到对病毒载量的半定量,阳性细胞数与临床症状的严重程度具正相关性。敏感性比核酸扩增差,对于微量的病毒抗原难以检测,操作步骤较多。

(2)流式细胞仪(FCM):流式细胞技术可进行病毒抗原的检测及定量,检测受感染细胞表面及细胞内的病毒抗原。与 PCR 方法相比,FCM 可以确定病毒抗原的检出与细胞是否受到感染之间的关联。

3.血清学抗体检测

人体感染病毒后可产生特异性抗体,主要包括抗病毒的 IgG 和 IgM 抗体。抗体最早可在病毒感染后 1～2 周出现,虽无法提供现症感染依据,但由于其操作简便、快速,目前被临床广泛应用,主要进行感染后的确诊、流行病学调查、术前筛查以及血液制品的检测。常用实验室方法包括:①酶联免疫吸附实验(ELISA);②发光免疫分析法;③补体结合试验(CF);④免疫印迹(WB);⑤间接血凝试验或乳胶凝集法(HIA);⑥免疫荧光技术(IFA)或放射免疫测定试验(RIA)。

4.病毒的分子生物学检测方法

它包括：①核酸杂交；②PCR；③反转录 PCR(RT-PCR)；④芯片技术；⑤测序技术；⑥生物质谱技术(MS)。

三、实验方法的选择与评价

进行病毒检测时，应针对不同人群、不同诊疗目的选择合适的检测方法。各种检测方法各具优缺点：细胞培养法耗时耗人，条件要求高，但特异性好，一般用于科研或新病原的确定；血清学抗体筛查无创，操作简单方便，但不同方法之间结果可能存在一定差异，会产生假阳性或者假阴性，由于是间接通过人体对病毒感染后的免疫反应状况来判断，并非直接检测病毒本身，并存在感染后的窗口期以及免疫抑制人群无法产生有效抗体，所以一般不适于现症感染或免疫低下人群。

考虑到免疫学方法有可能存在一定的误差，所以建议进行抗体的复查时最好选择不同的实验方法，如化学发光法结合酶联免疫吸附实验的方法，必要时做免疫印迹进行确认。一定要同时检测病毒 IgM 及 IgG 抗体，观察抗体滴度有无动态变化。目前应用较多的分子生物学检测方法是 PCR 方法，敏感、特异，操作简便，可快速得出结果，除了检测病毒的有无，还可以检测病毒载量、病毒分型以及耐药基因等。临床实验室须采用国家药监局批准的试剂盒以保障实验质量。另外实验过程要注重质量控制，避免由于标本核酸降解、提取不当、抑制物等原因所造成的假阴性；同时避免由于标本之间污染、产物对模板的污染等原因造成的假阳性；实验操作的自动化和标准化、完善的室内质控及室间质评流程、实验结果的合理判读、临床意义等都是我们需要综合考虑的问题。

四、对标本采集、保存、运输的要求

进行病毒感染相关实验室检测时，由于标本采集、运输和保存对于检测结果的准确性及有效性影响极大，所以各环节均要求严格。同时也要防止检验人员的交叉感染，注意实验室生物安全。

1.血清学抗体检测

进行血清学抗体检测的容器一般采用带有促凝剂及惰性分离胶的真空采血管，无菌操作取患者静脉血，抽血后立即颠倒混匀 5 次，避免溶血、避免交叉污染。采集后常温或冷藏保存(2~8℃)，4 小时内送检。如不能立即开展实验，则应分离血清后置于 2~8℃保存，如须长期保存，则需要置于-20℃保存。

2.用于分离病毒、核酸及抗原检测的标本

(1)容器要求无菌或无核酸污染，可采用特殊的病毒培养运送介质；抗凝剂选用 EDTA 或者枸橼酸钠，避免使用肝素抗凝。

(2)及早采集：特别是用于病毒分离、抗原或核酸检测的标本，尽量在使用抗生素和抗病毒药物前采集标本。

（3）尽快送检：病毒离开活体后在室温下很容易死亡，故采集标本后应尽快送检。如果做病毒学培养，要避免组织干燥，48 小时内能进行接种的可置于 4℃ 保存，如不能 48 小时内进行接种，则应置于－70℃ 或以下保存。冻存的标本忌反复冻融。进行核酸检测也尽量不要将组织放在甲醛溶液里，以免引起核酸降解。

（4）尽量靠近原发灶取材：用于病毒分离、抗原或核酸检测的标本应尽量取自病变部位或接近病变部位（如脑炎取脑脊液，腹泻取粪便，呼吸道感染取鼻咽分泌物或支气管灌洗液，有病毒血症时考虑采集血液）。由于病毒是细胞内寄生，所以应尽量采集到细胞，如进行 HPVDNA 检测时，不能仅仅取分泌物或宫颈黏液。羊膜腔穿刺取羊水进行病毒的核酸检测，胎血也可以做病毒核酸检测，但是准确性不如羊水标本。

（5）多次取材：可以一次取多种标本，同时在病程急性期和恢复期都取标本，且标本量不能过少。

（6）避免污染标本：避免其他物质对标本的污染，或者标本之间的交叉污染。对于 PCR 检测的标本，要防止 PCR 产物对标本的污染。同时防止气溶胶对工作人员以及环境的污染。

第二节　呼吸道感染病毒检验

呼吸道病毒是指一大类能侵犯呼吸道并导致呼吸道病变或以呼吸道为入侵门户而主要引起呼吸道外组织器官病变的病毒。临床上急性呼吸道感染约 90% 以上是由病毒引起的。比较重要和常见的呼吸道病毒主要包括正黏病毒科的流感病毒，副黏病毒科的副流感病毒、呼吸道合胞病毒、麻疹病毒、腮腺炎病毒，冠状病毒科的冠状病毒，以及其他病毒科中的一些病毒，如腺病毒、人疱疹病毒、鼻病毒、风疹病毒、呼肠孤病毒等。近几年来又出现许多新变种，如可以感染人的禽流感病毒、新型冠状病毒、偏肺病毒。

一、流行性感冒病毒

流行性感冒病毒（流感病毒）属于正黏病毒科，根据其内部蛋白抗原的不同分为甲（A）、乙（B）、丙（C）3 型。1933 年，Smith 首先分离出甲型流感病毒，其抗原具有高度变异性，是流行最为频繁并引起全球性流感大流行的病原体。乙型流感病毒于 1940 年发现，也可表现出一定程度的抗原变异，引起局部小流行。丙型流感病毒主要感染人，此型抗原稳定，极少引起流行，主要侵犯婴幼儿和免疫力低下人群，多为散发感染。流感是一种上呼吸道急性传染病，传染性强、传播快、潜伏期短、发病率高；已引起数次世界性大流行，最著名的一次世界大流行发生于1918—1919 年，死亡人数至少有 2000 万，对人类的生命健康危害极大。

（一）生物学性状

1.形态与结构

流感病毒具有多态性，以球形或丝状多见，直径 80～120nm，新分离株丝状多于球形上度，长度有时可达 4000nm。病毒内含直径约为 70nm 的核衣壳。流感病毒的结构由内向外依次为核衣壳、包膜及刺突。

(1)核衣壳:流感病毒的核衣壳呈螺旋对称状,有包膜。在电子显微镜下呈电子致密的核心,其核酸为单股,分节段,负链 RNA,分子量为 $(5.9 \sim 6.3) \times 10^6$ kDa。甲型、乙型流感病毒分8 个片段,丙型流感病毒分 7 个片段。每一个节段均为独立基因组,决定流感病毒的遗传特性,其基因组分节段的特点使病毒在复制中易发生基因重组,导致新病毒毒株的出现。流感病毒基因组总长度为 13600 个核苷酸,片段长度范围在 890~2340bp。流感病毒 RNA 外绕有核蛋白(NP)和 3 个与核酸复制、转录有关 RNA 多聚酶蛋白 PA、PB1、PB2。核蛋白为可溶性抗原,其抗原稳定,很少发生变异,具有型特异性。根据核蛋白和 M 蛋白抗原性的不同,可把感染人的流感病毒分为甲、乙、丙 3 型。

(2)包膜:流感病毒包膜有 2 层结构,内层为病毒基因编码的基质蛋白 M1,外层为来自宿主细胞的脂质双层膜。内膜蛋白(M 蛋白)是包围在病毒核心外的一层膜结构,约占病毒蛋白的 40%。它的存在增加了病毒的硬度和厚度,有利于病毒维持形态,并可促进病毒装配。甲型和乙型流感病毒包膜上面镶嵌 2 种糖蛋白刺突:血凝素(HA)和神经氨酸酶(NA),两者数量之比为 5:1。HA 是病毒基因组片段 4 编码的糖蛋白,具有介导病毒包膜与宿主细胞膜融合的作用;能与多种动物(如鸡、豚鼠)和人的红细胞表面的糖蛋白受体相结合,使红细胞凝集(简称血凝);HA 还可诱导机体产生保护性的血凝抑制抗体,该抗体能抑制血凝、中和病毒的致病作用,为保护性抗体。而 NA 是病毒基因组片段 6 编码的糖蛋白,能水解细胞膜上各种多糖受体末端的 N-乙酰神经氨酸酶,使病毒从细胞上解离,有利于成熟病毒的释放,其相应抗体不能中和病毒,但能抑制子代病毒的释放及其在组织间的扩散。HA 和 NA 抗原性极易变异,是划分流感病毒亚型的依据。因基因组自发点突变导致的变异,幅度小,系量变,引起甲型流感的中、小流行,称之抗原漂移;由基因组重排发生的变异,幅度大,系质的变异,导致新亚型的出现,此变异属抗原转换。而人群对新亚型缺乏免疫力,故可引起大流行,甚至世界大流行。

2.生长特征

流感病毒可在鸡胚和培养细胞中增殖。鸡胚培养初次分离应接种羊膜腔,传代适应后可移种于尿囊腔。细胞培养首选原代猴肾细胞(PMK)或狗肾传代细胞(MDCK)。病毒在鸡胚和细胞中均不引起明显的病变,须用红细胞凝集试验或红细胞吸附试验以及免疫学方法证实有无病毒的增殖。流感病毒易感动物为雪貂,病毒在小鼠体内连续传代可提高毒力。

3.抵抗力

流感病毒抵抗力较弱,不耐干燥、不耐热,56℃环境中 30 分钟即被灭活,在室温下很快丧失传染性,0~4℃能存活数周,-70℃以下可长期保存;对紫外线和常用消毒剂均很敏感。

(二)致病机制

1.致病性

流感病毒经飞沫在人与人之间直接传播,侵入呼吸道,通过其 HA 与呼吸道黏膜上皮细胞膜上的 HA 受体结合,然后侵入这些细胞进行增殖。经 1~3 天的潜伏期,感染者即可出现流感症状。病毒在呼吸道黏膜上皮细胞内增殖,造成这些细胞变性,坏死脱落,黏膜充血水肿,腺体分泌增加;出现喷嚏、鼻塞、咳嗽等症状。发病初期 2~3 天鼻咽分泌物中病毒含量高达

$10^4 \sim 10^7 \mathrm{pfu \cdot mL^{-1}}$，此时传染性最强，病毒最易分离成功。流感病毒很少入血，主要是在代谢过程中产生的毒素样物质进入血流，引起全身中毒症状：发热、头痛、全身酸痛、疲乏无力、白细胞数下降等。同时与病毒感染刺激机体产生的干扰素和免疫细胞释放的细胞因子有关。流感病毒感染一般可在数日内自愈，年老体弱、免疫力低下者、心肺功能不全者和婴幼儿在感染后 5～10 天，易发生细菌性继发感染，特别是肺炎，常危及生命。

2.特异性免疫

流感病毒感染可引起针对 HA、NA、NP、M1 的病毒特异性细胞和体液免疫。病后对同型病毒有短暂免疫力，主要是产生了 HA 和 NA 抗体，HA 抗体可中和抗体病毒，NA 抗体可限制病毒扩散，特异性的 $CD4^+$ T 细胞辅助 B 细胞产生抗体，$CD8^+$ T 细胞能清除病毒，在预防感染和阻止疾病发生中发挥作用。

（三）临床意义

流感的主要传染源是患者和隐性感染者，主要经飞沫及接触传播。人群对病毒普遍易感，6～15 岁发病率最高。流感的流行可发生于任何季节，在我国流感流行存在南北地区差异。

流感的潜伏期为 1～3 天。起病大多突然，全身症状较重而呼吸道症状较轻。开始可表现为畏寒、发热，体温可迅速升至 39～41℃，同时患者感头痛、全身酸痛、软弱无力，且常感眼干、咽干、轻度咽痛。部分患者可有喷嚏、流涕、鼻塞。有少数患者以胃肠道症状为主，出现恶心、呕吐、腹泻等。发热与上述症状一般于 1～2 天达高峰，3～4 天内热退，症状随之消失。乏力与咳嗽可持续 1～2 周。最常见的并发症为肺炎和 Reye 综合征。

（四）鉴定和鉴别

在流感暴发流行时，根据典型症状即可做出临床诊断。确认流感的特异性试验包括病毒的分离培养，病毒抗原和 RNA 检测以及血清学实验。其实验结果主要用于流行病学监测、鉴别诊断和分型，尤其是监测新变异株的出现、预测流行趋势和提出疫苗预防建议。

1.病毒分离

它是实验室诊断的金标准。在疾病的第 2～3 天，可从患者鼻咽部、气管分泌物中直接分离流感病毒或直接接种于培养细胞或鸡胚，用红细胞凝集试验或红细胞吸附试验以及免疫学方法判定有无病毒的增殖。

2.血清学诊断

如恢复期抗体效价较急性期增高 4 倍或以上，即有诊断价值。血清学试验所用的病毒应当是与当前流行密切相关的病毒株，具有型或株特异性，才能测定准确。应用血凝抑制试验、中和试验、补体结合试验、酶联免疫吸附试验检测相应抗体，做出回顾性诊断。血凝抑制试验在流感病毒血清学诊断中最为常用。

3.用免疫荧光法或酶免疫测定法

直接从患者呼吸道分泌物、脱落细胞中检测抗原。

4.基因诊断

用核酸杂交、PCR 或序列分析检测病毒核酸和进行分型测定。

（五）预防与治疗

1.药物治疗

对症治疗包括解热镇痛药物和支持治疗。但儿童患者应避免用阿司匹林，以免诱发致命的 Reye 综合征。目前有两大类有效的抗流感病毒药物：一类是 M2 膜蛋白离子通道阻滞药金刚烷胺和金刚乙胺，是预防和治疗流感的首选药物；另一类是近年问世的神经氨酸酶抑制药（NAI）扎那米韦和奥司他韦等。金刚烷胺和金刚乙胺属于抗 RNA 病毒药，仅对甲型流感病毒有效。其机制是阻滞流感病毒 M2 膜蛋白离子通道，使 M1 蛋白无法与核糖核苷蛋白（RNP）解离，流感病毒的复制过程也就无法启动。乙型流感病毒因其缺乏 M2 膜蛋白，故这类药物对其无效。

获准用于临床的神经氨酸酶抑制药包括扎那米韦和奥司他韦，其中奥司他韦（达菲）已在我国被批准使用。儿童推荐用法为 1 岁以上儿童口服奥司他韦 $2mg \cdot kg^{-1} \cdot 次^{-1}$，每日 2 次，连服 5 天。应在起病 36～48 小时内使用。延长疗程并不能提高疗效，相反可能诱生耐药菌株。奥司他韦亦可有效地治疗禽流感病毒（H5N1）感染的小鼠。

2.预防措施

因流感病毒基因易发生变异，人类至今无法有效地控制流感。一般采用综合性预防措施，讲究卫生，保持室内空气流通，注意体格锻炼和营养；对易感人群应采取相对隔离措施，如避免接触患者，不去公共场所等，亦可给予药物预防。常用金刚烷胺 100mg，每日 2 次，连服 7～14 天（但须注意金刚烷胺仅对防治甲型流感有效）；对年老体弱者必要时可采用灭活疫苗接种。接种疫苗是预防流感的基本措施。

二、SARS 冠状病毒

SASR 冠状病毒（SARS-Cov）在分类学上属于冠状病毒科，具有典型的冠状病毒属的特点，但与已知人或动物冠状病毒又有许多不同之处，是一种新型冠状病毒，是引起严重急性呼吸综合征（SARS）的病原体。SARS 是 2002 年底至 2003 上半年在世界流行的一种急性呼吸道传染病，又称传染性非典型肺炎，简称"非典"。2003 年 3 月 15 日，WHO 将该病正式命名为 SARS。

（一）生物学性状

1.形态与结构

SASR 冠状病毒形态与普通冠状病毒相似，呈多形性，在电镜下病毒颗粒呈不规则形，直径 60～220nm，有包膜，核衣壳呈螺旋对称。核酸为不分段单股正链 RNA，全长约 29.7kb，有 11 个开放阅读框架，编码 20 多个蛋白。编码的结构蛋白主要为 S 蛋白、E 蛋白、M 蛋白和 N 蛋白，未发现 HE 蛋白，属于典型的缺乏 HE 蛋白的冠状病毒。

2.抵抗力

SASR 病毒不耐热或酸，可用 0.2%～0.5%过氧乙酸或 10%次氯酸钠消毒，75%乙醇 5 分钟能使其失去活力。但对热的抵抗力比普通冠状病毒强，56℃环境中 30 分钟方可被灭活。因其存在包膜而对乙醚等脂溶剂敏感。

（二）致病机制

1.SARS-Cov 入侵宿主细胞和复制

SARS-Cov 要引起 SARS,首先必须入侵宿主细胞并在其中繁殖。其可能的机制是该病毒编码的 S 蛋白与相应受体人类的氨基肽酶(即 CD13 分子)结合,与细胞黏附并感染细胞。浙江首次发现 SARS 患者外周血单个核细胞中不仅存在 SARS-Cov 基因组正链 RNA,同时还存在负链复制中间体 RNA,说明病毒颗粒不仅仅只是被吞噬,而是可在其中复制,病毒本身释放毒性颗粒直接造成细胞的损伤。

2.超敏反应

除了病毒的直接作用外,感染引起机体产生抗体,肺内的抗原与体内形成的相应抗体结合,形成了免疫复合物,并激活了免疫系统,引起了超敏反应,导致组织器官的严重损伤。因此不少病例死亡发生在出现症状后的第 2 周。

3.T 细胞免疫失衡

SARS 患者 T 细胞、$CD4^+$ T 细胞、$CD8^+$ T 细胞的数量明显减少,尤以 $CD8^+$ T 细胞降低更明显。对 SARS 患者尸体解剖分析发现,其淋巴器官组织内淋巴细胞分布稀疏,提示了病毒感染激发机体免疫应答在清除病毒的同时造成了严重的免疫器官损害和大量的 T 淋巴细胞死亡,造成免疫功能急剧下降,这是导致许多重症患者后期出现严重继发感染的重要原因。

（三）临床意义

SARS 传染源主要是 SARS 患者,隐性感染者是否有传染性尚无实例根据,SARS 病毒造成的突发性流行,其源头是否来源于野生动物,目前尚不明了。SARS 潜伏期一般在 2 周内,平均 2～10 天。起病急,以发热为首发症状,体温一般＞38℃,半数以上患者伴有头痛,关节肌肉酸痛,乏力等症状,部分患者可有干咳、胸痛、腹泻等症状;但少有上呼吸道卡他症状,早期肺部体征多不明显,部分患者可闻及少许湿啰音。发热及感染中毒症状持续存在,肺部病变进行性加重,表现为胸闷、气促、呼吸困难,活动后尤甚。X 线胸片肺部阴影发展迅速,常为多叶病变。少数患者出现 ARDS。当病程度过极期,患者的症状与体征开始缓解,肺部病变开始吸收,多数患者经 2 周左右的恢复,可达出院标准,肺部阴影的吸收需较长的时间。少数重症患者可能在相当长的时间内遗留限制性通气功能障碍和肺弥散功能下降,但大多可在出院后2～3个月内恢复。

（四）鉴定和鉴别

1.SARS-CoV 抗体检测

它主要有免疫荧光试验(IFA)和酶联免疫吸附试验(ELISA)。在发病 10 天后就能检测到特异抗体 IgG 和 IgM,ELISA 检测 SARS 患者血清中的抗体,在症状出现 21 天后比较可靠,抗体从病初阴性至恢复期阳转或滴度升高 4 倍以上,有病原学诊断意义。

2.SARS-CoV 的基因检测

目前 WHO 网站已经提供了 7 对 SARS 病毒核酸扩增检测的特异性引物,国内外也建立 SARS-CoV 的反转录多聚酶链反应(RT-PCR)的检测方法,使用 RT-PCR 可在不同的样品(血液、粪便、呼吸道分泌物或组织)中检测 SARS-CoV RNA。多次多种样本检测阳性,对病原学诊断有重要意义。但是,毒血症和病毒排毒期是不确定的,因此,在疾病后期进行检测可能给出阴性结果。

3.细胞培养

利用 Vero、Hep-2、RD 等细胞来检测 SARS 患者的呼吸道分泌物和血液样品,阳性结果表示 SARS 患者感染了冠状病毒,阴性结果并不能表明患者没有感染 SARS 病毒。

（五）预防与治疗

1.治疗

目前尚无特效治疗药物,强调"三早、三合理"原则,即早发现、早隔离、早治疗,合理使用糖皮质激素、合理使用正压通气、合理防治并发症。尚未发现有确定疗效的抗病毒药物,仅作辅助治疗;抗菌药物对于 SARS 病毒无效,但重症患者继发细菌感染须使用。

2.预防

对 SARS 的预防措施主要是隔离患者,切断传播途径和提高机体免疫力。对临床诊断患者及疑似患者分别收入不同病房进行严格隔离或医学观察,禁止探视及患者间接触。因 SARS 为法定传染病,按照甲类传染病进行管理。各级医院发现 SARS 疑似或临床诊断病例后,应立即电话报告所在区县疾病预防控制中心（CDC）,并在 2 小时内填写《传染性非典型肺炎疫情报告卡》,由所在区县 CDC 将疫情信息录入信息报送系统。

三、禽流感病毒

禽流感病毒是甲型流感病毒的一种亚型,是引起禽流行性感冒（简称禽流感）的主要病原体。禽流感被国际兽疫局定为甲类传染病,又称真性鸡瘟或欧洲鸡瘟。按病原体类型的不同,禽流感可分为高致病性、低致病性和非致病性禽流感 3 大类。

（一）生物学性状

1.结构与功能

禽流感病毒属甲型流感病毒,呈球形,核心为单股负链 RNA 基因组,外膜上有 3 种重要的病毒蛋白质,血凝素（H）、神经氨酸酶（N）和基质膜蛋白 M2,血凝素和神经氨酸酶容易发生变异,从而形成许多亚型。在人群中传播的禽流感病毒毒株有 H5N1、H7N7、H9N2 三种。H5N1 禽流感病毒对鸡具有高致病力,常造成大量鸡死亡,但因病毒会不定时基因突变,衍生新品种,导致原来仅感染禽类的流感病毒,变得可以影响人类。由于这些突变的流感病毒对人类是全新的病毒,大多数人对这种病毒没有抗体,因此,容易导致严重病症。

2.抵抗力

禽流感病毒在粪便中能够存活 105 天,在羽毛中能存活 18 天,在低温、干燥及甘油中可存活数月乃至 1 年以上。在中性和弱碱性环境中能保持致病性。对紫外线非常敏感,日光直接照射下容易灭活。对热、酸和有机溶剂的抵抗力弱,常用消毒剂如甲醛溶液、稀酸、漂白粉、碘剂、脂溶剂等能迅速破坏其致病力。

（二）致病机制

禽流感一般通过直接接触或间接接触传播。世界卫生组织指出,粪便是禽流感传播的主要途径。还可经过损伤的皮肤和眼结膜感染病毒而发病。

人类感染禽流感病毒的概率很小,主要是由于 3 个方面的因素阻止了禽流感病毒对人类的侵袭。第一,禽流感病毒不容易被人体细胞识别并结合;第二,所有能在人群中传播的流感病毒,其基因组必须含有几个人流感病毒的基因片段,而禽流感病毒没有;第三,高致病性的禽流感病毒由于含碱性氨基酸数目较多,使其在人体内的复制比较困难。

(三)临床意义

H5N1 禽流感病毒所引起的症状和一般的流行性感冒差不多,急性起病,早期表现主要为发热、流涕、鼻塞、咳嗽、咽痛、头痛、全身不适。体温大多在 39℃以上,持续 1～7 天,一般为2～3 天。大多数轻症病例预后良好。少数患者病情进展迅速,肺炎进行性发展,导致呼吸窘迫综合征、肺出血、呼吸衰竭、心力衰竭及肾衰竭,感染性休克及 Reye 综合征,全血细胞减少等多脏器衰竭而死亡。

H5N1 型感染病情最重,可迅速出现肺炎表现,并累及全身多个脏器;H7N7 型感染病情一般不重,主要为结膜炎症状;H9N2 型多数患者感染后没有明显症状,部分患者可有轻微上呼吸道感染症状。

(四)鉴定和鉴别

1.病原学检查

取患者早期呼吸道分泌物,分离到 H5N1 亚型甲型流感病毒是诊断禽流感病毒感染最可靠的方法。

2.血清抗体测定

病程早期和康复期各采血一次做血凝抑制试验,抗体效价增高 4 倍以上为阳性。应用 H5特异性单抗进行直接免疫荧光检测法测抗体,阴性结果可以排除 H5N1 禽流感病毒感染。

3.基因检测

应用 RT-PCR 法检测病毒基因 H5 可确诊。

(五)预防与治疗

治疗基本与流行性感冒相同。对疑似病例、临床诊断病例和确诊病例应进行隔离治疗。对症治疗可用解热药,缓解鼻黏膜充血药,止咳祛痰药等。儿童忌用阿司匹林或含阿司匹林以及其他水杨酸制剂的药物,避免引起儿童 Reye 综合征。抗病毒治疗应在发病 48 小时内实施。金刚烷胺对禽流感病毒亦有明显抑制作用,早期应用可降低病毒数量并改善预后,老年患者及孕妇应慎用,哺乳期妇女、新生儿和 1 岁以内的婴儿禁用。加强支持治疗和预防并发症,注意休息,多饮水,增加营养,给易于消化的饮食。密切观察、监测并预防并发症。抗菌药物应在明确继发细菌感染时或有充分证据提示继发细菌感染时使用。不同地区根据流行的不同亚型,使用相应的禽流感疫苗。

四、副黏病毒

副黏病毒与正黏病毒的生物学性状类似,均为核衣壳呈螺旋对称,有包膜的单负链 RNA病毒。对人类致病的副黏病毒主要包括麻疹病毒、腮腺炎病毒、副流感病毒、呼吸道合胞病毒等。有以下几个特点:病毒体较正黏病毒大,直径150~300nm;包膜上也有2种糖蛋白刺突,但与正黏病毒完全不同,一种刺突F蛋白为副黏病毒共有,它可促进宿主细胞膜与病毒,细胞与细胞的融合,形成多核巨细胞和溶血活性。另一种称HN蛋白,同时具有血凝和神经氨酸酶活性。核酸为一条完整的单负链RNA,不分段,不易发生基因重组和变异。抗原相对稳定,但具有高度传染性。

(一)麻疹病毒

麻疹病毒是麻疹的病原体。麻疹是儿童时期最为常见的急性传染病,临床上以发热,上呼吸道卡他症状,结膜炎,口腔黏膜斑及全身丘疹为特征。常因并发症的发生导致死亡。

麻疹病毒抗原稳定,只有1个血清型,但80年代以来,各国都有关于麻疹病毒抗原性变异的报道。核苷酸序列分析表明,麻疹病毒存在着基因漂移。

1.生物学性状

麻疹病毒呈球形、丝状等多种形态,直径为140~180nm,长者可达270nm,螺旋对称,单股负链RNA,不分节段,不易发生重组,有包膜,囊膜上有2种糖蛋白刺突:一种称为HA蛋白,能凝集猴、狒狒等动物的红细胞;另一种称为F蛋白,具有溶解红细胞及引起细胞融合的活性,导致多核巨细胞病变。麻疹病毒无神经氨酸酶。除灵长类动物外,一般动物都不易感,在人胚肾、人羊膜细胞及Hela、Vero等多种传代细胞中可增殖,出现细胞病变,形成多核巨细胞。本病毒在外界生活力不强,对理化因素抵抗力较低,加热56℃30分钟和一般消毒剂均易将病毒灭活。但麻疹病毒耐寒、耐干燥,在-15℃~-70℃可保存数月至数年。

2.致病机制

麻疹病毒先在呼吸道上皮细胞内增殖,通过局部淋巴组织进入血流,出现第1次病毒血症,患者出现发热、咳嗽、眼结膜充血、口腔黏膜斑等前期症状,病毒随血流侵入全身淋巴组织和单核吞噬细胞系统,在细胞内广泛增殖后,大量病毒再次入血形成第2次病毒血症,并感染眼结膜、口腔黏膜、皮肤、呼吸道、消化道、泌尿道、血管等,表现为细胞融合成多核巨细胞,核内和胞质内形成嗜酸性包涵体,患者出现高热和丘疹。目前认为麻疹发病机制:一方面由于麻疹病毒侵入细胞直接引起细胞病变;另一方面全身性迟发型超敏性细胞免疫反应在麻疹的发病机制中起了非常重要的作用。

麻疹病毒感染后免疫力持久,一般不会出现二次感染。母亲抗体能保护新生儿。麻疹的恢复主要靠细胞免疫,但细胞免疫也是引起麻疹出疹,麻疹后脑炎的原因。此外,麻疹感染(包括麻疹减毒活疫苗)还可引起暂时性免疫抑制,如Ⅳ型超敏反应,OT试验的阴转和对新抗原免疫应答的减弱。

3.临床意义

麻疹病毒传染性强,与易感者接触后90%以上发病,儿童初次感染几乎都发病。麻疹是一种典型的全身出疹的急性传染病,人是麻疹病毒的自然宿主,急性期患者为传染源,通过呼吸道传播,冬春季发病率最高。潜伏期10~14天,病毒进入呼吸道黏膜并在吞噬细胞内增殖,产生两次病毒血症,开始主要为卡他症状,发病2天后,口颊黏膜出现针尖大小、周围绕有红晕的灰白色小点,称柯氏斑,对临床早期诊断有一定意义。临床表现为发热、流涕、流泪、眼结膜充血,然后出现全身性斑丘疹。麻疹是一种急性传染病,感染一般以麻疹病毒从体内完全清除而终止。但极个别患者在患疹数年后出现亚急性硬化性全脑炎(SSPE),该病是一种慢发性病毒感染,患者表现为精神异常,最后会痉挛、昏迷而死亡。SSPE 患者血液和脑脊液中有异常高水平的麻疹病毒抗体,但病毒分离困难。现认为患者脑组织中麻疹病毒为缺陷病毒,该病可能是由于麻疹病毒变异所致。

4.鉴定和鉴别

麻疹因临床症状典型,一般无须进行实验室检查。不典型病例,可进行病毒分离培养,取眼、鼻、咽部分泌物,血和尿接种人胚肾或人羊膜细胞,分离麻疹病毒;或通过间接免疫荧光法检测细胞内麻疹病毒抗原,观察多核巨细胞及包涵体;血清学诊断应包括双份血清或检测IgM,取患者急性期恢复期双份血清,进行血凝抑制试验,观察抗体滴度是否增长 4 倍或 4 倍以上。此外,亦可进行核酸杂交和 PCR。

5.预防和治疗

6 个月以内的婴儿有被动免疫力,但随年龄增长逐渐消失,易感性增加,给 6 个月至 1 岁的儿童普遍接种麻疹减毒活疫苗是预防麻疹的最好方法。鸡胚细胞麻疹病毒减毒活疫苗是当前最有效疫苗之一。初次免疫我国定在 8 月龄,接种后,抗体阳转率达 90% 以上,但免疫力仅维持 10~15 年,因此 7 岁时必须进行再次免疫。对接触麻疹的易感者,可紧急用丙种球蛋白或胎盘球蛋白进行人工被动免疫,防止发病或减轻症状。

麻疹治疗主要为对症治疗,加强护理和防治并发症。

(二)腮腺炎病毒

腮腺炎病毒是引起流行性腮腺炎的病原体。呈世界性分布。只有一个血清型,人是其唯一宿主。腮腺炎病毒除侵犯腮腺外,还能引起脑膜炎、脑膜脑炎、睾丸炎、卵巢炎和胰腺炎等。

1.生物学性状

腮腺炎病毒为球形有包膜的单股负链 RNA 病毒,大小悬殊,直径为100~200nm;核衣壳呈螺旋对称;包膜上有血凝素-神经氨酸酶(HN)和融合蛋白(F),具有 HA、NA 和融合细胞活性,HN 蛋白又称 V 抗原,能刺激机体产生保护性抗体。腮腺炎病毒易在许多哺乳类动物细胞系和鸡胚中培养生长。对乙醚、氯仿等脂溶剂敏感,紫外线、加热均可灭活。4℃条件下可保存 3 个月,-60℃可保存 1 年以上。

2.致病机制

病毒通过飞沫或人与人直接接触传播。学龄儿童为易感者,多流行于冬、春季。潜伏期较长(18~21 天),病毒经飞沫传播,先侵入呼吸道上皮细胞和面部局部淋巴结内增殖后,进入血流,引起病毒血症,再通过血液侵入腮腺及其他器官,如睾丸、卵巢、胰腺、肾脏和中枢神经系统等,在此进一步繁殖复制后,再次侵入血流,形成第 2 次病毒血症,并侵犯第 1 次病毒血症未受累的器官,临床上出现不同器官相继发病。主要症状为一侧或双侧腮腺发炎、肿大,有发热、肌痛和乏力等。一般经 7~10 天消肿而痊愈。30% 感染后无症状,青春期感染者,男性易合并睾丸炎(25%),女性易合并卵巢炎,病毒性脑炎亦常见。病后可获得牢固的免疫力。婴儿可从母体获得被动免疫,故 6 个月以内的婴儿很少患腮腺炎。

3.鉴定和鉴别

典型病例无须实验室检查即可做出诊断。若需要,可取患者唾液、尿液或脑脊液进行病毒分离。原代人胚肾细胞或原代猴肾细胞是分离病毒的敏感细胞,感染后可形成多核巨细胞,但细胞病变不明显,常用豚鼠红细胞进行红细胞吸附试验、血凝、补体结合试验等证实病毒的增殖。血清学诊断通常用 ELISA 法和 HI 试验,检测双份血清抗体效价有 4 倍以上升高,可认为腮腺炎病毒感染。血凝抑制试验、ELISA 和免疫荧光亦可检测病毒抗原或抗体。应用 PCR 技术检测腮腺炎病毒 RNA,可大大提高可疑患者的诊断。

4.预防和治疗

及时隔离患者,防止传播。发病早期可试用利巴韦林每日 1g,儿童 15mg/kg 静脉滴注,疗程为 5~7 天。丙种球蛋白有防止发病或减轻症状的作用。疫苗接种是唯一有效的预防措施,目前使用的为减毒活疫苗,可产生长期免疫效果。在美国等国家已将腮腺炎病毒、麻疹病毒、风疹病毒组成了三联疫苗(MMR),取得了较好免疫效果。

(三)副流感病毒

副流感病毒(PIV)为引起轻型流感样症状的呼吸道病毒,属副黏液病毒属。广泛分布于自然界,引起人类呼吸道疾病的副流感病毒有 4 个血清型,成人及较大儿童多为上呼吸道感染,在婴幼儿可引起严重的下呼吸道感染。

1.生物学性状

副流感病毒为有包膜、不分节段的单股负链 RNA 病毒,球形颗粒大小 150~250nm;也可见长达 800~1000nm 的丝状病毒颗粒;核衣壳呈螺旋对称,病毒包膜上有 HN 和 F 因子,HN 具有 HA、NA 的作用,F 因子具有使病毒进入宿主细胞和在宿主细胞间传播的作用。PIV 抵抗力弱,不耐酸,对热敏感,在 -4℃能短暂存活,在 -70℃可长期保存。

2.致病机制

副流感病毒由呼吸道分泌物排出,经空气飞沫或人与人直接接触传播。潜伏期 3~6 天,病毒增殖仅限于呼吸道黏膜上皮,一般无病毒血症,感染可发生于任何年龄,但以 2 岁以下婴幼儿症状为重,常发生严重哮喘(多由 1、2 型引起),造成呼吸道闭塞,甚至窒息死亡;约有 25% 的病例病毒可扩散到下呼吸道,引起细支气管炎和肺炎(多由 3 型引起)。4 型一般不引起严重疾病。1 型和 3 型亦是医院内感染的重要病原体。保护性免疫包括细胞免疫和 SIgA,来自母亲的抗体无防止感染作用,SIgA 可能对再感染有预防作用,但持续时间短,再感染常见。

3.鉴定和鉴别

确诊可用呼吸道分泌物接种组织培养中分离病毒,也可做血清补体结合试验、血凝抑制试验及中和试验。血清学诊断包括采取患者急性期、恢复期双份血清,进行血凝抑制试验,观察抗体滴度是否增长 4 倍或 4 倍以上。此外,亦可取鼻咽分泌物,IFA 染色或 ELISA 检测抗原;脱落细胞用 HE 染色观察包涵体等方法进行快速诊断。

4.预防和治疗

治疗以支持和对症疗法为主。继发细菌感染时,可用抗菌药治疗。副流感病毒灭活疫苗、减毒活疫苗、亚单位疫苗等由于接种后免疫力不完全,所以在人体应用尚未成功。

（四）呼吸道合胞病毒

呼吸道合胞病毒（RSV）是世界范围内引起婴幼儿病毒性严重呼吸道感染主要的，常见的病原因子之一，于1956年首次在伴有感冒症状的猩猩体内分离到，并命名为"猩猩感冒因子（CCA）"。因其在组织细胞培养中能引起特殊的细胞融合病变，故命名为呼吸道合胞病毒。

1.生物学性状

呼吸道合胞病毒呈球形或丝状，大小为100～350nm，核酸为单股负链RNA，不分节段，有包膜，包膜表面有2种糖蛋白刺突：一种为F蛋白，能引起病毒囊膜与宿主细胞膜融合；另一种为G蛋白，能使RSV吸附于宿主细胞上，有利于病毒穿入细胞，导致感染。F蛋白和G蛋白均具有免疫原性，可刺激机体产生抗体，但F蛋白的抗体较G蛋白的抗体中和作用强；该病毒无血凝素和神经氨酸酶，也不具溶血特性。病毒可在HeLa、HEP-2、人胚肾等细胞中增殖，均可出现明显的细胞病变，形成多核融合细胞，胞质内有嗜酸性包涵体。

RSV对理化因素抵抗力较低，对热不稳定，冰冻融化易被灭活。因此，标本宜直接接种。

2.致病机制

RSV经飞沫或直接接触传播，病毒主要在鼻咽上皮细胞中增殖。感染局限于呼吸道，不产生病毒血症。合胞病毒是5岁以内儿童病毒性肺炎的最主要病原体，也是婴儿猝死的病因之一。RSV引起的细支气管炎多发生在2～6个月的婴儿，大约占婴儿细支气管炎的60%，其中尤以2月龄婴儿发病率最高，6个月以内婴儿感染RSV易发生重度下呼吸道疾患，一般6月龄以上儿童病变较轻，成人多为再次感染，症状较轻，如同感冒。RSV的致病机制目前尚不清楚。已经证明血清中特异抗体和细胞免疫对防止再感染无作用；相反，抗体和细胞免疫可能还参与了RSV的致病过程，用RSV灭活疫苗接种婴儿的试验结果发现，免疫接种过的婴儿比未免疫者感染RSV时症状更严重。现在一般认为，RSV引起的严重婴幼儿呼吸道感染可能与变态反应有关。防止RSV再感染的主要因素可能是呼吸道分泌型IgA。RVS感染后，免疫力不强，再感染很常见，但临床症状大多越来越轻。

3.鉴定和鉴别

进行病毒分离为RSV感染最重要的诊断方法，RSV未发现带毒者，分离出病毒即可确诊。采取患者鼻咽棉拭子或咳痰进行病毒分离培养。该病毒不能在鸡胚内增殖，只能在人和猴细胞如Hep-2，Hela等细胞株中培养增殖，约培养2～3周才出现细胞界线不清，融合成多核巨细胞等的细胞病变，病毒通过出芽释放。用合胞病毒的免疫血清做中和试验或补体结合试验进行鉴定。尽管病毒分离是确诊的可靠依据，但病毒生长较慢，不能及时诊断。近年来多采用临床快速诊断法：采取患儿咽部脱落细胞，用直接或间接免疫荧光法染色进行检查，检测RSV感染的阳性细胞，阳性符合率可达90%以上。但其检出率受取材部位，细胞数量和咽分泌物的影响。将咽拭子标本先接种于敏感细胞，然后用间接免疫荧光法或免疫酶法检测，可使检出阳性率提高。另外，由于婴幼儿感染RSV后，抗体出现以IgM最早，故可用金黄色葡萄球菌蛋白A（SPA）吸收患儿血清中的IgG后，用ELISA法测定特异性IgM以作早期诊断。

4.预防和治疗

对RSV的预防，目前仍缺乏特效的办法。用温度敏感的病毒疫苗滴鼻接种儿童，可在局部产生分泌型IgA抗体，目前还在研究试用阶段。

五、其他呼吸道病毒

(一)腺病毒

1.病原学

腺病毒(ADV)是 1953 年由 Rowe 等人最先发现的,随后 Hilleman 和 Werner 等从患者呼吸道分泌液中分离到同样的病毒。1956 年,国际病毒命名委员会根据 Enders 等人的建议将这类病毒命名为 ADV。

腺病毒呈无囊膜的球形结构,其病毒粒子在感染的细胞核内常呈晶格状排列,每个病毒颗粒包含一个 36kb 的线性双链 DNA,两端各有一个 100~600bp 的反向末端重复序列(ITR)。ITR 的内侧为病毒包装信号,是病毒包装所需要的顺式作用元件。基因组包含早期表达的与 ADV 复制相关的 E1~E4 基因和晚期表达的与 ADV 颗粒组装相关的 L1~L5 基因。

线状双股 DNA 与核心蛋白形成直径为 60~65nm 的髓芯,被包裹于衣壳内。衣壳呈二十面体对称,由 252 个直径 8~10nm 的壳粒组成,壳粒排列在三角形的面上,每边 6 个,其中 240个为六邻体(非顶点壳粒),另 12 个为五邻体基底(顶点壳粒)。六邻体上的表位是诊断不同血清型的标准,它包括哺乳动物 ADV 属的抗原成分,是病毒体对免疫选择压力最敏感的部位。

ADV 是无包膜病毒,在低 pH 值环境下可稳定存在,有很强的耐物理和化学试剂的能力。ADV 可耐受胃肠分泌物及胆汁,因此 ADV 可在胃肠内复制,并导致相应的临床症状。

2.致病性

ADV 可通过人、水、媒介物和器械传播。室温条件下,ADV 在污物中存在周期可达 3 周。ADV 在儿童和军营人员中易发生感染和大规模流行,大多数婴幼儿在出生后的 5 年内至少感染过 1 种 ADV 毒株。在过去的几年中,ADV 作为主要的病原体在免疫功能低下的宿主如艾滋患者、免疫遗传缺陷的患者、实体器官和造血干细胞移植受者中,引起高发病率和死亡率,其感染的主要流行株为 ADV-7 型。ADV 感染无明显的季节性,但冬春季相对较多。在这些患者体内常会出现细菌、真菌等微生物共感染的情况。艾滋患者感染 ADV 会产生肺炎、肝炎、脑膜软化、肾炎、胃肠炎等并发症。

5%~10%的儿童和 1%~7%成人呼吸道感染是 ADV 感染,主要症状有发热、咽喉炎、扁桃体炎、咳嗽、咽痛,大多病例还会伴随胃肠道症状。免疫功能正常的患者,ADV 感染为自限性,2 周内症状缓解或消失,且会诱导机体产生特异性免疫。

ADV 感染可致胃肠道症状(尤其是婴幼儿),在病毒性胃肠炎中 ADV 检出率为 0.8%~14%。70%ADV 性胃肠炎由 ADV-40 和 41 型引起,其他血清型如 ADV-1、2、3 型等亦可引起腹泻。ADV 胃肠炎广泛分布于世界各地,小儿发病情况仅次于轮状病毒,发病年龄以 0~2 岁为多,全年散发,夏季及冬末略多,潜伏期为 10 天左右。

ADV 感染也可引起尿路感染,尤其是接受造血干细胞移植和实质器官移植的患者。典型症状包括排尿困难、血尿、出血性膀胱炎和肾移植后功能不全。

在 ADV 持续感染过程中,其通过感染树突状细胞(DC)产生早期和晚期抗原来改变细胞表面标志,同时可通过感染单核细胞来抑制其分化为 DC,从而逃避 T 细胞的识别。在急性

ADV感染恢复过程中,T细胞介导的细胞免疫是很重要的,T细胞功能低下的患者感染ADV的概率非常高。研究显示,TNF-α、IL-6、IFN-γ在致命的ADV感染的儿童血清中含量高,而在轻度ADV感染者体内存在水平很低。体液免疫在ADV感染的免疫应答中亦起重要作用,有ADV血症的HSCT(造血干细胞移植)接受者在免疫应答清除病毒的过程中会产生高水平的血清特异性抗体。

ADV主要通过破坏细胞骨架中的中间丝结构释放其子代病毒颗粒,在病毒感染的末期,病毒水解细胞骨架蛋白K18,使之不能聚合并形成中间丝结构,由此导致被感染细胞裂解,释放病毒。

由于ADV的变异,2006年和2007年分别在北京和美国的14个州暴发了小范围的ADV流行,其中北京分离株3、7和11型ADV与CenBank中其他序列比较虽然有着较高的同源性,但是都有一定的核苷酸和氨基酸的变异,变异多发生在抗原决定簇密集的HVR_1区和HVR_7区。

3.实验室检查

(1)标本采集与处理:在患者发病1～2天内的急性期采集标本,根据症状可采集鼻咽洗液、鼻咽拭子、眼结膜拭子、粪便、肛拭子、尿道或宫颈拭子、脱落细胞刮片、脑积液和血清等标本。由于病毒对热不稳定,收集的标本通常应放在低温环境以防病毒失活。盛放标本的容器及保护剂应当是灭菌且无核酸的,以防止污染。标本在4℃条件下进行运送,实验室收到标本后应立即处理,暂时无法处理的标本,应将初步处理后放−20℃或−70℃冰箱贮藏。

(2)病毒分离与培养:常用A549、Hep-2和Hela细胞来培养临床标本中的ADV。除血清型40和41外,其他ADV血清型在人上皮细胞系上生长良好,细胞感染后会出现细胞圆缩和核内包涵体聚集成串等病变现象,其病变在2～7天可见,并可持续到28天。尽管细胞培养仍然是金标准,但对临床标本仍是不敏感,且比较慢,易受细菌和真菌的污染。

(3)电子显微镜:电子显微镜鉴别主要在科研机构使用,可依据粪便中存在的病毒颗粒(大约10^6～10^8个/mL)诊断急性胃肠炎。

(4)组织病理学:依据肺的组织病理学特征可对ADV引起的肺炎加以鉴别。肺的组织病理学特征包括弥散性肺炎、支气管上皮细胞的坏死、单核细胞浸润的毛细支气管炎和透明膜的形成等,通过原位杂交、免疫组化和PCR可进一步进行病原学鉴定。

(5)抗原检测:常用来直接检测ADV在呼吸道和胃肠道的感染,较快速且灵敏度较高。常用免疫荧光和酶免疫分析,与细胞培养相比,免疫荧光所测ADV的灵敏性能提高40%～60%。其他直接测定抗原的方法包括免疫层析法和乳胶凝集法。研究证实,与细胞培养检测方法相比,使用免疫层析试剂盒所测定的灵敏度可达90%。

(6)分子生物学:分子生物学技术用来检测ADV基因组,方法敏感,当患者体内病毒载量较低或需要快速的检验结果时更为适用。最近几年分子生物学的方法在临床运用越来越多,常选择与六邻体基因、纤突基因或病毒相关的RNAⅠ和Ⅱ作为PCR引物,PCR方法包括常规的PCR、realtimePCR。常规的PCR是一种定性分析的方法,需要1～2天的时间,而realtime-PCR可以在数小时内定量分析出结果。扩增后也可以进行序列测定。德国的Madischiw等结合了普通PCR或者定量PCR与测序技术,发明了一种两步诊断法。测序是对核酸序列最全面、直观的反映。

4.结果解释及应用

细胞培养和电子显微镜分析由于费时费力，实验条件要求高，故较少在临床应用，而病理分析由于敏感性较低和对患者损伤较大临床也较少采用。抗原检测和病毒核酸检测一般用于急性期的感染诊断，这时病毒暴发式增长，检测抗原有助于临床确诊。

分子检测多用于疾病早期或 ADV 的分型诊断，在疾病早期由于病毒载量较低，尚未引起免疫系统产生特异性抗体，血清学诊断意义不大，而分子检测可以针对非血标本，有效检出早期感染并对病毒进行明确分型，为临床治疗提供明确依据。

(二)风疹病毒

风疹病毒是披膜病毒科、风疹病毒属中的唯一成员，是风疹(又名德国麻疹)的病原体，1962 年首次分离成功。为球形有包膜单股正链 RNA 病毒，直径 50～70nm，20 面体对称核衣壳，包膜刺突有血凝性。能在多种细胞内增殖，不出现细胞病变(CPE)，但对兔肾细胞 RK-13 敏感出现 CPE，故常用此细胞分离培养病毒。风疹病毒只有一个血清型，人是病毒唯一的自然宿主。

风疹病毒不耐热，56℃加热 30 分钟大部分失活；对脂溶剂敏感。

病毒经呼吸道传播，在局部淋巴结增殖，经病毒血症扩散全身。人群对风疹病毒普遍易感，表现为发热，麻疹样出疹，但较轻，伴耳后和枕下淋巴结肿大，有明显压痛。成人感染症状较严重，除出疹外，还有关节炎和关节疼痛，血小板减少，出疹后脑炎等。风疹病毒感染最严重的问题是能垂直传播导致胎儿先天性感染，孕妇在孕期 20 周内感染风疹病毒对胎儿危害最大，易致胎儿死亡或先天性畸形。风疹病毒自然感染后可获得持久免疫力，孕妇血清抗体有保护胎儿免受风疹病毒感染的作用。风疹减毒活疫苗接种是预防风疹的有效措施，常与麻疹、腮腺炎组合成三联疫苗(MMR)使用。

风疹的病原体检测主要包括：①用 RT-PCR 和核酸杂交技术直接检测病毒核酸；②接种 RK-13 细胞分离病毒，出现细胞病变效应后，用酶标或荧光标记单克隆抗体进行鉴定；③用 ELISA 或 IFA 法检测 IgM 抗体，也可做双份血清测定，抗体效价 4 倍升高时有诊断意义。

(三)鼻病毒和呼肠病毒

鼻病毒分类上属小 RNA 病毒科鼻病毒属，球形，直径 28～30nm，单股正链 RNA 病毒，核衣壳呈 20 面体立体对称，无包膜。至少有 115 个血清型。耐乙醚而不耐酸，在干燥环境中能存活 3 天，在 2 倍体成纤维细胞 33℃旋转条件下培养生长最佳，在－70℃时能长期生存，在 4℃也能生存数周，而 56℃加热 30 分钟即能灭活。对酸敏感，pH 3.0 迅速失活，该特征能与肠道病毒相区别。

鼻病毒是普通感冒最重要的病原体，上呼吸道感染 50% 以上由鼻病毒引起，也可导致急性咽炎、支气管炎和支气管肺炎。疾病具有自限性。飞沫和接触是最主要的传播途径。病毒经鼻、口、眼进入体内，主要在鼻咽腔中复制。本病全年均可发生，尤以冬末春初为多。由于病毒型别多和存在抗原漂移现象，鼻病毒的免疫非常短暂，再感染极为常见。干扰素有一定防治作用。

呼肠病毒归属于呼肠病毒科，为球形双链 RNA 病毒，分 10 个片段，双层蛋白质衣壳呈 20

面体立体对称,无包膜。病毒直径 60～80nm,有 3 个血清型。大多数人在儿童期被感染,且多呈隐性感染状态。显性感染包括轻度上呼吸道疾病和胃肠道疾病等。目前缺乏常规的实验诊疗方法和有效的防治手段。

第三节　肠道感染病毒检验

肠道病毒是小核糖核酸病毒科的一个从属,是 RNA 病毒中最小的一种,有 71 个血清型,分型的主要依据为交叉中和试验。它们在人类消化道细胞繁殖,然后通过血液侵犯其他器官,引起各种临床综合病症。人类肠道病毒包括:①脊髓灰质炎病毒分 Ⅰ、Ⅱ、Ⅲ 型;②柯萨奇病毒(CoxV)分 A、B 两组。A 组包括 1～22、24 型(A23 与艾柯病毒 9 型相同);B 组包括 1～6 型;③人肠道致细胞病变孤儿病毒(简称艾柯病毒)(ECHO):包括 1～9,11～27,29～33 型(第 10 型重新分类为呼肠孤病毒 1 型,第 28 型重新分类为鼻病毒 1 型,第 34 型重新分类为柯萨奇病毒 24 型);④新型肠道病毒(为 1969 年后陆续分离并鉴定的一些小 RNA 病毒,由国际病毒分类委员会(ICTV)于 1976 年决定统一按照发现序号命名,编号为 68、69、70、71 型。

人类是肠道病毒的天然宿主,儿童是最敏感的人群。粪便污染的食物、水源和用具等是主要的传染源。流行季节主要在夏、秋季,一般呈散发流行或地区性暴发流行。肠道病毒在人类肠道内为暂时性寄生,多数病毒可自患者的咽喉至小肠下段或粪便中分离出病毒,少数病毒(1%～2%)可进入其他组织而引起相应疾病。不同的肠道病毒可能引起相同的病症,而同一种病毒也可引起不同的病症,要判断病原体必须依靠实验室的检查与鉴定,如病毒分离以及血清学试验等。

一、脊髓灰质炎病毒

脊髓灰质炎病毒曾是对人类健康危害最大的病毒之一,也是被人类认识最为清楚的病毒之一。脊髓灰质炎是一种急性传染病,曾经在全世界广泛流行,病毒常侵犯中枢神经系统,损害脊髓前角运动神经细胞,导致肢体松弛性麻痹,多见于儿童,故又名小儿麻痹症,是世界卫生组织推行计划免疫进行控制的重点传染病。目前,该病已在全球范围内得到基本控制,有望成为继天花之后第 2 种被彻底消灭的疾病。

(一)病毒一般特性

1.病毒颗粒结构

脊髓灰质炎病毒颗粒直径 27～30nm,内核直径为 16nm。病毒颗粒蛋白由 4 个蛋白质分子组成,即 VP1～VP4。

2.基因组结构

基因组为单股正链 RNA,在质量上占病毒颗粒的 30%。含有 7700 个碱基对,腺嘌呤和胸腺嘧啶核酸丰富。在基因组 RNA 的 3' 末端有多聚腺苷酸尾,它对病毒的感染是必需的。脊髓灰质炎病毒的基因组 RNA 具有感染性,进入细胞后可直接起 mRNA 的作用。与其他小RNA 病毒一样,脊髓灰质炎病毒基因组的 5' 末端不具有一般真核生物 mRNA 的帽子结构,共价结合有一个分子蛋白 VPg，VPg 参与病毒基因组 RNA 复制的起始，如去除 VPg 病毒仍具感染性，因为从病毒 RNA 可以重新合成 VPg。基因组有 71％左右的核苷酸为三型脊髓灰质炎病毒所共有，不相同的核苷酸序列都位于编码区内，因此，三型病毒间中和试验无交叉反应。

3.病毒基因分型

脊髓灰质炎病毒有 2 种抗原，其中具有感染性的完整病毒颗粒称为致密(D)抗原，又称中和(N)抗原，可与中和抗体结合，具有型特异性，根据抗原型的差异脊髓灰质炎病毒分为 Ⅰ、Ⅱ、Ⅲ 3 个血清型。

（二）致病机制

脊髓灰质炎病毒仅能在灵长类动物的细胞中生长繁殖，人类是该病毒的唯一自然宿主，主要经粪-口途径传播，患者、无症状带毒者及隐性感染者为传染源。病毒经肠道或咽部黏膜侵入局部淋巴组织，并可在局部淋巴组织中生长繁殖，而后进入血液循环造成病毒血症，累及多种易感的非神经组织，再通过血-脑屏障侵入神经系统。依据毒株的毒力，感染病毒的相对数量，机体免疫功能状态等表现为不同的临床症状。0.1％～2％的患者发展为严重的麻痹症；1％～2％的患者出现无菌性脑膜炎等症状；90％为隐性感染。病后产生的中和抗体维持的时间持久，不仅可获得对同型病毒的牢固免疫力，对异型病毒也有交叉免疫现象。

（三）微生物学检查

1.病毒分离

发病 1 周内粪便标本用抗生素处理后，接种人或猴肾原代细胞，37℃培养7～10 天，观察致细胞病变效应(CPE)做出诊断，并用中和试验进一步鉴定型别。

2.RT-PCR

直接检测病毒核酸。

3.血清学诊断

取发病早期及恢复期双份血清进行中和试验、补体结合试验，测定抗体的种类及消长情况。若血清抗体有 4 倍或以上增长，有诊断意义。

（四）病毒感染的预防和治疗

一旦发现诊断明确的病例，应严格隔离治疗至少 40 天，最初 1 周应强调呼吸道隔离。该病的控制主要依赖于疫苗的使用，对婴幼儿和儿童应实行人工主动免疫。被动免疫仅用于个别情况如做过扁桃体切除的儿童，未经过免疫接种而又必须接触脊髓灰质炎患者的医务人员和亲属以及未进行免疫接种的孕妇等。

目前尚无特异的治疗脊髓灰质炎病毒感染的药物，治疗主要是对症处理。

2000 年，世界卫生组织宣布在全世界范围内消灭脊髓灰质炎，同年年底我国政府对外宣布基本消灭脊髓灰质炎。

二、柯萨奇病毒和艾柯病毒

柯萨奇病毒和艾柯病毒(ECHO)分布广泛，依病毒亚群和血清型的不同或对不同组织的嗜性不同(受体的差异),可引起各种不同疾病。

(一)病毒一般特性

1.柯萨奇病毒

感染引起的疾病谱复杂,最早是 1948 年 Dalldorf 从美国柯萨奇镇 2 名疑似脊髓灰质炎患儿的粪便中分离出来的。柯萨奇病毒有 30 个血清型,根据对乳鼠的致病特点及对细胞的敏感性不同,将病毒分成 A 组和 B 组,A 组病毒有 24 个血清型,即 A1～A24,其中 A23 型同 ECHO 9 型病毒;B 组病毒有 6 个血清型,即 B1～B6。

2.艾柯病毒

最早在脊髓灰质炎流行期间从人的粪便中分离,当时不知与人类何种病毒相关,故称为人类肠道致细胞病变孤儿病毒。目前共有 31 个血清型,各型的差异在于其衣壳上的特异性抗原。

(二)致病机制

柯萨奇病毒、艾柯病毒的流行病学特点和致病机制与脊髓灰质炎病毒相似,但各自攻击的靶器官不同。脊髓灰质炎病毒往往侵犯脊髓前角运动细胞,而柯萨奇病毒、艾柯病毒更容易感染脑膜、肌肉和黏膜等部位,从而引起无菌性脑膜炎、肌无力或麻痹、皮疹、心包膜炎、肌痛或肌无力,急性出血性结膜炎等疾病。人体受感染后,约 60％呈隐性感染。出现临床症状时,则因侵犯的器官组织不同而表现各异。

(三)微生物学检查

1.柯萨奇病毒

通过型特异性抗原检测、中和试验、ELISA 方法等可以对各型进行鉴定。所有 B 组及 A 组的第 9 型有共同的组特异性抗原,在 B 组内病毒之间有交叉反应,但 A 组病毒没有共同的组特异性抗原。A 组某些型别的特异性抗原可在 37℃引起人类 O 型红细胞凝集反应。

2.艾柯病毒

各型的差异在于其衣壳上的特异性抗原,因而可以用中和试验加以区别。艾柯病毒没有属特异抗原,但有异型交叉反应。在艾柯病毒 31 个型中,有 12 个型具有凝集人类 O 型红细胞的能力,血凝素是毒粒的主要部分。

(四)病毒感染的预防和治疗

目前除一般的卫生措施外,无特效的预防和治疗方法。对有感染性的患者应当隔离。

三、手足口疫病毒

手足口病是由肠道病毒引起的一种常见多发小儿急性传染病,主要由肠道病毒 71 型 (EV71),柯萨奇病毒(CoxV)A 组 4、5、9、10、16 型和 B 组 2、5 型,艾柯病毒及其他肠道病毒等 20 多种病毒引起,其中以 EV71 和 Cox A16 最为常见。手足口病的特征性表现为皮肤黏膜的皮疹、疱疹或溃疡,少数患儿可引起心肌炎、肺水肿和无菌性脑膜炎等严重并发症。EV71 引起的手足口病一般症状较重,部分患者可伴有无菌性脑脊髓膜炎、脑炎、心肌炎和脑麻痹后遗症;而 CoxV 引起的手足口病一般症状较轻。主要经粪-口和(或)呼吸道飞沫传播,亦可经接触患者皮肤、黏膜疱疹液感染,通过病毒血症引起全身性感染,引起的疾病临床表现多种多样,病后对同型病毒有持久的免疫力。

(一)病毒一般特性

1.EV71 病毒

是小 RNA 病毒科肠道病毒属的成员,归属于人类肠道病毒。1974 年 Schmidt 等人首次报道从美国加利福尼亚州暴发的表现为神经系统症状疾病的患者中分离到 EV71,已在世界范围内引起多次暴发与流行,是手足口病的主要病原体。可导致手足口病、疱疹性咽峡炎、无菌性脑脊髓膜炎、脑炎和脊髓灰质炎样的麻痹性疾病等多种与神经系统相关的疾病,可伴有严重的神经系统并发症或致死性肺水肿。

(1)病毒颗粒结构:EV71 病毒的颗粒为 20 面体立体对称的球形结构,无包膜和突出,直径约 24~30nm,核酸为单股正链 RNA。如同其他肠道病毒属成员一样,EV71 型病毒基因组编码的分子量分别为 34KD、30KD、26KD 和 7KD 的多肽 VP1(α)、VP2(β)、VP3(γ)、VP4(δ)构成原聚体,后者再拼装成具有五聚体样结构的亚单位,60 个亚单位通过各自的结构域相互连接,最终形成病毒的外壳。VP1、VP2 和 VP3,3 个多肽暴露在病毒外壳的表面,而 VP4 包埋于病毒外壳的内侧与病毒核心紧密连接,因而抗原决定簇多位于 VP1~VP3 上。

(2)基因组结构:EV71 病毒的基因组为含有约 7411 个核苷酸的单股正链 RNA,腺嘌呤核苷酸和尿嘧啶核苷酸丰富(A+U=52.8)。RNA 中仅有一个开放阅读框(ORF),编码含 2194 个氨基酸的多聚蛋白,在其两侧为 5′和 3′非编码区(UTRs)。在 3′末端有多聚腺苷酸(尾,而其 5′末端共价结合有一个小分子量的蛋白(VPg)。病毒的单链 RNA 具有感染性,但裸露 RNA 的感染性仅为病毒颗粒的百万分之一,如去除 3′末端的多聚腺苷酸尾或基因组出现断裂,感染性便消失,而其 5′末端连接的蛋白质则对病毒的感染性无明显影响。

该病毒的基因组从 5′末端至 3′末端依次排列着含有 746 个核苷酸的 5′非编码区,编码区 1A(多肽 VP4)、1B(多肽 VP2)、1C(多肽 VP3)、1D(多肽 VP1)、2A(特异性蛋白酶)、2B、2C、3A、VPg(5′末端结合蛋白)、3C(特异性蛋白酶)、3D(RNA 多聚酶组分)及 3′末端非编码区(83 个核苷酸)和多聚腺苷酸尾(AAAn)。5′UTR 通常折叠成多个特异性的空间结构,这些结构与宿主细胞蛋白因子结合,在起始病毒基因组 RNA 的合成以及蛋白的翻译过程中发挥重要作用。此外,5′UTR 结构还涉及病毒的宿主范围和病毒的毒力等多个方面的功能。目前该病毒基因组 5′UTR 结构区与多聚腺苷酸尾的功能尚不清楚,但对同一属其他病毒成员(如脊髓灰质炎病毒)基因组尾端多聚腺苷酸研究发现,减少其长度会降低病毒的感染性。

(3)病毒基因分型:EV71 衣壳蛋白 VP1 是该病毒主要的中和决定因子,它直接决定病毒的抗原性。VP1 基因具有与病毒血清型完全对应的遗传多样性。VP1 基因序列不仅可以作为肠道病毒属内不同血清型分类的依据,并可作为小 RNA 病毒科内不同属的分类参考。VP1 基因成为 EV71 病毒基因分型和遗传进化分析的最重要对象。

目前,基于 VP1 核苷酸序列的差异,可将 EV71 分为 A、B、C3 个基因型。A 型仅包括原型株 BrCr-CA-70;B 型和 C 型又可进一步分为 B1、B2、B3、B4 以及 C1、C2、C3、C4 亚型。Brown 等曾对 113 株世界各地的 EV71 分离株的 VP1 基因的核苷酸序列进行同源性分析,显示同一型内毒株间序列同源性大于 92%,而不同型间毒株的同源性为 78%~83%。

2.柯萨奇病毒

1957 年新西兰首次报道手足口病,1958 年分离出柯萨奇病毒,1959 年提出"手足口病"的命名。早期发现的手足口病的病原体主要为 Cox A16 型,其他柯萨奇病毒如 Cox A4、Cox A5、Cox A9、Cox A10 及 Cox B5 也可引起手足口病。

(1)病毒颗粒结构:柯萨奇病毒的病毒颗粒为 20 面体,立体对称,呈球形,核衣壳裸露,直径约 23～30nm,无包膜,无突起,病毒由核酸和蛋白质组成。与其他小 RVA 病毒一样,其外壳蛋白由 4 个多肽链组成,称之为毒粒蛋白,即 VP1,VP2,VP3 和 VP4。其中 VP1,VP2,VP3 裸露于病毒外壳表面,VP4 隐藏于病毒外壳内面。

(2)基因组结构:柯萨奇病毒基因组全长为 7389～7402 个核苷酸,不包括 3′端的多聚腺苷酸尾。在柯萨奇病毒基因组的 5′端,以共价键结合了一个小的蛋白质,称为毒粒蛋白,又称 VPg;而在 3′末端有一个多聚腺苷酸尾,由几十个到近百个腺苷酸连接而成。柯萨奇病毒 RNA 基因组的顺序依次为 5′端非编码区、P1 区、P2 区、P3 区和 3′端非编码区。

Cox A16 的基因组长约 7400bp,包括 5′与 3′端的非编码区和中间一个大的开放读码框(ORF),依次由 VP4、VP2、VP3、VP1、2A、2B、2C、3A、3B、3C、3D 这 11 个基因组成,主要编码产生病毒结构蛋白和病毒复制所需的酶类。VP1 是主要的血清型分型依据,VP1 区的核苷酸序列也是肠道病毒基因分型的依据。

(3)病毒基因分型:柯萨奇病毒已知有 30 个血清型。根据病毒对乳鼠的致病特点及对细胞敏感性的不同,可分成 A 组和 B 组。A 组病毒有 24 个血清型,即 A1～A24,其中 A23 型与 ECHO9 型病毒相同;B 组病毒有 6 个血清型,即 B1～B6。

我国在 20 世纪 80 年代流行的手足口病病原以 Cox A16 为主;Cox A16 病毒间 VP1 区核苷酸和氨基酸同源性程度较高,核苷酸同源性为 94.5％～98.0％,氨基酸同源性达 97.8％～100％。Cox A16 中国分离株与国际参考株相比,VP1 区核苷酸同源性高于 78.2％,氨基酸同源性高于 93.3％。基因系统进化分析显示,中国大陆 Cox A16 分离株与中国台湾流行株、日本分离株、瑞典株以及美国株的亲缘关系均较近,核苷酸同源性大于 93.3％。

3.艾柯病毒

于 1958 年首次在脊髓灰质炎流行期间从患儿的粪便中分离出来。艾柯病毒感染主要表现为发热、皮疹、头痛、疲乏无力等,可并发急性呼吸道、消化道和中枢神经系统的病变。引起手足口病的症状与 Cox A16 和 EV71 引起的症状十分相似,主要通过染色体及免疫分型等鉴别。

(1)病毒颗粒结构:ECHO 病毒属于小 RVA 病毒科肠道病毒属,其形态结构与 EV71 和 CoxV 相似,由衣壳蛋白和核酸构成。衣壳蛋白包绕核酸外周形成一个正 20 面体立体对称结构,直径 20～30nm,该病毒没有包膜。

(2)基因组结构:ECHO 病毒核酸为单股正链 RVA,基因长度 7.4kb,携带遗传信息,决定病毒遗传性状与增殖特性。两端为保守的非编码区,中间为编码区。5′端共价结合一小分子蛋白质 VPg,与病毒 RVA 合成和基因组装配有关。3′端带有多聚腺苷酸尾(polyA 尾)。编码区编码的病毒结构蛋白 VP1～VP4 同 EV71、CoxV 一样,VP1、VP2 和 VP3 均暴露在病毒衣壳的表面,有中和抗原位点;VP4 位于衣壳内部,一旦病毒 VP1 与受体结合后,VP4 即被释出,衣壳松动,病毒基因组脱壳穿入。

(3)病毒基因分型:病毒衣壳结构蛋白 VP1~VP4 均有抗原活性,根据其特异性抗原差异,最初将艾柯病毒分为 34 个亚型,随后发现 1 型和 8 型抗原相同,10 型归入呼肠孤病毒,28 型归入鼻病毒,34 型是 Cox A24 的变种,因此,将艾柯病毒重新分为 30 个血清型,各型之间存在着交叉免疫反应。目前已知可以引起手足口病的艾柯病毒主要是艾柯病毒 11 型,该型病毒具有凝集人类 O 型红细胞的能力。

(二)致病机制

由肠道病毒引起的手足口病的发病机制尚未完全明确。一般认为,病毒从呼吸道或消化道侵入,在局部黏膜上皮细胞或淋巴组织中增殖,并可从口咽部的分泌物或粪便中排出。继而病毒侵入局部淋巴结,由此进入血液循环,引起第 1 次病毒血症。随后,病毒经血液循环侵入带有病毒受体的靶组织,在网状内皮组织、深层淋巴结、肝、脾、骨髓等处大量繁殖,并再次进入血液循环,导致第 2 次病毒血症。最终,病毒可随血流播散至全身各器官,如皮肤黏膜,中枢神经系统,心脏、肺、肝、脾等处,在这些部位进一步繁殖并引起病变。

病毒通过与位于细胞表面的特异性受体结合而吸附于被感染的细胞表面,然后利用细胞的内吞作用进入细胞或将病毒的核酸释放进入细胞。病毒的特异性受体不仅参与决定病毒的组织嗜性,而且在诱导细胞发生内吞的过程中扮演重要角色。病毒与受体结合的同时,病毒颗粒的空间构型改变,丢失 VP4,最终脱去病毒的外壳并释放核酸穿过细胞膜进入胞质,开始病毒多肽的翻译。病毒的繁殖复制需要利用宿主的核糖体以及其他蛋白合成因子,而病毒产物构成 RNA 合成系统是病毒繁殖复制的关键。随着大量病毒 RNA 在细胞质内的堆积,病毒开始进行子代病毒颗粒的组装。肠道病毒在细胞中的繁殖和复制可引起细胞形态和代谢体系的改变,感染初期(2~3 小时),细胞的形态由梭形逐渐转变为圆形;感染后 6 小时,胞质内出现病毒诱导的膜性小泡;感染后期(12~20 小时),新合成的子代病毒颗粒开始出现在细胞质基质中,细胞核出现明显的固缩现象,最后发展为细胞脱落。

由于病毒的感染,细胞 RNA、DNA 和蛋白质的合成均受到抑制。免疫损伤不是肠道病毒感染的主要发病机制,大部分肠道病毒为杀细胞病毒,对靶细胞直接产生溶解性感染。肠道病毒繁殖迅速,其周期为5~10 小时。基因组 RNA 可直接被多核糖体翻译。在细胞被感染后约30 分钟,细胞蛋白的合成迅速降低至零,称为"关闭",主要由肠道病毒蛋白酶裂解细胞真核翻译起始因子-4G(EIF-4G)造成。细胞蛋白翻译"关闭"是肠道病毒细胞病变效应的主要机制。

(三)鉴定和鉴别要点

传统诊断金标准是分离培养出相应的病原体。随着分子生物学技术的发展,目前 PCR 技术与传统方法相比,省时省力且准确率高。

1.病毒分离培养

用组织培养分离肠道病毒是目前诊断的"金标准",但任何一种细胞都不可能对所有肠道病毒有效培养。肠道病毒传统分离方法首选猴肾细胞系,该细胞系对脊髓灰质炎病毒、柯萨奇B组病毒和艾柯病毒敏感性高。人胚肺二倍体成纤维细胞 WI-38 等,用于培养柯萨奇 A 组病毒有较好的效果,而来自人横纹肌肉瘤的 RD 细胞对检测柯萨奇 A 组病毒最敏感,但对绝大多数柯萨奇 B 组病毒不敏感。因此,实验室常常同时使用几种细胞进行病毒分离。虽然用乳鼠分离肠道病毒是检测柯萨奇 A 组病毒感染的最敏感实验室方法,但由于技术操作与动物饲养难度大,目前很少采用。RD 细胞支持手足口病的主要病原体 Cox A16 和 EV71 的复制,若在采用 RD 细胞分离的同时再增加入喉表皮样癌(Hep-2)细胞,可提高肠道病毒的分离率(分离其他可能致手足口病的病原体,如一些柯萨奇 B 组病毒)。但 Hep-2 细胞对 Cox A16 和 EV71 的增殖不够敏感。

2.分子生物学检测

包括 EV71 型,Cox A16 型在内的肠道病毒的核酸检测主要采用荧光定量 RT-PCR 法,该类方法不仅具有快速、简便的优点,而且还有很高的灵敏度和特异度,比细胞培养更敏感,核酸快速检测已经成为手足口病病原确认的主要检测方法。

评价肠道病毒检测的结果时,必须注意肠道病毒感染发生的易感部位和非易感部位。肠道病毒易在胃肠道及鼻咽部存在,有时可在这些部位生长数周到数月。因此,从这些部位分离病毒和进行 RT-PCR 检测时,阳性结果解释应谨慎,尤其是粪便的检测结果,患者粪便中发现的病毒也可能是几周前发生的感染。对于检查与肠道病毒有关的疾病时,粪便检测最敏感但最不特异。肠道病毒感染后鼻咽部排毒期比粪便短,因而从鼻咽部分离病毒的特异性比粪便好。相反,中枢神经系统、血液和泌尿道不是肠道病毒的易感部位,因而从这些部位检测到病毒或病毒核酸意味着是真正的侵袭性感染。

目前由于脊髓灰质炎减毒活疫苗的广泛使用,中枢神经系统等部位采集的标本有可能会检测到相关的肠道病毒或病毒核酸,所以在检测时要考虑到这一因素。另外,在同时进行肠道病毒与 EV71 或 Cox A16 核酸检测时,如后者结果阳性,则前者也应该是阳性,否则应重新进行实验确定。基于 RT-PCR 并进行分子杂交或核苷酸序列分析可直接鉴别肠道病毒的型别。

3.血清学检查

血清学试验是通过特异性抗原-抗体反应,为肠道病毒感染的确定提供证据。在肠道病毒感染的诊断中较常用的有中和试验、酶联免疫吸附试验以及补体结合试验。肠道病毒血清分型的“金标准”是各种抗血清交叉混合物的分组中和试验,WHO 可提供这种冻干抗血清。目前,广谱和血清特异单克隆抗体已研制成功,并应用于组织培养物的荧光检测。这些单克隆抗体的单独应用或混合使用对血清鉴定起重要作用。

(1)中和试验:病毒或毒素与相应特异性的中和抗体结合后,丧失了对易感动物、鸡胚和易感细胞的致病力,称为中和试验。本试验具有高度的特异性和敏感性,并有严格的量效关系。根据刺激机体产生抗体的病原物质不同可分为:由外毒素或类毒素刺激产生抗体的抗毒素中和试验和由病毒刺激产生抗体的病毒中和试验。病毒中和试验有体内和体外两种方法。

①体内中和试验。也称保护实验,即先给实验动物接种疫苗或抗血清,间隔一定时间后,再用一定量的病毒攻击,以动物是否得到保护来判定结果。常用于疫苗免疫原性的评价和抗血清的质量评价。

②体外中和试验。将病毒悬液与抗病毒血清按比例混合,在一定条件下作用一段时间,然后接种易感动物、鸡胚或易感细胞,根据接种后动物、鸡胚是否得到保护,细胞是否有病变来判定结果。比较患者急性期血清与恢复期血清中和抗体滴度,可作为肠道病毒感染的血清学诊断方法。用微量板法测定抗体滴度是目前人肠道病毒抗体检测的最常用方法,该方法精确且

特异性高。其基本原理是病毒感染敏感靶细胞后可引起细胞形态学变化,出现致细胞病变效应,特异性中和抗体与病毒结合后,可使病毒颗粒失去感染性,抑制 CPE 的出现。一般用急性期血清与恢复期血清的检测结果进行比较,抗体滴度呈 4 倍或以上增高,证明有急性感染;或单份血清肠道病毒型特异性中和抗体滴度大于 1:256 也有诊断意义,血清中和抗体滴度为1:128判定为可疑阳性。此试验常用于病毒性传染病的诊断,此外,还可用于新分离病毒的鉴定和定型等。但是,无症状的肠道病毒感染也是常见的,所以对检测结果的解释要慎重。

(2)酶联免疫吸附试验:简称 ELISA,为一种固相免疫酶测定技术,其基本原理是将抗原或抗体吸附于固相载体的表面,酶标记物与相应的抗体或抗原反应后,形成酶标记抗原-抗体复合物,加入底物时,结合物上的酶催化底物产生水解、氧化或还原等反应,从而生成可溶性或不溶性的有色物质,显色程度与相应的抗体或抗原量成正比,可用肉眼或酶标测定仪判定结果。目前可用 ELISA 方法检测患者血清中的柯萨奇病毒型特异性抗体,包括 IgG 与 IgM 抗体。如 Cox A16 型特异性 IgM 抗体阳性,则提示为急性 Cox A16 感染。

(3)补体结合试验:应用可溶性抗原,如蛋白质、多糖、类脂质、病毒等与待测相应抗体结合,抗原-抗体复合物可以结合补体,再加入致敏红细胞(溶血系统或称指示系统),根据是否出现溶血反应,可判定反应系统中是否存在相应的抗原和抗体。若不溶血,说明待检的抗体与相应的抗原结合,反应结果为阳性。参与补体结合反应的抗体称为补体结合抗体。补体结合抗体主要为 IgG 和 IgM,IgE 和 IgA 通常不能结合补体。补体结合试验通常是利用已知抗原检测未知抗体。对于肠道病毒感染,补体结合试验的特异性较低,目前应用不多。

(四)病毒感染的预防和治疗

目前缺乏有效的药物进行抗病毒治疗,主要采用对症支持治疗,积极防止发生并发症。有研究报道,利巴韦林和普拉康纳利在抗肠道病毒尤其是 EV71 感染方面有明显效果。其中普拉康纳利在美国已进入Ⅲ期临床试验。抗 CoxV 方面,戊二酰亚胺类化合物 $S_{632}A_3$ 在体外实验中能减轻细胞病变,提高受感染细胞存活率,有明显抗 CoxV 作用。

肠道病毒属细胞内感染,病毒的复制可致宿主免疫功能紊乱,在病毒清除过程中,机体的细胞免疫是非常重要的。通过调节机体免疫力重塑免疫平衡有利于改善手足口病的疗效。目前,临床上运用 IFN-α 糖皮质激素和丙种球蛋白等调节患者机体免疫,在一定程度上可以减轻神经系统的损伤,但其具体机制和疗效还有待于进一步探索。

第四节 肝炎病毒检验

肝炎病毒是一组以肝细胞作为主要感染靶细胞的病毒,所引起的病毒性肝炎感染率和发病率都非常高。目前已明确的肝炎病毒有 5 种:即甲型肝炎病毒(HAV)、乙型肝炎病毒(HBV)、丙型肝炎病毒(HCV)、丁型肝炎病毒(HDV)、戊型肝炎病毒(HEV)。近年来新发现一些与人类肝炎相关的病毒如己型肝炎病毒(HFV)、庚型肝炎病毒(HGV)和输血传播病毒(TTV)。此外,还有一些 DNA 病毒,如巨细胞病毒、单纯疱疹病毒、腺病毒、EB 病毒等及RNA 病毒,如腮腺炎病毒、黄热病毒等也能引起肝炎,但属于继发性感染,且各病毒又都具有原发感染特点,因此,不能将其列入肝炎病毒。

一、甲型肝炎病毒

（一）概况

甲型肝炎病毒（HAV）属于微小 RNA 病毒科嗜肝 RNA 病毒属。HAV 原来属于肠道病毒 72 型，但分子生物学研究发现本病毒与肠道病毒属有明显的差别，故成为独立的一个新属，1991 年被分类为肝病毒。

（二）病毒特性

1.形态结构

甲型肝炎病毒（HAV）没有病毒外壳，直径为 27～32nm，球形，衣壳蛋白呈 20 面立体对称。只有一个血清型。电镜下可见空心和实心 2 种病毒颗粒。前者仅含衣壳蛋白，无核酸，而后者由衣壳蛋白和 RNA 基因组构成，为成熟的病毒颗粒。

2.基因组

HAV 是一个单股正链 RNA 病毒，共有 7 种基因型，但各型之间氨基酸的同源性很高。与人类较密切的有 1、2、7 型，各型间有 15％的序列差异。HAV 全长为 7478 个碱基对（bp），由 3 部分组成，即 5′-非编码区（5′-NCR）、编码区也即开放性读码框架（ORF）、3′非编码区（3′-NCR），G＋Cmol％仅为 38％，明显低于肠道病毒。

3.抵抗力

HAV 对乙醚、酸、碱、热都有较强抵抗力，在贝壳类动物、淡水、污水、泥土中能存活数月。此外，HAV 在低温下稳定，4℃可保存数周至数月，－20℃保存数年仍具有感染性。而 3％甲醛 25℃，5 分钟；余氯 1.5～2.5mg/L，15 分钟；紫外线（1.1W，0.9cm 深），1 分钟；85℃加热 5 分钟均可使其灭活。70％乙醇能迅速灭活。

4.培养特性

HAV 的易感宿主仅限于人类、黑猩猩、类人猿及几种猴类。经口感染或静脉注射可使动物发生肝炎。体外分离培养细胞系统包括多种原代及传代细胞株，如人胚肾细胞、人肝癌细胞及传代猴肾细胞等。

（三）致病机制

多侵犯儿童及青年，发病率随年龄增长而递减。HAV 经粪-口途径侵入人体后，先在肠黏膜和局部淋巴结增殖，继而进入血流，形成病毒血症，最终侵入靶器官肝脏，在肝细胞内增殖。由于在组织培养细胞中增殖缓慢并不直接引起细胞损害，故推测其致病机制，除病毒的直接作用外，机体的免疫应答可能在引起肝组织损害方面起到一定的作用。现可应用狨猴作为实验感染模型以研究 HAV 的致病机制。动物经大剂量病毒感染后 1 周，肝组织呈轻度炎症反应和有小量的局灶性坏死现象。此时感染动物虽然肝功能异常，但病情稳定。可是在动物血清中出现特异性抗体的同时，动物病情反而转剧，肝组织出现明显的炎症和门脉周围细胞坏死。由此推论早期的临床表现是 HAV 本身的致病作用，而随后发生的病理改变是一种免疫病理损害。

（四）临床意义

1.流行病学

甲型肝炎主要是经粪-口传播的疾病。食入了污染的食物（尤其是蛤）和饮料。这种病毒在发展中国家高度传染，并且主要是儿童和青年，多为隐性感染。传染者多为患者或隐性感染者。HAV 患者潜伏期及急性期的粪便具有传染性。

2.临床特征

HAV 可引起隐性感染或急性病毒性肝炎。甲型肝炎主要表现为急性肝炎症状，为自限性疾病，预后良好，不转变为慢性肝炎，也无慢性携带者，病死率极低，重型肝炎也极少见。HAV 感染的临床过程可以从急性无黄疸性肝炎至急性重症性肝炎。临床表现与患者的年龄、感染的病毒量有关。年龄越小症状越轻，3 岁以下多为隐性感染或无黄疸性肝炎，而成年人多表现为急性黄疸性肝炎。甲型肝炎感染后，机体在急性期和恢复早期出现抗 HAV IgM 抗体，在恢复后期出现抗 HAVIgG 抗体，且可维持终身，对 HAV 的再感染有免疫防御能力。

（五）实验室诊断

实验室诊断一般不依靠分离病毒，而以免疫学检查和病毒核酸检测为主。主要因为 HAV 不引起明显的细胞病变，所以难以判定病毒是否增殖。

1.标本采集

（1）血清：血清的采集、处理和贮存均应按照标准操作规程（SOP）进行以助于准确测定 HAV 的抗原抗体水平。血清 4℃ 下可保存 3 周，－70℃ 可保存 6 个月，但反复冻融可使抗体滴度下降。

（2）粪便：检测粪便中 HAV 抗原时，应在发病前 2 周或出现症状后数天内采集，儿童粪便排病毒的时间较长。

（3）其他：肝活检组织标本可用于免疫荧光或电镜检测 HAV 病毒颗粒。唾液和胆汁标本可用于检测抗 HAV 抗体。

2.检验方法

（1）直接显微镜检查：常用免疫电镜技术检测粪便或细胞培养物中的 HAV。通常取患者潜伏后期或发病早期的粪便上清液与高效价的 HAV 特异性抗体相互作用，观察所形成的病毒-抗体免疫聚集物。但由于电镜检查昂贵，不适宜临床常规检测。

（2）病毒分离培养和鉴定：可采集急性早期甲型肝炎患者的粪便进行细胞培养以分离病毒，若分离为阳性则可确诊。由于以下原因：①患者粪便中排毒时间短；②复制周期长；③几乎无细胞病变，致使病毒的分离培养的方法在临床诊断中受到限制。但可通过免疫荧光法检测培养液中病毒表达的抗原来检测。

（3）免疫学检测：HAV 抗原及抗体的检测。

（4）基因诊断：常用的方法为核酸分子杂交法和反转录 PCR 法（RT-PCR）。该方法可检出至少 10～100 个病毒拷贝，故可做到早期及时诊断。

（六）预防和治疗

1.预防

做好三管（食物管理、水源管理、粪便管理），切断传播途径，加强卫生宣传，注意个人卫生。对于接触甲型肝炎患者的易感儿童，立即注射丙种球蛋白或胎盘丙种球蛋白作为被动免疫可防止发病或减轻症状。另外还可以通过灭活疫苗、减毒活疫苗、基因工程疫苗进行特异性预防。

2.治疗

甲型肝炎为自限性疾病，无须特殊治疗。可一般及支持治疗，另外临床上还常用中药治疗。

二、乙型肝炎病毒

（一）概况

乙型肝炎病毒（HBV）为嗜肝 DNA 病毒科，属于正嗜肝病毒属。

（二）病毒特性

1.形态与结构

在 HBV 感染患者的血液中，可见到 3 种不同形状与大小的 HBV 颗粒。分别为大球形颗粒、小球形颗粒及管形颗粒。大球形颗粒又称为 Dane 氏颗粒，为球形，直径 42nm，具有双层衣壳，是具有完整的感染性病毒颗粒。病毒的外衣壳相当于一般病毒的包膜，由双层脂质与蛋白质组成，镶嵌有乙肝病毒表面抗原（HBsAg）及少量前 S 抗原。病毒内衣壳是直径为 27nm核心结构，其核心结构内部含有环状双股 DNA 和 DNA 多聚酶，核心表面是乙肝病毒核心抗原（HBcAg）。用酶或去垢剂作用后，可暴露出 e 抗原（HBeAg）。血液中若检出 Dane 颗粒，则标志着肝内病毒复制活跃。小球形颗粒成分为 HBsAg 和少量前 S 抗原，不含 HBV-DNA 和DNA 聚合酶，无感染性。管型颗粒由小球型颗粒链接而成。

2.基因组

HBV-DNA 的结构非常特殊，是不完全闭合环状双链 DNA，HBV-DNA 2 条核酸链的长短不同，长链为负链，具有固定长度，约为 3.2kb，完全闭合；而短链为正链，正链的长度不确定，其 3′端可发生变化，其长度为负链的 50%～100%，呈半环状。长链和短链 DNA 的 5′端位置是恒定的，可通过黏性末段的碱基配对。黏性末端的两侧各有 11 个核苷酸构成的直接重复序列（DR）DRI 和 DR2，其中 DR1 在负链，DR2 在正链。DR 区在 HBV 复制中起重要作用。

HBV/DNA 长链含有 S、C、P 与 X4 个开放性读码框架（ORF），包含了 HBV 的全部遗传信息，且 ORF 无内含子并相互重叠。

（1）S 基因区：又分为 S 区及前 S1、前 S2 两区，分别编码小蛋白（或主蛋白）及前 S1 蛋白、前 S2 蛋白。小蛋白是 HBsAg 的主要成分，它与前 S2 蛋白组成中蛋白，中蛋白与前 S1 蛋白组成大蛋白，中蛋白和大蛋白主要存在于病毒颗粒中并暴露于管型颗粒的表面。前 S1 抗原和前 S2 抗原的检出，与病毒 DNA 的存在及病毒是否正在复制呈正相关，与 PCR 法检出 HBV-DNA 也呈正相关。

（2）C 区：可分为 C 基因和前 C 区，分别编码核心抗原（HBcAg）和 e 抗原。

（3）P 区：基因很长，覆盖了核苷酸序列的 2/3，与 S、C 及 X 区均有重叠，编码 DNA 多聚酶。该酶具有反转录酶活性。

（4）X 区：基因为最小的一个读码框架（ORF），编码 X 蛋白（HBxAg），具有抗原性，有反式激活功能。

3.抗原组成

(1)表面抗原(HBsAg):因 HBsAg 大量存在于感染者血中,所以是乙型肝炎感染的主要指标。共有 10 个亚型,主要为 adw、adr、ayw、ayr 等 4 个亚型。共同抗原决定簇 a 为群特异性,而 d、y 和 w、r 两对抗原决定簇为亚型特异性,且每对决定簇的 2 个抗原不出现于同一亚型中。各地区的亚型分布不同,我国以 adw 和 adr 为主。HBsAg 可刺激机体产生保护性抗体——抗-HBs,是血源性疫苗制备的主要成分。

(2)核心抗原(HBcAg):存在于 Dane 颗粒核心部位的表面。因其外表被 HBsAg 所覆盖,故不易在血循环中检出。由于 HBcAg 可在感染的肝细胞表面表达,所以可作为 HBV 感染细胞的靶抗原之一被细胞毒性 T 淋巴细胞和自然杀伤细胞清除。HBcAg 抗原性强,能刺激机体产生抗-HBc。

(3)e 抗原(HBeAg):是一种可溶性蛋白,一般仅见于 HBsAg 阳性血清中。HBeAg 稍迟于 HBsAg 出现而消失较早。前 C 区基因突变,HBeAg 可为阴性,但 HBV 仍然在活动复制,甚至病情更重。由于 HBeAg 的消长与 HBV-DNA 及 DNA 多聚酶的消长基本一致,故 HBeAg 已作为体内 HBV 复制和血清具有传染性的重要标记。HBeAg 可刺激机体产生抗-HBe。

4.病毒的基因变异

HBV 复制时须经过一个 DNA 到 RNA 的反转录过程,由于反转录酶校对能力差,在翻译期间有很高的错配率,故可使病毒结构突变。可发生 S 区、前 S 区、C 区、前 C 区及 X 区基因突变。

5.抵抗力

HBV 对外界环境的抵抗力较强,对低温、干燥、紫外线均有耐受。病毒在 30~32℃可存活至少 6 个月,在-20℃可存活 15 年。不被 70%乙醇灭活,因此该常规消毒方法不能用于 HBV 的消毒。能灭活 HBV 的常用方法如下:5%次氯酸钠、3%漂白粉溶液、0.5%过氧乙酸和环氧乙烷等的直接处理以及 100℃煮沸 10 分钟,121℃高压灭菌 15 分钟,160℃干烤 1 小时。

6.培养特性

HBV 的易感宿主局限于黑猩猩、恒河猴、人等高级灵长类动物。黑猩猩对 HBV 最敏感,常用于研究 HBV 的致病机制和评价药物疗效及疫苗预防。HBV 的培养系统包括肝癌细胞、人原代肝细胞及 HBV 转染的细胞系,尤 HBV 转染的细胞系,即将病毒 DNA 导入肝癌等细胞后,病毒可整合、复制、并在细胞中表达抗原。这些细胞培养系统主要用于筛选抗 HBV 药物及制备疫苗等。

(三)致病机制

HBV 通过注射或破损的皮肤、黏膜进入机体后,迅速通过血流到达肝脏和其他器官。HBV 在肝外组织中可潜伏下来并导致相应病理及免疫功能的改变。肝细胞感染病毒后的免疫病理损伤是有关肝疾病的主要原因,但也不排除病毒本身引起组织损伤的可能性。

1.引起肝组织损伤的发生机制

(1)急性自限性 HBV 感染时,受感染的肝细胞膜上 HBsAg、HBcAg、HBeAg 和 HLA-

Ⅰ类抗原存在双重表达,被 HBV 抗原致敏的 HLA-Ⅰ类抗原限制的细胞毒性 CD8$^+$细胞可通过双重识别作用致使肝细胞溶解。同时,辅助性 CD4$^+$细胞通过其表面的 HLA-Ⅱ类受体与 B 细胞上表达的 HBsAg、HB-cAg 及 HLA-Ⅱ类抗原相结合而被激活,并反过来促进 B 细胞释放抗-HBs 而达到清除 HBV 的效果。

(2)细胞毒性 T 淋巴细胞(CTL)的参与:①CTL 与 HBsAg 阳性的肝细胞结合可诱发肝细胞凋亡,导致发病;②CTL 吸引或激发炎症细胞以及它们释放细胞因子如 IFN-γ 可引起肝损伤;③CTL 释放多种细胞因子可抑制病毒的复制和表达。

(3)HBsAg 在肝细胞内高度表达但分泌不足,可引起肝细胞损伤。这种情况在人患乙型肝炎时,肝细胞可呈"毛玻璃"状改变。

(4)HBcAg 在肝细胞上表达可直接引起细胞病变。

2.引起肝外损伤的机制

虽然 HBV 引起肝细胞损伤的确切机制还不清楚,但是循环免疫复合物引起的肝外损伤却比较肯定。

3.HBV 所致各种疾病的发生机制

(1)急性自限性 HBV 感染,发病机制如上述。

(2)乙型肝炎慢性化的发生机制,尚未充分明了,但有证据表明,免疫耐受是关键因素之一,另外与遗传因素也有一定关系。

(3)慢性 HBsAg 携带者的发生机制,可能与年龄、遗传等因素有关。初次感染 HBV 的年龄越小,慢性携带率则越高,这可能由于免疫系统发育未成熟所致。而成人急性乙型肝炎恢复后长期携带 HBsAg 可能与遗传因素有关。

(4)HBV 与肝细胞肝癌(HCC)关系密切,X 基因反式激活等作用对致癌有着一定的关系。

(四)临床意义

1.流行病学

(1)传染源:主要是乙型肝炎患者及病毒携带者。乙型肝炎的潜伏期长(6~16 周),无论是潜伏期、急性期或慢性活动初期患者的血清、唾液、精液、阴道分泌物、乳汁等都有传染性,尤其是无症状 HBsAg 携带者,不容易被发现,危害性更大。

(2)传播途径:HBV 的传播途径主要有 3 类。①血液、血制品等传播:输血、注射、外科或牙科手术,针刺等均可传播。医院内污染的器械(如牙科、妇产科器械)也可致医院内传播。②接触传播:与有 HBV 传染性患者共用牙刷、漱口杯及剃须刀等均可引起 HBV 感染。性行为,尤其男性同性恋也可传播 HBV。此外,通过唾液亦可能传播,但尿液、鼻液和汗液传播的可能性很小。③母婴垂直传播:包括母体子宫内感染、围生期感染和产后密切接触感染 3 种,其中围生期感染为主要。另外,哺乳也可引起婴儿感染。通过宫内感染的胎儿存在病毒血症及肝内病毒复制,但不产生抗体。围生期新生儿感染者,因免疫耐受,大部分可能成为无症状 HBsAg 携带者。HBsAg 携带者的母亲将病毒传播给胎儿的概率为 5%。

(3)易感性与免疫力:HBV 感染多发生于婴儿和青少年时期,另外也好发于血液透析患者、经常接触血液及血制品的医务人员等 HBV 感染的高危人群。随着年龄增长,通过隐性感染获得免疫的比例也随之升高。

2.临床特征

HBV 感染的潜伏期较长,80%～90%的患者呈隐性感染,少数呈显性感染,其中绝大多数患者在 6 个月内可清除病毒而自限,但仍有 5%～10%的感染者成为慢性或持续性感染。感染 HBV 后可表现为亚临床感染,也可表现为急性肝炎、淤胆型肝炎、慢性肝炎、肝炎后肝硬化及重型肝炎,另外,部分 HBV 持续感染者还可衍变为原发性肝癌。

(五)实验室诊断

1.标本采集

标本的采集、处理和贮存均应按照标准操作规程进行。免疫学检测的标本可用血清或血浆,严重溶血标本或肝素抗凝血偶尔会致假阳性,应注意避免。标本应于 24 小时内分离出血清或血浆,5 天内检测者于 2～8℃保存,而 5 天后检测者应于 -20℃或 -70℃保存。用于核酸检测的标本应在标本采集后 6 小时内处理,24 小时内检测,否则应于 -70℃保存。血清标本适合用于 PCR,如果采用血浆,其抗凝剂应为枸橼酸盐或 EDTA,因为肝素可与 DNA 结合,从而干扰 Taq DNA 聚合酶作用而致 PCR 反应假阴性。

2.检验方法

(1)免疫学方法:为临床最常用的 HBV 感染的病原学诊断方法。HBV 具有 3 个抗原抗体系统,HBsAg 与抗-HBs、HBeAg 与抗-HBe、HBcAg 与抗-HBc。其中抗-HBc 分为抗-HBc IgM、抗-HBcIgG,由于 HBcAg 在血液中难以测出,故免疫学检测不包括 HBcAg。临床应用最广泛的方法为 ELISA,常用夹心法、间接法或竞争法 ELISA。另外还有放免法及免疫发光法,其中发光法可以进一步提高检测灵敏度和特异性。HBV 抗原与抗体的免疫学标志和临床关系比较复杂,必须对几项指标综合分析,才可有助于临床诊断。

(2)核酸检测:血清中存在 HBV-DNA 是诊断 HBV 感染最直接的证据。HBV-DNA 检测作为 HBsAg 阴性 HBV 感染者的诊断手段,可用于筛查献血员,防止乙型肝炎病毒输血后感染,监测血制品的传染性、乙型肝炎疫苗的安全性,也有助于 HBV 基因变异的研究,HBV 致病机制的研究,HBV 感染者传染性大小的判断以及临床疗效的评价等。检测方法如下:定性的核酸杂交法、定量分支 DNA(bDNA)杂交法及 PCR 法(包括定性 PCR 法和荧光定量 PCR 法检测)。①核酸杂交法,可直接检测血清中的 HBV-DNA。②bDNA技术,是将磷酸化的捕获探针以共价键的形式结合在固相载体上,然后加入样本 HBV-DNA 与悬挂有上百个支链的信号探针进行杂交,最后通过化学发光检测核酸的含量。③PCR 法,具有特异性强、敏感性高的特点,其最高敏感水平达到 10^{-6}pg,而 1 个 HBV 约 3×10^{-6}pg,所以只要标本中有 3 个分子的 HBV-DNA 就可检出。

(六)预防和治疗

1.预防

(1)一般性预防:须对患者进行教育,严格筛选献血员,加强血制品管理及各种医疗器械和器具的消毒措施,以尽量切断传播途径。

(2)主动免疫:主要对易感人群进行人工主动免疫。

(3)紧急预防:被 HBsAg 阳性血液溅于眼结膜或口腔黏膜或者被 HBsAg 阳性血液污染

的针头扎伤或者输入 HBsAg 阳性血液等意外受染者,若抽血查污染源为 HBsAg 阴性或抗-HBs 为阳性则不用特殊处理,反之则应立即(越早越好)肌内注射乙型肝炎免疫球蛋白。

2.治疗

对急性重型肝炎的治疗,目前均采取综合治疗;而对慢性肝炎仍以抗病毒和免疫调节治疗为主。

(1)抗病毒治疗药物:目的是抑制病毒的复制,常用药物如下。①干扰素:根据其产生细胞不同而分为 α-IFN,β-IFN,γ-IFN。其中抗病毒活性较强的主要为 α-IFN,现临床多应用基因工程干扰素。②阿糖腺苷。③干扰素诱生剂:疗效不如 IFN。

(2)免疫调节剂:目的是提高机体的抗病毒免疫能力,常见药物如胸腺肽、免疫核糖核酸(IR-NA)、自体淋巴因子活化性杀伤细胞(LAK)、特异性转移因子、猪苓多糖、IL-2。

三、丙型肝炎病毒

(一)概况

丙型肝炎病毒(HCV)属于黄病毒科的丙型肝炎病毒属。它是经肠道外传播的非甲非乙型肝炎(PT-NANBH)的病原体。根据 HCV 基因序列的差异,可将 HCV 分为 20 多个基因型,以Ⅰ～Ⅵ型为常见,亚洲流行主要为Ⅱ型而欧美各国流行多为Ⅰ型。前者 HCV 复制产生的病毒量多,治疗困难。

(二)病毒特性

1.形态结构

HCV 是一种直径 30～60nm,由包膜、衣壳和核心 3 部分组成的球形颗粒。包膜来源于宿主细胞膜,其中镶嵌有病毒包膜蛋白。衣壳主要由核心蛋白构成,核心为一单股正链 RNA。在体内 HCV 有如下 4 种存在形式:即完整的 HCV 颗粒,不完整的 HCV 颗粒,由感染细胞释放的含 HCV 成分的小泡以及与脂蛋白或免疫球蛋白结合的颗粒。到目前为止,尚未在电镜下直接和确切地观察到 HCV 病毒颗粒。

2.基因组

HCV 的基因组为线状正单链 RNA,约 10000 个核苷酸组成,仅含有单一的开放读码框架(ORF)。该 ORF 包含了许多编码病毒的结构区(S)和非结构区(NS)的基因,由 9 个基因区组成,几乎跨越整个基因组。自 5′端开始依次为 5′NCR、C 区(核衣壳)、E1 和 E2 区(包膜蛋白)/NS1 区、NS2、NS3、NS4、NS5 及 3′NCR。各型 HCVORF 长度有所差别,主要是由于 E2及 NS5 基因的插入或缺失突变所致。各基因区功能分别如下。

(1)5′NCR:对病毒复制和病毒蛋白转译起着重要的调节作用,其核苷酸序列最保守,病毒株间差异小,可用于基因诊断。

(2)C 区和 E 区:为结构编码区,分别编码病毒的核衣壳和包膜蛋白。核心蛋白抗原性强,可诱发机体产生抗-C 抗体,几乎在所有丙型肝炎患者血清中存在,且持续时间长,有助于HCV 感染的诊断。E 区为 HCV 基因中变异最大的部位,因包膜蛋白抗原性改变而逃避免疫细胞及免疫分子识别,这也是 HCV 易引起慢性肝炎的原因之一。

（3）NS1~NS5 区：为非结构编码区，编码非结构蛋白及酶类。

3.抵抗力

HCV 对各种理化因素的抵抗力较弱，对氯仿、乙醚等有机溶剂敏感，对酸、热不稳定。HCV 经甲醛（1：1000,37℃）处理 96 小时，加热 100℃5 分钟，60℃ 10 小时作用后可失去传染性。紫外线照射,20％次氯酸或丙酯，有机溶剂氯仿处理后均可使其灭活。60℃ 30 小时可完全灭活血液或血制品中的 HCV。

4.培养特性

黑猩猩、绒猴、猕猴对 HCV 敏感，其中黑猩猩是最可靠的动物模型，感染后可发生急性肝炎，有时发生慢性肝炎，与人类 HCV 感染的免疫学和临床特征很相似。HCV 的细胞培养到目前还未成功。

（三）致病机制

HCV 通过注射或非注射途径进入体内之后，首先引起病毒血症。病毒血症间段地出现于整个病程。

引起肝损伤的机制，目前认为可能由免疫应答所介导与乙型肝炎类似。可能通过激活病毒特异性细胞毒性 T 细胞（CTL）以及通过非特异性炎症细胞释放细胞因子，尤其是 γ 干扰素而引起肝损伤。此外，CTL 表面的 Fas 配体与靶细胞膜 Fas 抗原的相互作用可能是丙型肝炎肝细胞凋亡的主要诱导途径。

HCV 感染易慢性化且血清 ALT 可呈波浪式变化。可能是由于 HCV 的变异能力很强，在 HCV 感染过程中，新的突变株不断出现而逃避宿主的免疫清除作用所致。

HCV 与肝细胞癌（HCC）也密切相关。它不经过肝细胞整合的过程，与 HBV 所致的 HCC 不同。从 HCV 感染到 HCC 的发生往往经过慢性肝炎和肝硬化阶段。目前认为，慢性炎症可能是 HCV 感染转变为 HCC 的重要因素。炎症细胞中的单核-吞噬细胞所分泌的自由羟基可破坏细胞 DNA 而成为恶性转化的直接因素。

（四）临床意义

1.流行病学

HCV 所致感染呈世界性分布，全球至少 2 亿感染者，但各地人群感染率差异明显。

（1）传染源：包括患者和隐性感染者。

（2）传播途径：约近半数 HCV 感染者传播途径不明。目前 HCV 占输血后肝炎的 80％~90％。包括以下 4 种途径：①血液传播。如输血或血制品、血液透析、注射毒品、器官移植等。②性接触传播。③母婴垂直传播。④家庭内接触传播。

2.临床特征

本病的潜伏期 2~26 周，平均半年左右，由输血或血制品引起的丙型肝炎潜伏期短，在输血后 5~12 周发病。丙型肝炎症状较轻，无黄疸者多见，临床表现可与乙型肝炎相似。急性患者也有肝外症状，如关节炎等。本病病程较长，一般要 3~6 个月或更长时间才能恢复正常且易转变为慢性。

（五）实验室诊断

1.标本采集

标本的采集、处理和贮存均应按照标准操作规程进行。HCV 抗体检测可采用血清或血浆。HCV-RNA 的检测和定量分析多用血清,有时也用血浆。血浆标本可用 EDTA、枸橼酸盐等抗凝剂,但用于 PCR 检测的标本应尽量避免使用肝素抗凝,因其对 DNA 聚合酶有抑制作用。标本应在采集后尽快分离出血清或血浆,并于 4～6 小时内冷藏或冻存,这是因为血液中存在高浓度的蛋白酶和 RNA 酶。由于在－20℃时 HCV-RNA 易发生明显降解,故最好于－70℃及以下冻存。解冻后的标本应持续保持在低温状态且避免反复冻融。

2.检验方法

(1)电镜和免疫电镜技术:迄今为止,利用电镜或免疫电镜尚无法观察 HCV。

(2)免疫学检测:目前主要开展的是检测抗 HCV。包括筛选试验和确证试验。前者主要采用 ELISA 法,此外还有发光定量法。而后者常用的方法为条带免疫法(SIA)和重组免疫印迹法(RI-BA)。丙型肝炎患者血清中 HCV 抗原水平很低,常规免疫学检测方法很难获得阳性结果,至今尚未临床使用。

3.核酸检测

HCV-RNA 的检测方法主要有 RT-PCR 和 bDNA。HCV-RNA 是 HCV 感染的直接证据,尤其对感染早期体内 HCV 特异性抗体产生之前的诊断以及抗 HCV 药物疗效方面的评价有着特殊的价值,另外,也有助于诊断急性 HCV 感染、ALT 正常或抗 HCV 阴性的 HCV 感染。

（六）预防和治疗

1.预防

(1)一般性预防:严格筛查献血员,采用第二代或第三代试剂盒以降低 HCV 输血感染率和丙型肝炎发病率。

(2)特异性预防:HCV 疫苗不仅用于预防,而且有可能用于治疗。

2.治疗

(1)IFN-α(α-IFN-2b):治疗丙型肝炎的疗效,已被国内外学者肯定。对于病情较轻,病程较短,血清 HCV-RNA 水平较低及基因型为非Ⅰ型者,其应答性较好。

(2)利巴韦林:6 个月可使转氨酶及 HCV-RNA 明显下降。但容易产生耐药和溶血性贫血,少数患者停药后会复发。

四、丁型肝炎病毒

（一）概况

丁型肝炎病毒(HDV)属于沙粒病毒科 δ 病毒属。

（二）病毒特性

1.形态结构

HDV 颗粒呈球形,直径约为 36nm,其外壳是嗜肝 DNA 病毒表面抗原(在人类为

HBsAg),内部为丁型肝炎病毒抗原(HDVAg)和 HDV 基因组所组成的核糖核蛋白体。HDV 是缺损病毒,必须依赖 HBV 或其他嗜肝 DNA 病毒的辅助才能增殖。HDV 仅有1 个血清型。

2.基因组

HDV 是一单股负链 RNA 病毒,以环状或线状 2 种形式存在,基因组长1.7kb,是已知动物病毒基因组中最小者。共含有 9 个开放读码框架(ORF),其中 ORF5 编码特异性抗原 HDVAg,HDVAg 为 HDV 编码的唯一蛋白质。HDV 为一种缺陷病毒,必须在嗜肝 DNA 病毒辅助下才能复制。HDVAg 刺激机体产生抗-HD,但抗-HD 不能中和与清除病毒,为非保护性抗体,若持续高效价存在,则可作为判定慢性丁型肝炎的指标。

3.培养特性

黑猩猩、土拨鼠和北京鸭对 HDV 易感,可用于 HDV 感染的动物模型研究。我国利用人胎肝细胞已成功建立 HDV、HBV 感染的体外培养系统。

(三)致病机制

丁型肝炎的发病机制尚未完全阐明。多数学者认为,复制状态的 HDV 可能与肝损害有密切关系。因为:①体外实验证明,高水平表达的 HDVAg 对 Hep-G2 细胞和 HeLa 细胞有直接的细胞毒作用;②组织学所见无任何炎症细胞浸润,主要是肝细胞质退行性变和嗜酸性变;③免疫抑制剂对 HDV 所引起的肝损伤没有影响;④几乎所有 HDV 感染都发展成慢性。但最近研究显示免疫应答也可能是 HDV 导致肝损伤的主要原因。因为:①HDV 感染者肝脏中的 HDVAg 表达程度与肝病活动程度无关;②在慢性 HBV 和 HDV 感染中,肝组织中 T 细胞浸润极其相似;③在慢性丁型肝炎患者体内发现一种肝肾微粒体自身抗体,与自身免疫性慢性活动性肝炎患者体内存在的抗体非常相似。

(四)临床意义

1.流行病学

HDV 呈全球性分布,中东地区和意大利为 HDV 感染的高发区。HDV 感染在高发区的持久流行是由于 HDV 在 HBsAg 携带者之间不断传播所致。发展中国家有引起 HDV 感染的基础,即 HBsAg 携带者较多。我国各地 HBsAg 阳性者 HDV 感染率为 0~32%,南方偏高,北方偏低。

(1)传染源:患者及病毒携带者。HDV 携带者常常伴随着 HBsAg 携带者而出现。

(2)传播途径:输血和血制品为 HDV 的重要传播途径,此外,也包括密切接触及母婴传播。

(3)易感性与免疫力:对 HDV 的免疫状况不是很清楚,但从血清学观察中可以看出抗-HD IgG 并不是保护性抗体。人群对 HDV 普遍易感,但 HDV 感染仅发生于 HBV 感染者(包括乙型肝炎患者及乙型肝炎病毒携带者)或与 HBV 感染同时发生。

2.临床特征

根据与 HBV 感染的关系,可将 HDV 感染分为 2 种类型。

(1)同步感染:指与 HBV 同时或先后感染。同步感染可引起典型的急性病毒性肝炎,个别病例易发展为危及生命的重症肝炎。潜伏期约 6～12 周,其临床表现与急性乙型肝炎相似,多数为急性黄疸性肝炎。

(2)重叠感染:指在慢性乙型肝炎感染的基础上发生 HDV 感染。在重叠感染中,HDV 复制水平较高,极易导致慢性乙型肝炎患者症状加重和慢性化且与肝硬化的发生也密切相关。潜伏期 3～4 周,其临床表现轻重悬殊,复杂多样,可分为急性肝炎样丁型肝炎、慢性丁型肝炎、重型丁型肝炎。

(五)实验室检验

1.标本采集

标本的采集、处理和贮存均应按照标准操作规程进行。对疑似丁型肝炎的患者,要尽早且重复采集急性期血清标本且尽可能在低温的条件下运送和保存标本。

2.免疫学检测

(1)HDV 抗原:直接检测血清中或肝活检组织中 HDV 抗原,首先须用去垢剂处理去除 HDV 表面的 HBsAg,然后再用 ELISA 或荧光免疫法检测。HDV 抗原主要存在于受感染者的肝细胞核和胞质内,在 HDV 血症时血清中也可查到。HDV 感染早期,血清 HDVAg 滴度较高,但很快下降,在急性感染后 3 周就很难检测到。所以 HDVAg 阳性是诊断急性 HDV 感染的最好且又最直接的证据,慢性 HDV 感染者血清中 HDVAg 可反复阳性。

(2)抗-HD IgM:常采用捕捉法。见于急性 HDV 急性感染。抗-HD IgM 出现早,持续时间较短,可用于 HDV 感染的早期诊断。HBV 和 HDV 同时感染时,抗-HBc IgM 和抗-HD IgM 同时阳性。

(3)抗-HD IgG:常采用竞争法。是诊断慢性丁型肝炎的可靠血清学指标。在 HDV 感染急性期抗-HD 滴度低而慢性感染期滴度高,即使 HDV 感染终止后仍可持续多年。

3.核酸检测

HDV-RNA 是病毒存在的直接证据。HDV-RNA 阳性提示存在 HDV 感染及病毒复制。常用 RT-PCR 和核酸杂交法进行检测,敏感性和特异性均较高。

(六)预防和治疗

1.预防

(1)一般性预防:严格筛选献血员是降低 HDV 发病率的有效方法,对必需输血浆的患者应避免输混合血浆以减少 HDV 感染的机会,也是控制丁型肝炎的切实手段。对 HBV 易感者广泛接种 HBV 疫苗,通过预防 HBV 感染从而达到预防 HDV 感染的目的。

(2)特异性预防:目前还没有效疫苗。

2.治疗

慢性丁型肝炎的治疗尚不尽如人意。除一般及支持疗法以外,还需对症和抗病毒治疗,主要以 α-IFN 治疗为主,而且仅可使部分患者暂时缓解。经 α-IFN 治疗后,HDV 转阴为 15%～25%,但 40% 患者有效。

第五节　人乳头瘤病毒

乳头状瘤病毒(PV)可广泛感染人和动物,具有严格的物种特异性。人类乳头状瘤病毒(HPV)对其他动物不致病,仅引起人类皮肤或黏膜的疣损害及人类生殖器及生殖道的恶性肿瘤。

一、病毒一般特性

1.病毒颗粒结构

HPV 是一种小 DNA 病毒,直径 45～55nm,衣壳呈 20 面体立体对称,含 72 个壳微粒,没有囊膜,完整的病毒颗粒在氯化铯中浮密度为 1.34g/mL,在密度梯度离心时易与无 DNA 的空壳(密度 1.29g/mL)分开。

2.基因组结构

HPV 基因组是一闭环双股 DNA,分子量为 5×10^6 kDa。按功能可分为早期区(E 区)、晚期区(L 区)和非编码区(NCR)3 个区域。E 区分为 E1～E7 开放阅读框架,主要编码与病毒复制、转录、调控和细胞转化有关的蛋白。L 区分 L1 和 L2,分别编码主要衣壳蛋白和次要衣壳蛋白。NCR 负责转录和复制的调控。

3.病毒基因分型

由于 HPV 的分离培养尚未成功,故其分类是基于 DNA 的同源性。根据 DNA 测序,HPV 已有 80 多个基因型,各型间的基因相似度小于 50%,若相似度大于 50%,而限制性内切酶谱不同者为 HPV 亚型。HPV 各型之间有共同抗原,即属特异性抗原,存在于 L1 蛋白,它与牛乳头病毒(BPV)有交叉反应。L2 蛋白为型特异性抗原,各型间不发生交叉反应。此外,HPV 感染具有明显的组织特异性,不同型别的 HPV 对身体不同部位的皮肤和黏膜的嗜向性不同,根据所感染的上皮不同可将 HPV 分为皮肤型和黏膜型。皮肤型如 HPV1 仅感染足底引起跖疣;HPV2、4、7 感染手部皮肤上皮;黏膜型 HPV 感染肛生殖器黏膜上皮。按照与生殖器肿瘤的关系,可将之分为低危型和高危型。低危型(HPV6,11)引起生殖器乳头状瘤或尖锐湿疣;高危型(HPV16,18,31,45,58 等)与子宫颈上皮内瘤的发生和恶变以及其他上皮性肿瘤的发生相关。

二、致病机制

HPV 主要通过直接或间接接触污染物品或感染者病变部位进行传播。HPV 通过表皮的微小损伤进入组织,感染皮肤、黏膜的基底层细胞。病毒侵入人体后,停留于感染部位的皮肤和黏膜中,不产生病毒血症。是否存在 HPV 特异性受体仍未确定,到目前为止,仍不清楚介导 HPV 入侵的细胞蛋白是否与细胞类型特异性有关,或其他因子与转录调节序列发挥主要的调节作用。因而,对 HPV 感染上皮细胞的机制还有待进一步研究。HPV 增殖性生活周期与感染细胞的分化相耦联,HPV 可能首先感染上皮干细胞或位于复层上皮的近下层的过渡性增殖细胞。体外试验表明,HPV 基因组首先以细胞核染色体外附加体形式增加拷贝数,随着受感染细胞的分裂,病毒 DNA 分布于 2 个子细胞中,其中一个子细胞退出细胞周期,离开基底层启动分化程序。另一子细胞则在基底层继续分裂,作为病毒 DNA 的来源。随着感染细胞分化并向表层推移,晚期基因的转录和翻译在接近表层上皮细胞启动,在角化层细胞装配成病毒颗粒。嗜皮肤型 HPV 感染的细胞从上皮表层脱落,直接播散进入下一感染过程或在感染另一新的上皮表面之前持续存在于环境中。而生殖道 HPV 则在性交过程中直接播散。大多数研究发现生殖道 HPV 感染是一过性的,罕见同 HPV 型别的持续感染,持续性 HPV 感染通常与高危型 HPV 及病毒负荷有关。

如前所述,HPV 除了引起皮肤黏膜的良性增生性病变以外,最引人注目的是嗜黏膜性高危型 HPV 与下生殖道的恶性肿瘤有关,最常见的是子宫颈癌。HPV 的分子流行病学研究证实,高危型 HPV 感染是子宫颈癌发生的重要启动因子,在子宫颈癌标本中 HPV DNA 检出率高达 80% 以上,其中 HPV16 约占 60%,其他高危型(如 HPV18,31,45,58 等)占其余的 25%~30%。虽然高危 HPV 感染在宫颈癌病因学中起主要作用,但仅有一小部分感染高危 HPV 的宫颈上皮内病变会进展为浸润性宫颈癌,一个重要因素是自然产生的 HPV 型内序列变异。HPV 基因组中的 E2、E4、E5、E6、E7 蛋白决定 HPV 的病毒特性,如病毒 DNA 的复制、转录与细胞骨架的相互作用,永生化和转化。这些蛋白序列的一个或多个变异可能导致病毒生物学功能的改变,影响感染的临床结果。HPV 感染后自然消退的趋势与宫颈内皮肉瘤(CIN)分级呈负相关。半年至 20 年随访分析表明,只有一小部分 CIN1、CIN2 发展为浸润性宫颈癌(ICC),但由 CIN3 进展到 ICC 的危险性高达 12%。流行病学研究证实,参与从 CIN1 到 CIN3 和 ICC 进展的危险因素有:①病毒因素,如 HPV 持续存在,E6、E7 病毒基因持续表达于分裂周期的细胞,病毒 DNA 整合到宿主细胞染色体,失活的 E2 基因(由于病毒的整合或突变);②宿主因素,包括 HLA 基因型和 p53 多肽性以及 HPV 蛋白其他细胞内靶点的多肽性。

除子宫颈癌外,高危型 HPV 感染还与其他人体器官的恶性肿瘤发生有关,如喉癌、膀胱癌、口腔癌、食管癌等。

三、微生物学检查

1. 染色镜检

HPV 感染后在细胞核内增殖,细胞核着色深,核周围有一不着色的空晕,此种病变细胞称为空泡细胞。将疣状物作组织切片或生殖道局部黏液涂片,用帕尼科拉染剂染色后,光镜下观察到特征性空泡细胞或角化不良细胞和角化过度细胞,可初步进行 HPV 感染的诊断。

2. 检测 HPV DNA

根据不同标本采用点杂交或原位杂交检测 HPV DNA。亦可选择适当的特异序列,合成引物做 PCR 后进行杂交。FDA 已把 HPV DNA 检测作为不典型鳞状上皮细胞增生的必检项目。目前常用的检测 HPV DNA 的方法如下。

(1)Southern blot 杂交:被认为是 HPV DNA 检测的"金标准",敏感性高,理论上可以发现每细胞一个拷贝的病毒基因,但费时且需要新鲜标本使其临床应用受到限制。

（2）打点杂交：是 Southern 杂交法的简化，有易开展、价廉、高敏感性等优点。

（3）杂交捕获 DNA 检测：该方法使用同位素标记的 RNA 探针，可报告 HPV 是否存在，HPV 的型别及定量测定 HPV 的病毒负载。

（4）原位杂交：可用非同位素标记的 HPV 探针检测石蜡包埋的组织，但敏感性较低。

（5）多聚酶链反应：最方便成熟的 HPV DNA 检测方法是用 L1 共有引物进行 PCR，敏感性高，且检测谱宽，可自动化，也可分型。其缺陷是假阳性率高。

3.血清学试验

应用重组技术表达抗原检测患者血清中 IgG 抗体。或抗原免疫动物制备免疫血清或单克隆抗体检测组织或局部黏液中 HPV 抗原。有关 HPV 免疫反应研究较少。在感染病灶出现 1～2 个月内，血清内出现抗体，阳性率为 50%～90%，病灶消退后，抗体尚维持续数月到数年，但无保护作用。

无论应用何种检测方法，HPV 表达的概率受许多因素的影响，如年龄，月经周期，外源性激素的应用及宿主的免疫功能等。通常年轻妇女使用口服避孕药者，怀孕，免疫抑制的患者检出率较高。

四、病毒感染的预防和治疗

目前尚无特异预防方法，根据 HPV 传染方式切断传播途径，是有效的预防措施。小的皮肤疣有自行消退的可能，一般无须处理。尖锐湿疣病损范围大，可施行手术，但常规外科切除有较高复发率。一些物理疗法如电烙术、激光治疗、液氮冷冻疗法，有较好的治疗效果。用干扰素治疗生殖器 HPV 感染，结合上述一些辅助疗法，认为有广阔前景。

第六章　免疫学检验技术

第一节　免疫学基本理论

免疫系统是执行机体免疫功能的组织系统,通过对"自己"和"非己"物质的识别及应答,主要发挥免疫防御、免疫自稳和免疫监视的功能,维持机体内环境的稳定及动态平衡。免疫系统由免疫组织与器官、免疫细胞和免疫分子三部分组成。

一、免疫器官

免疫器官是指实现免疫功能的器官或组织。根据其发生的时间顺序和功能差异分为中枢免疫器官和外周免疫器官两部分。

(一)中枢免疫器官

亦称为初级免疫器官,是免疫细胞产生、发育、分化、成熟的场所,并对外周免疫器官的发育和全身免疫功能起调控作用,包括胸腺和骨髓。

1.胸腺

T 细胞分化成熟的场所。胸腺可以产生细胞因子和胸腺激素,促进 T 细胞生成表达抗原受体和其他受体(如丝裂原受体、绵羊红细胞受体、细胞因子受体)、组织相容性复合体以及一些簇分化抗原,促进 T 细胞生长、分化、发育,最终成熟为 T 细胞亚群,自胸腺输出定位于外周淋巴器官和组织,发挥细胞免疫功能,辅助调节体液免疫,建立与维持自身耐受。

2.骨髓

人和其他哺乳动物胚胎后期以及成年期重要的造血器官,也是各种免疫细胞的发源地。骨髓基质细胞、多种免疫分子(细胞分子和黏附分子)、骨髓微血管系统及末梢神经构成骨髓微环境。多能造血干细胞在骨髓中增殖、分化、发育、成熟为各种血细胞、B 淋巴细胞、淋巴样干细胞和淋巴样主细胞,后两种细胞进入胸腺,发育成功能性 T 细胞。此外,骨髓是再次免疫应答和产生抗体的场所。

(二)外周免疫器官

亦称为次级免疫器官,是成熟淋巴细胞定居的场所,免疫应答的主要部位,包括淋巴结、脾脏及黏膜相关淋巴组织等。

1.淋巴结

分为皮质区和髓质区。皮质区浅层为 B 淋巴细胞区,又称非胸腺依赖区;皮质区深层为副皮质区,为 T 淋巴细胞区。髓质区淋巴索即致密聚集的淋巴细胞,如 B 细胞、浆细胞、T 细胞、巨噬细胞。淋巴结主要功能包括:免疫细胞栖息和增殖的场所,发生初次免疫应答的场所,参与淋巴细胞再循环,监视、清除病原体异物的过滤监控站。

2.脾脏

是人体最大的外周淋巴器官,也是血液循环的滤器,不含输入淋巴管,无淋巴窦,但有大量血窦,富含 B 细胞、T 细胞、巨噬细胞和树突状细胞。侵入血液的病原体等异物在髓索内被巨噬细胞和树突状细胞捕捉、加工、递呈外来抗原信息,刺激 B 细胞、T 细胞活化并产生免疫应答效应,这些 B 细胞、T 细胞又随血液运出脾脏分布全身进行再循环。脾脏亦是血液通路中的滤过器官,血流进入脾脏,脾窦内外巨噬细胞负责清除血液中的外来抗原以及突变和衰老的自身细胞。此外,脾脏还能合成吞噬细胞增强激素、干扰素、补体、细胞因子等免疫效应物质。

3.黏膜相关的淋巴组织

如扁桃体、小肠派氏集合淋巴小结、阑尾等淋巴组织。这些淋巴组织内有 B 细胞、T 细胞、浆细胞、巨噬细胞,对局部侵入的病原体执行固有免疫应答,使 B 细胞分化为浆细胞,产生多种免疫球蛋白,其中主要是 IgA 及分泌型 IgA,执行特异性局部免疫效应。

二、免疫细胞

凡参与免疫应答或与免疫应答有关的细胞皆为免疫细胞。依其作用不同分为三类:淋巴细胞、单核/巨噬细胞系统及参与免疫应答的其他细胞,如中性粒细胞、嗜酸性粒细胞、嗜碱性粒细胞、肥大细胞等。

(一)淋巴细胞

1.T 淋巴细胞

T 淋巴细胞简称 T 细胞,是在胸腺中成熟的淋巴细胞,故称胸腺依赖性淋巴细胞。外周血 T 细胞占淋巴细胞总数的 70%～75%。其主要功能有:抗原识别、细胞免疫和免疫调节。

T 细胞表面标志分为表面受体及表面抗原两类:

(1)表面受体

T 细胞受体(TCR):表达于所有成熟 T 细胞表面,是 T 细胞识别外来抗原并与之结合的特异受体。参与免疫应答的多数 T 细胞表达 TCRαβ,与 CD3 分子以非共价键结合,构成 TCR-CD3 复合物,共同执行对 APC 表面抗原肽-MHC 分子复合物的识别和活化信号传递。

其他受体:如 E 受体、病毒受体、致有丝分裂原受体等,其中淋巴细胞表面的病毒受体,使某些病毒能选择性感染某个 T 细胞亚群引起免疫功能低下或导致疾病。如人类免疫缺陷病毒(HIV)选择性感染 $CD4^+$ T 细胞,使 $CD4^+$ T 细胞减少,细胞免疫功能受损。实验室常用植物凝聚素(PHA)和刀豆蛋白 A(ConA)进行原淋巴细胞转化率的试验以了解细胞免疫功能状态。

(2)表面抗原:簇分化抗原(CD)是有核细胞在分化成熟过程中,不同的发育阶段和不同亚类的淋巴细胞所表达的不同分化抗原,是区别淋巴细胞的重要标志。T 细胞主要的 CD 分子有 CD2、CD3、CD4、CD8 等。CD2 表达于全部人 T 细胞和 NK 细胞表面,可与绵羊红细胞结合,故又称绵羊红细胞受体,据此利用E花环试验,可测定外周血T细胞总数。CD3表达于全部T细胞表面,是T细胞共同的表面标志,是TCR-CD3复合物的重要组成部分。CD4/CD8表达于外周血不同T细胞亚群表面,是区别T细胞亚群的重要标志,表达CD4主要是辅助性T细胞,表达CD8主要是细胞毒性T细胞。此外,T细胞还表达CT-LA4(CD152)、CD28、CD40L(CD154)等CD抗原。

2.B淋巴细胞

B淋巴细胞简称B细胞,是由哺乳动物骨髓或鸟类法氏囊中淋巴样前体细胞发育成熟的细胞。成熟B细胞主要定居于淋巴结皮质浅层的淋巴小结和脾脏红髓及白髓的淋巴小结内。外周血B细胞占淋巴细胞总数的10%～20%。B细胞受抗原刺激后,可分化为浆细胞,产生抗体。B细胞的主要功能有:产生抗体、递呈抗原、分泌细胞因子参与免疫调节。

B细胞表面标志包括表面受体和表面抗原,参与抗原识别、免疫细胞间以及免疫细胞与免疫分子间的相互作用,也是分离和鉴别B细胞的重要依据。

(1)表面受体

B细胞受体(BCR):即膜免疫球蛋白(mIg),表达于所有成熟B细胞和大多数B细胞瘤的细胞表面,是B细胞最具特异性的表面标志,主要作用是结合特异性抗原。成熟B细胞的mIg主要为mIgM和mIgD。

细胞因子受体(CKR):多种细胞因子通过与B细胞表面相应受体结合参与调节B细胞活化、增殖和分化。

补体受体:B细胞表达补体受体CR1和CR2,与相应配体结合后,可促进B细胞活化。CR2亦是EB病毒受体,在体外可用EB病毒感染B细胞,使之转化为B淋巴母细胞系,从而达到永生化。

Fc受体:B细胞表面表达IgGFc受体Ⅱb1,活化的B细胞表面此受体密度明显增高,分化晚期下降。

丝裂原受体:B细胞表达PWM、LPS、SPA等丝裂原受体。

(2)表面抗原:B细胞表达多种CD分子,参与B细胞的活化、增殖和分化。

CD19/CD5:成熟B细胞均表达CD19,根据有无CD5的表达,可将B细胞区分为B1(有CD5表达)和B2(无CD5表达)细胞。

CD20:B细胞激活后逐渐丢失,不同条件下,抗CD20抗体可分别发挥促进或抑制B细胞活化的作用。

CD21:有两种不同的受体功能,即C3d受体(CR2)和EB病毒受体。

CD35:此分子与相应补体或分子结合后,可促使B细胞活化。

CD32:旧称Fc受体,此受体可与抗体包被的红细胞结合形成EAC玫瑰花环,可以鉴别B细胞。此外,尚有CD40、CD80/CD86等分子。

成熟B细胞表面还富含MHCⅠ和Ⅱ类抗原。B细胞发育未成熟时已表达MHCⅡ类分子,活化B细胞表面MHCⅡ类分子表达明显增多。

3.自然杀伤细胞

自然杀伤细胞(NK)属于一类大颗粒淋巴细胞,无须刺激即可直接杀伤靶细胞。NK细胞的活化是非抗原特异性的,丝裂原、干扰素等物质均可以活化 NK 细胞。NK 细胞表面表达两种受体,即 NKR-P1 和 KIR。前者是一种凝聚素型受体,识别靶细胞表面的糖类配体,引起杀伤效应。后者是一种抑制性受体,识别靶细胞表面的 MHCI 类分子,抑制杀伤作用。NK 细胞在机体早期抗病毒反应和肿瘤的免疫监视中起重要作用,NK 细胞功能缺陷的个体发生肿瘤和病毒感染的概率明显增高。

(二)单核-巨噬细胞

巨噬细胞是组织中的单核细胞,属于单核吞噬系统。单核细胞来源于骨髓干细胞,在血液中只存在几小时即进入组织,分化为成熟的巨噬细胞,可存活几周甚至几个月。正常巨噬细胞分布广泛,不同组织中表现形式不同,包括肺泡巨噬细胞、腹膜巨噬细胞,肝脏枯否氏细胞等。单核吞噬系统的主要功能是吞噬异物。巨噬细胞含有大量的溶酶体颗粒,内含酸性水解酶和其他降解酶,用以消化吞噬物,包括各种微生物、死细胞、组织碎片等。巨噬细胞活化后具有更强的吞噬和杀伤活性,细胞因子、细胞表面受体或可溶性炎症介质等都能刺激巨噬细胞活化,释放细胞因子,进一步引起组织损伤。

(三)其他免疫细胞

1.抗原递呈细胞

抗原递呈细胞(APC)是指能表达被特异性 T 细胞识别的多肽-MHC 复合体的任何细胞。通常所认识的抗原递呈细胞指巨噬细胞、树突状细胞(DC)、B 淋巴细胞等表达 MHC Ⅱ 类分子的抗原递呈细胞,即所谓专职性 APC,其他抗原递呈细胞如内皮细胞、各种上皮及间皮细胞、纤维母细胞等为非专职性 APC。T 细胞不能直接识别可溶性的游离蛋白抗原,只能识别与 MHC 产物结合表达于细胞表面的多肽片段。$CD4^+$ T 细胞主要识别 APC 上与 MHC Ⅱ 类分子结合的多肽,而 $CD8^+$ T 细胞主要识别靶细胞表面 MHC Ⅰ 类分子结合的多肽。

APC 与 T 细胞的相互作用受表面共刺激分子对 CD80/CD28 和 CD86/CTLA-4 等的影响,功能性共刺激途径是 T 细胞活化所必需的,缺乏共刺激信号将导致 T 细胞无反应性。

各类 APC 如巨噬细胞、B 细胞、DC 等具有相似的加工处理内化抗原的能力,但也各有特点。巨噬细胞含有的蛋白酶比 B 细胞多,具有较强的主动吞噬功能,能更有效地内化、处理和递呈颗粒性抗原;DC 能刺激初始 T 细胞出现应答,但其加工处理及递呈抗原的确切机制尚不完全清楚;成纤维细胞、内皮细胞等既能通过 MHCI 类分子呈递抗原,也能通过 MHC Ⅱ 类分子呈递抗原。

2.中性粒细胞

中性粒细胞也属于一类吞噬细胞,在机体抵抗急性感染中发挥重要作用,通过表达黏附分子受体而黏附和移出血管,进入组织。中性粒细胞杀伤和降解吞噬物的作用需要短时间内耗氧量显著增加,即"呼吸爆发",增加磷酸己糖旁路活性,产生超氧化物。

3.其他细胞

红细胞、嗜酸性粒细胞、嗜碱性粒细胞、肥大细胞及血小板,均参与机体免疫反应和免疫调控,是机体免疫系统重要组成部分。

三、免疫分子

免疫分子是指一些免疫活性细胞或相关细胞分泌的参与机体免疫反应或免疫调节的蛋白质及多肽物质。通常包括免疫球蛋白、补体、细胞因子、细胞黏附分子和人类白细胞分化抗原等。

(一)抗原

抗原是能诱导机体产生抗体和致敏淋巴细胞,并能在体内外与抗体或致敏淋巴细胞发生特异性反应的物质,通过结合 T 细胞受体或直接与抗体发生反应,其作用主要通过抗原决定簇(表位)完成。一个抗原分子有多个表位,每个表位结合一种抗体,因此一个抗原分子可与许多抗体发生反应。一些低分子量物质能与抗体结合,但本身却无法激活免疫反应,这类物质称为半抗原。半抗原须结合载体分子获得足够的表位,才能激活免疫反应。一些化学物质如药物即为半抗原,其载体可能是机体自身蛋白。抗原的氨基酸序列和空间结构决定抗原性质。

抗原分为胸腺依赖性和非胸腺依赖性两种。胸腺依赖性抗原需要 T 细胞参与才能诱导抗体产生。大多数蛋白质和外源性红细胞即为胸腺依赖性抗原。胸腺非依赖性抗原不需要 T 细胞介导即可诱导产生抗体。此类抗原可以通过交联 B 细胞表面受体而直接激活特异性 B 细胞产生抗体,主要是 IgM 和 IgG 两抗体,但诱导免疫记忆性较弱,如细菌细胞壁成分脂多糖。而另一种胸腺非依赖性抗原内毒素不仅可以引起特异性 B 细胞活化和抗体产生,亦可激活多克隆 B 细胞。

(二)抗体

免疫球蛋白(Ig)是 B 细胞经抗原刺激,增殖分化为浆细胞后产生的、存在于血液和体液中能与相应抗原特异性结合,执行体液免疫功能的一组球蛋白,可分为分泌型(sIg)和膜型(mIg),前者主要存在于体液中,具有抗体的各种功能,后者作为抗原识别受体表达于 B 细胞膜表面,称为膜表面免疫球蛋白。抗体是机体在抗原刺激下,由浆细胞合成分泌产生的具有免疫功能的球蛋白。所有抗体均是免疫球蛋白,但并非所有免疫球蛋白都是抗体。

抗体分子由 4 条肽链,即两条相同的重链(H)和两条相同的轻链(L)通过二硫键连接而成。每条链均由含约 110 个氨基酸的结构域组成,链中半胱氨酸残基间靠二硫键形成环祥结构。

重链和轻链的 N 末端包含抗原结合位点,其氨基酸组成和排列顺序不同,可结合不同的抗体分子,称为可变区,尤其含 6~10 个氨基酸残基的高变区。每个抗体分子的该区结构都是独特的,因此称作个体独特型决定簇。10^3 个不同的重链可变区与 10^3 个不同的轻链可变区可产生 10^6~10^7 个抗体分子。

抗体恒定区由 1 个轻链结构域(CL)和 3 或 4 个重链结构域(CH)组成。轻链恒定区(CL)分为 κ 和 λ 两种型,每个抗体分子含两条 κ 轻链或两条 λ 轻链。在每个个体所含有的抗体分子中,κ 轻链约占 60%,λ 轻链约占 40%。另一方面,重链(CH)决定抗体的类别和功能,按重链抗原性将免疫球蛋白分为 IgG、IgA、IgM、IgD、IgE 五类。同一类免疫球蛋白分子按绞链区氨基酸组成和重链二硫键数目和位置差异又可分为不同亚类。IgG 可分为 IgG1、IgG2、IgG3、

IgG4；IgM 可分为 IgM1、IgM2；IgA 可分为 IgA1、IgA2。

IgG 是血清中含量最高的免疫球蛋白，是再次免疫应答的主要抗体，也是唯一能通过胎盘的抗体。大多数抗菌抗体、抗病毒抗体都是 IgG，某些自身抗体及 Ⅱ 型超敏反应抗体也是 IgG。IgG 有 4 种亚型，其中 IgG1 和 IgG3 能活化补体，清除大多数蛋白抗原，包括巨噬细胞吞噬的病原微生物；IgG2 和 IgG4 主要和糖类抗原反应，属于作用较弱的调理素。

IgA 分血清型及分泌型，大部分血清 IgA 为单体，其他为双聚体或多聚体。分泌型 IgA（SIgA）为二聚体，每一 SIgA 分子含一个 J 链和一个分泌片。SIgA 性能稳定，主要存在于胃肠道、支气管分泌物、初乳、唾液和泪液中，是参与黏膜局部免疫的主要抗体。IgA1 是血清 IgA 的主要亚型，对细菌蛋白酶敏感，具体作用尚不明确；IgA2 是分泌型 IgA 的主要亚型，中和通过黏膜途径进入的抗原。

IgM 为五聚体，是分子量最大的免疫球蛋白，主要存在于血液中，分子结构呈环形，是个体发育中最早合成的抗体，也是抗原刺激后体液免疫应答中最先产生的抗体。IgM 主要功能是中和血管内病原，尤其病毒，因此感染过程中血清 IgM 水平升高；IgM 含 5 个补体结合位点，活化补体，通过吞噬细胞表面的补体受体和补体介导的溶解效应清除抗原-抗体-补体复合物。

IgE 为单体结构，正常人血清中 IgE 水平在五类 Ig 中最低，仅为 0.1～0.9mg/L。IgE 由浆细胞产生，被肥大细胞和嗜碱性粒细胞上特异的 IgE 受体摄取，通过增加血管通透性，诱导肥大细胞脱颗粒产生趋化因子等方式清除寄生虫感染。因此 IgE 介导 Ⅰ 型超敏反应，在特异性过敏和寄生虫早期感染患者血液中可升高。

IgD 在血清中含量很低，其作用尚不清楚，IgD 由抗原敏感的 B 淋巴细胞合成，B 细胞膜上的 IgD 可作为 B 细胞分化成熟的标志。

（三）补体

补体是存在于人和脊椎动物正常新鲜血清及组织液中的一组具有酶样活性的球蛋白，包括 30 余种可溶性蛋白和膜结合蛋白，故称补体系统。补体的主要功能是对微生物和免疫复合物的调理作用。正常情况下，补体以非活性的前体形式存在，一旦活化，出现各补体成分的级联反应。每种补体前体均被裂解为两种以上的片段，其中主要片段有两个生物学活性位点，一是结合细胞膜或复合物，二是具有裂解下级补体成分的酶活性。补体激活途径有三种，即经典途径、替代途径和 MBL 途径，其主要作用是清除无论是否结合抗体的抗原。

1.经典途径

经典途径是以结合抗原后的 IgG 或 IgM 抗体为主要激活剂，由补体 C1～C9 共 11 种成分全部参与的激活途径。除了抗原抗体复合物外，还有许多因子可激活此途径，如非特异性凝聚的 Ig、细菌脂多糖、一些 RNA 肿瘤病毒、双链 DNA 等。

2.替代途径

替代途径又称旁路途径。由病原微生物等细胞壁成分提供接触面直接激活补体 C3，然后完成 C5～C9 的激活过程。替代途径的激活物主要是细胞壁成分，如脂多糖、肽糖苷及酵母多糖等。

3.MBL 途径

由急性炎症期产生的甘露糖结合凝集素(MBL)与病原体结合启动激活。

三种激活途径形成的 C5 转化酶均可裂解 C5,完成补体级联反应最后的酶促反应步骤。补体不论以何种途径激活,均会通过共同的末端通路,形成有嗜细胞作用的攻膜复合物,参与机体的特异性和非特异性免疫效应。补体系统对机体的作用是多方面的,既可参与机体的防御效应和自身稳定,也可引起免疫损伤。级联反应中产生的 C3a 片段能增加血管通透性,而 C5a 能趋化中性粒细胞至炎症部位,增加其黏附性,上调中性粒细胞及巨噬细胞补体受体 CR1 和 CR3 的表达,增强吞噬效应。补体级联反应主要受三种机制调控,以防止炎症介质的损伤。一是许多活化的补体是不稳定的,若下游蛋白缺失或活性低,则活化的补体减少或消失;二是存在许多特异的抑制剂,如 I 和 H 因子;三是细胞膜上的蛋白增加了活化补体的降解。这些机制使得补体活化产生的不利效应不至于损伤自身细胞。补体途径与凝血、纤溶和激肽等途径还存在交叉作用。

正常血清中含量最高的补体成分为 C3 和 C4。C3 缺陷的个体不能调理病原或免疫复合物,从而易患细菌感染和免疫复合物性疾病。补体性质不稳定,易受各种理化因素影响,如:加热、机械振荡、酸碱、乙醇等均可使其失活;在 $0\sim10℃$ 下活性可保存 $3\sim4$ 天,冷冻干燥可较长时间保持其活性;加热 $56℃$ 30 分钟可使血清中绝大部分补体组分丧失活性。补体属于急性时相蛋白,损伤或感染几天内即可增加。实验室常进行单个补体血浆浓度或补体溶血活性的检测,以了解机体的补体系统功能。

(四)T 细胞受体

TCR 是 T 细胞表面识别自身 MHC-抗原肽复合物的受体,在同种异体移植中,TCR 也识别单独的非己 MHC 抗原。T 细胞有 TcR1 和 TcR2 两种受体,TcR1 由 γ 和 δ 链组成,TcR2 由 α 和 β 链组成。β 和 γ 基因位于 7 号染色体,而 α 和 δ 基因位于 14 号染色体,每条链均由可变和恒定区组成,形成类似于免疫球蛋白的反应多样性,但 TCR 是非分泌的,不能作为单独的效应分子。TCR 在细胞表面与 CD3 组成 TCR-CD3 复合物,其识别抗原后的信号通过 CD3 分子传递。TCR 复合物识别 MHCI 或 II 类抗原肽,辅助性 T 细胞识别 MHC II 类抗原,抑制性/细胞毒性 T 细胞识别 MHCI 类抗原。

(五)细胞因子

细胞因子是由单核巨噬细胞、淋巴细胞等多种细胞合成并分泌的一大类具有多种生物活性的小分子蛋白质的总称,介导多种免疫细胞间的相互作用。细胞因子大都为低分子量的活性糖蛋白,半衰期短,以旁分泌、自分泌或内分泌的方式发挥作用;一种细胞可产生多种细胞因子,作用于多个组织器官,不同类型的细胞可产生一种或几种相同的细胞因子,通过作用靶细胞的特异性受体而表现其生物学活性,常表现为多效性、重叠性、拮抗效应和协同效应。

细胞因子按其生物学功能可分为白细胞介素、干扰素、生长因子、趋化因子家族、肿瘤坏死因子、集落刺激因子等六大类;细胞因子受体分为免疫球蛋白基因超家族、I 型细胞因子受体、II 型细胞因子受体、III 型细胞因子受体家族、趋化性细胞因子受体家族等五大家族。细胞因子和细胞因子受体的检测目前主要用于了解机体的免疫状态及免疫细胞功能。

(六)主要组织相容性复合体

人类主要组织相容性复合体(MHC)基因位于第 6 条染色体的短臂上,是目前已知最复杂的人类基因系统,包括Ⅰ、Ⅱ、Ⅲ三类基因。人类 MHC 抗原亦被称为人类白细胞抗原(HLA),在递呈抗原肽给 T 细胞的免疫反应中发挥重要作用。T 细胞抗原的识别受 MHC 分子的限制,MHC 抗原具有广泛的基因多态性,以清除各种病原。

MHC 工类抗原是一组由非共价键连接的异二聚体分子,包括经典的 HLA-A、B、C,非经典的 HLA-E、F、G、H、X 等;MHCI 类抗原由 4skDa 的重链 α 和 12kDa 的 β_2-微球链组成,不同的 α 链形成不同的 MHCⅠ类抗原。MHCⅠ类分子递呈经内质网处理的内源性抗原(包括病毒抗原)给 CD8$^+$T 细胞。MHCⅠ类分子广泛表达于各种有核细胞表面,以白细胞表面的表达最高,成熟的红细胞、神经细胞及滋养层细胞不表达,血清及其他体液中少量存在,其表达受多种因素的调节,如 IFN-α、β、γ 等细胞因子可促进其表达;肿瘤细胞表面 MHCⅠ类分子表达减少或缺失,即为肿瘤细胞逃避机体免疫监视的重要机制。

MHCⅡ类分子主要表达于 B 细胞、活化 T 细胞、单核巨噬细胞、树突状细胞和炎性血管内皮细胞等,血清、精液及乳汁等体液中也可检测到,胰岛 β 细胞和甲状腺细胞在病理情况下亦能表达。MHCⅡ类分子递呈经溶酶体处理的外源性抗原给 CD4＋T 细胞。胰岛素、甲状腺素、雄激素、TNF-α、IFN-γ、IL-1、IL-2 等,可促进 MHCⅡ类分子表达,而前列腺素、糖皮质激素等则抑制其表达。MHCⅡ类分子包括经典的 HLA-DP、DQ、DR,非经典的 HLA-DN、DO、DM 等抗原。

MHCⅢ类分子不是表达于细胞表面的膜分子,而是分布于血清及其他体液的可溶性分子,由一些与补体和某些炎症因子相关的基因编码。至少有 36 个基因定位于 MHCⅢ类分子区内,表达产物主要包括两类,一类是与免疫应答相关的 C4、C2、Bf、TNF、HSP70 等蛋白分子,可参与炎症和应激反应,与内源性抗原的加工递呈相关。另一类是与免疫无明显关联的缬氨酰 tRNA 合成酶、类固醇 21-羟化酶及一些富含脯氨酸的蛋白质分子。

四、抗原抗体反应原理和特点

抗原抗体反应是指由抗原物质刺激机体产生相应的抗体后,两者在体内或体外发生的特异性结合反应。此种反应在体内可以产生杀菌、溶菌、中和毒素及促进吞噬等免疫保护效应;但在某些情况下,也可引起超敏反应或其他免疫性疾病,对机体造成损伤。抗原与抗体在体外结合时,可因抗原的物理性状不同或参与反应的成分不同而出现各种反应,例如凝集、沉淀、补体结合及中和反应等。抗原与抗体的特异结合,主要是基于抗原和抗体分子结构及立体构型的互补,以及由多种因素造成两者分子间引力参与下发生的可逆性免疫化学反应。

(一)抗原抗体反应基本原理

1.抗原抗体的胶体特性与极性基的吸附作用

抗体和多数抗原在水溶液中具有胶体性质,带电荷,与水分子有很强的亲和力,在粒子外周构成水化膜,使之成为亲水胶体。同种胶体粒子在一定 pH 的水溶液中带有相同电荷,互相排斥。因此亲水胶体凭借其所带的水层和电荷,能均匀地分布于溶媒介质中,保持相对稳定,不发生凝集或沉淀。

抗原与抗体之间有相对应的极性基.当两者由于物理和化学特性相吻合互相吸引而结合后,不再与环境中水分子结合,因而失去亲水性能,成为疏水胶体系统。它们在水溶液中的稳定性,主要依赖其表面电荷。此时如有一定浓度的电解质存在,中和胶体粒子表面所带电荷,便会促使其发生凝集或沉淀。

2.抗原抗体结合力

抗原与抗体分子由于立体构型互相吻合且所带电荷相对应即可互相吸引、结合。这主要依靠下列各种分子间引力。

(1)库伦吸引或静电力:抗原和抗体分子上带有相反电荷的氨基和羧基基团之间相互吸引而促进结合;抗原与抗体间所带的相反电荷产生的静电力,也可互相吸引而促进结合。

(2)范德华力:抗原与抗体分子的外层电子之间相互作用产生一种引力,即范德华力,使分子吸引而结合。抗原与抗体分子的空间互补关系有助于该引力作用,增加两种分子结合的倾向,形成特异性抗原抗体复合物。这种引力的能量小于静电引力。

(3)氢键:具有亲水基团的抗体与相应抗原相互接近,可形成相对微弱和可逆的氢键桥梁,通过氢键使抗原与抗体相互结合。氢键结合比范德华力强,更具有特异性。

(4)疏水作用:抗原与抗体分子侧链上的某些氨基酸(如亮氨酸、缬氨酸及苯丙氨酸等)具有疏水性,在水溶液中与水分子间不形成氢键。当抗原与抗体分子表面此种疏水基团密切接触时,可排斥水分子,在两者之间产生相互吸引力而结合。疏水作用力在抗原抗体反应中的作用最大,约占总结合力的 50%。

(二)抗原抗体反应的特点

1.特异性

抗原与抗体的结合具有高度特异性,即一种抗原分子只能与由它刺激产生的抗体结合而发生反应。抗原的特异性取决于抗原决定簇的数量、性质及其立体构型;而抗体的特异性则取决于IgFab 段的高变区与相应抗原决定簇的结合能力。

2.可逆性

抗原与抗体的结合是可逆的,在一定条件下,如低 pH、冻融、高浓度盐类等,结合物可以发生解离。解离后的抗原或抗体的化学结构、生物活性及特异性不变。

3.最适比例性

抗原抗体只有比例合适时,才发生最强的结合反应。在免疫学检测中,如抗体浓度大于抗原当量浓度,形成的免疫复合物(IC)会减少。抗体过剩越多,形成的 IC 量越少,这种现象称为前带现象。反之,当抗原浓度大于抗体的当量浓度,IC 量亦会减少,称为后带现象。1977 年Green 等根据反应曲线的形状提出了钩状效应。严格地说,前带现象系指抗体过剩时,使反应信号弱化,信号的剂量(浓度)曲线呈钩状的现象;后带现象是指抗原过剩时,使反应信号弱化,信号-剂量曲线亦呈钩状的现象。因此钩状效应概括了前、后带现象,在命名上较为确切。

4.反应的阶段性

抗原抗体反应的过程可分为两个阶段。

(1)特异性结合阶段:抗原决定簇与相应抗体 Fab 段的高变区特异结合,反应进行较快,大多在几秒钟至数分钟内即可完成,但无可见反应出现。

(2)反应的可见阶段:抗原与抗体特异结合后,受电解质、温度、pH 等因素的影响,表现为凝集、沉淀、补体结合、细胞溶解等反应。此阶段较长,历时数分钟、数小时乃至数天。但若为单价抗体或半抗原,则仍不出现可见反应。

上述两个阶段并无严格界限,往往第一阶段反应还未完全完成,即开始第二阶段反应。

(三)抗原抗体反应的影响因素

抗原抗体反应的影响因素很多,除了抗原和抗体本身的性质、活性及浓度(或效价)等之外,还受到下列环境条件的影响。

1.电解质

电解质是抗原抗体反应系统中不可缺少的成分。如有适当浓度的电解质存在,可中和其表面电荷,使电势降低,出现可见的沉淀或凝集现象。一般用 0.85% NaCl 生理溶液作为抗原和抗体的稀释剂和反应溶液。

2.酸碱度

适当 pH 是抗原抗体反应必要的条件之一。抗原抗体反应一般在 pH 6.0～8.0 的条件下进行,pH 过高或过低都将影响抗原和抗体的理化性质。

3.温度

抗原抗体反应受温度的影响较大。在一定范围内,温度升高可促进分子运动,使抗原抗体分子碰撞机会增多,两者的结合反应加速。但温度过高(56℃以上),可导致抗原抗体变性或遭破坏,补体被灭活,已形成的免疫复合物亦将发生解离。一般试验常在 37℃ 恒温条件下进行。此外,适当振荡也可促进抗原与抗体分子的结合。利用微波,可使溶液中的有极分子剧烈运动,加速抗原抗体反应。

第二节 酶免疫技术

酶免疫技术是三大经典标记技术之一。1971 年由 Engvall 和 Penlmann 及 Vanweemen 和 Schuurs 两组学者分别用酶代替放射性同位素制备了酶标记试剂,创立了酶免疫技术(EIA)。在经典的三大标记技术中,它具有检测灵敏度高、特异性强、准确性好,酶标记试剂稳定期长,检测方法简便、安全、易行等特点。随着生物素-亲和素放大系统的应用以及与化学发光和电化学发光技术的耦联等,酶免疫技术的灵敏度和自动化程度得到明显的提高,应用范围不断拓宽。

一、酶免疫技术的基本原理

酶免疫技术将抗原抗体反应的特异性和酶高效催化反应的专一性相结合,利用酶催化底物反应的生物放大作用,提高抗原抗体反应的敏感性。该技术将酶与抗体或抗原结合成酶标记抗体或抗原,此结合物既保留了抗体或抗原的免疫学活性,同时又保留了酶对底物的催化活性。在酶标抗体(抗原)与抗原(抗体)的特异性反应完成后,加入酶的相应底物,通过酶对底物的显色反应,可对抗原或抗体进行定位、定性或定量的测定分析。测定酶催化底物产生显色产物的量反映酶总活性,从而确定待检抗原或抗体的含量。

1.标记酶的要求

酶的活性与纯度要高,且具有可与抗原、抗体相耦联的基团,标记后酶活性保持稳定,且不影响标记抗原与抗体的免疫反应性。对催化反应的转化率要高,酶催化底物后产生的信号易于测定,且测定方法应简单、敏感和重复性好。在反应过程中,酶作用专一性强,酶活性不受样品中其他成分的影响,受检组织或体液中不存在与标记酶相同的内源性酶或抑制物。用于均相酶免疫测定的酶还要求当抗体与酶标抗原结合后,酶活性可出现抑制或激活。酶、辅助因子及其底物均对人体无危害,理化性质稳定,且价廉易得。

2.常用酶及其底物

(1)辣根过氧化物酶(HRP):HRP 来源于蔬菜植物辣根中,分子量 40kDa,由无色的糖蛋白(主酶)和亚铁血红素(辅基)结合而成的复合物。主酶则与酶活性无关,最大吸收峰为 275nm,辅基是酶活性基团,最大吸收峰为波长 403nm。HRP 的纯度用纯度数(RZ)表示,它是以 HRP 分别在 403nm 和 275nm 处的吸光度比值来表示的。用于酶免疫技术的 HRP,其 RZ 值应大于 3.0。RZ 值代表血红素基团在 HRP 中的含量,与酶活性无关。酶活性以单位 U 表示:即 1 分钟将 $1\mu mol$ 底物转化为产物所需的酶量。酶变性后,RZ 值不变但活性降低,因此使用酶制剂时,酶活性单位比 RZ 值更为重要。HRP 是目前在 ELISA 中应用最为广泛的标记用酶,其易于提取、性质稳定、耐热,与抗原或抗体耦联后活性很少受损失。HRP 的底物较多,常用的有:邻苯二胺(OPD)、四甲基联苯胺(3,3′,5,TMB)、5-氨基水杨酸(5-ASA)、2,2′氨基-二(3-乙基-苯并噻唑啉磺酸-6)铵盐(ABTS)。

(2)碱性磷酸酶(AP):AP 是一种磷酸酯水解酶,可从大肠埃希菌或小牛肠黏膜提取。但两种来源的 AP 理化性质有所不同:菌源性 AP 分子量 80kDa,酶作用最适 pH 为 8.0;肠黏膜 AP 分子量为 100kDa,最适 pH 为 9.6;肠黏膜 AP 的活性高于前者。应用 AP 系统的 ELISA 测定敏感性高于 HRP,但由于 AP 不易获得高纯制品,稳定性及酶标记物的得率低于 HRP,且价格较高,故应用不如 HRP 普及。AP 用于 ELISA 必须注意的是含磷酸盐的缓冲液对其酶活性的抑制作用,因为在 ELISA 中所使用的温育和洗涤缓冲液一般均为磷酸盐缓冲液(PBS),含有相对高浓度的磷离子(15mmol/L),对碱性磷酸酶有很强的抑制作用,尽管最后显色反应的底物在另一种缓冲液中,但 PBS 洗板所残留的 PBS 也足以抑制约一半的酶活性,AP 常用底物是对硝基苯磷酸酯(β-NPP),β-NPP 经 AP 作用后的产物为黄色对硝基酚,用 NaOH 终止反应后,最大吸收峰波长 405nm。

(3)β-半乳糖苷酶(β-Gal):β-Gal 源于大肠埃希菌,因人血中缺乏此酶,以其制备的酶标记物在测定时不易受到内源性酶的干扰,因此也常用于均相酶免疫测定。其常用底物为 4-甲伞酮基-3-D-半乳糖苷(4MUG),酶作用后,生成高强度荧光物,其敏感性较 HRP 高 30~50 倍,高强度荧光物的测量须用专业的荧光计。

3.固相载体的要求

固相载体是游离抗体或抗原固相化的基础,对固相材料和固相化方法的选择是酶免疫测定的基础。理想的固相载体应与抗体(抗原)有较高、稳定的结合容量,抗体或抗原固定在其表面时经过长期保存和多次洗涤不易脱落,不影响所固定的抗体或抗原的免疫反应性。为有利于免疫反应充分进行,其活性基团最好朝向反应溶液。最常用的固相载体有以下几种:

(1)塑料制品:抗体或蛋白质抗原可通过非共价键或物理吸附机制结合到固相载体表面。因材料经济、方法简便、操作及测定易于自动化,用聚苯乙烯制成的微量反应板和小珠仍是异相酶免疫测定方法最常用的固相载体。其主要缺点是抗体(抗原)结合容量不高,测定反应过程中固相抗体(抗原)脱吸附率较高,且不均一,从而影响测定的灵敏度、精确性及检测范围等。目前,常采用预处理使塑料固相载体带有不同结合蛋白质的功能基团(如肼基或烷胺基),抗体(抗原)通过化学耦联方法与其结合,可明显改进这些不足。

(2)微颗粒:由高分子单体聚合成的微球或颗粒,其直径多为微米,带有能与蛋白质结合的功能团,易与抗体(抗原)形成化学耦联,且结合容量大,从而提高检测灵敏度。固相微颗粒在反应时,可以均匀地分散到整个反应溶液中,可加快反应速度。磁化的微颗粒可使分离步骤得以简单地用一般磁板或自动化磁板完成,这类固相载体普遍应用于自动化荧光酶免疫测定、化学发光酶免疫测定等新技术中。

(3)膜载体:主要有硝酸纤维素膜(NC)、玻璃纤维素膜及尼龙膜等微孔滤膜。它们通过非共价键吸附抗体(抗原),其吸附能力强,广泛用于定性或半定量斑点 ELISA 的固相载体。

(4)玻璃载体:其应用原理与聚苯乙烯等塑料类似,目前主要用于含特异蛋白的细胞、组织的原位形态学检验。

4.免疫吸附剂的特点

免疫吸附剂是指将抗原或抗体固相化的过程中使用的稀释剂。将抗原或抗体结合在固相载体上的过程称为包被。包被的方法可以是非共价键吸附于固相载体表面,也可是共价键与固相载体表面化学耦联。目前普遍使用的聚苯乙烯固相载体(如 ELISA 板)即多采用吸附方式包被抗原或抗体。一般多采用偏碱性(pH 9.6)的碳酸盐溶液作抗原或抗体包被时的稀释液,包被反应温度和时间多选用 4℃过夜或 37℃ 2~6 小时。另外,使抗体预先在 pH 2.5、50mmol/L 的甘氨酸-盐酸缓冲液中室温反应 10 分钟,加入等体积 6mol/L 的尿素、室温过夜或 70~80℃反应 10 分钟等方法可使抗体的部分结构发生变性而增加其疏水性,从而提高抗体在固相载体上的吸附能力。用于包被抗原或抗体的最适应用浓度,最好经预实验筛选确定。抗原或抗体包被后,固相载体表面常余少量未吸附位点,是导致实验本底升高的重要原因。用 1%~5%牛血清白蛋白或 5%~20%小牛血清等包被一次,此过程称为封闭,可以减少本底误差对实验的干扰。

二、酶免疫技术分类

酶免疫技术分为酶免疫测定(EIA)和酶免疫组化两大类。

EIA 是用酶标记抗原或抗体作标记物,用于检测液体样品中可溶性抗原或抗体含量的微量分析技术。EIA 反应系统中,酶标抗体(抗原)经反应后,可与相应的抗原(抗体)形成免疫复合物,通过测量复合物中标记酶催化底物水解呈色的颜色深浅,可以推算待测抗原或抗体含量。根据抗原抗体反应后是否须将结合和游离的酶标物分离,EIA 一般可分为均相和异相两大类。

均相酶免疫测定属于竞争结合分析方法。其基本原理是利用 Ab^{-E} 结合 Ag 形成 $AgAb^{-E}$ 复合物后,标记酶(E)的活性将会被减弱或增强,通过直接测定系统中总的标记酶活性改变,确定 $AgAb^{-E}$ 的形成量,从而推算出样品中待测 Ag 浓度。主要有酶增强免疫测定技术和克隆酶供体免疫分析。

异相酶免疫测定为抗原抗体反应后,须先将 $AgAb^{-E}$ 与 Ab^{-E} 分离,然后再测定 $AgAb^{-E}$ 或 Ab^{-E} 催化底物显色的活性,最后推算样品中待测 Ag 的含量,是目前应用最广泛的一类标记免疫测定技术。依据测定方法是否采用固相材料吸附抗原或抗体,又分为异相液相和异相固相酶免疫测定两类。

1.酶增强免疫测定技术

酶增强免疫测定技术(EMIT)其检测原理是具有抗原及酶活性的 Ag^{-E} 与 Ab 结合形成 $AbAg^{-E}$ 后,标记的酶(E)与 Ab 接触紧密,空间位阻影响了酶的活性中心,使酶活性受到抑制。加入未标记抗原(Ag)后,Ag 即与 Ag^{-E} 竞争结合反应系统中限量的 Ab 形成 AbAg,从而使 $AbAg^{-E}$ (酶活性被抑制)的比例减少,具酶活性的游离 Ag^{-E} 增多。最终测得的酶活性随着反应体系中未标记抗原(Ag)浓度的升高而增强。

2.克隆酶供体免疫分析

克隆酶供体免疫分析(CEDIA)的检测原理是克隆合成某种功能性酶分子的两个无酶活性片段:酶受体(EA)和酶供体(ED);用 ED 标记抗原(Ag^{-ED}),反应系统中加入相应的 EA、Ab 及样品抗原 Ag。由于抗原抗体间的亲和力大于 ED 与 EA,因此反应时 Ag^{-ED} 和 Ag 易与 Ab 结合形成复合物 $AbAg^{-ED}$,其中的 Ag^{-ED} 由于空间位阻干扰不能与 EA 结合,而游离的 Ag^{-ED} 则可与 EA 结合成有酶活性的全酶。故反应液中游离的 Ag^{-ED} 随着未标记 Ag 量的增多而增加,使最终加入底物后测得的酶活性与样品 Ag 含量成正比。

3.异相液相酶免疫测定

异相液相酶免疫测定根据样品抗原加样顺序及温育反应时相不同而有平衡法和非平衡法两种。

(1)平衡法:是将待测样品(或标准品)抗原、酶标抗原及特异性抗体相继加入后,进行一次性温育,待反应达到平衡后,再加分离剂。经离心沉淀后,吸弃上清(含未与抗体结合的游离酶标抗原),测定沉淀物(酶标抗原抗体复合物)中加入酶底物液后的呈色光密度值(OD)值,绘制标准曲线,即可测得样品中待检抗原含量。

(2)非平衡法:是先将样品(或标准品)与抗体混合反应达平衡,然后加入酶标记抗原继续温育一段时间,最后同平衡法进行分离游离、结合的酶标记物并测定底物显色等步骤。一般而言,非平衡法可提高分析测定的灵敏度。

4.异相固相酶免疫测定

固相酶免疫测定(SPEIA),是利用固相支持物作载体预先吸附抗原或抗体,通过测定固相载体上的酶标记物催化底物生成的有色产物,确定样品中抗原或抗体的含量。目前应用最广泛的是酶联免疫吸附试验(ELISA)。

(1)双抗体夹心法:属非竞争结合测定。它是检测抗原最常用的 ELISA,适用于检测分子中具有至少两个抗原决定簇的大分子多价抗原。其基本原理是利用固相抗体和酶标抗体,分别与样品中被检测抗原分子上两个不同抗原决定簇结合,形成固相抗体-抗原-酶标抗体免疫复合物。复合物的形成量与待检抗原的含量成正比,测定复合物中酶促底物反应生成的有包产物量(OD 值),即可确定待检抗原含量。若标本中待测抗原浓度过高,抗原易分别与酶标抗体和固相抗体结合而不形成上述夹心复合物,使测定结果低于实际含量(钩状效应),因此对此类标本应适当稀释后再测定。

(2)间接法:此法是测定抗体最常用的方法,属非竞争结合试验。其原理是将抗原连接到固相载体上,样品中待检抗体与之结合成固相抗原-受检抗体复合物,再用酶标二抗(针对受检抗体的抗体)与固相免疫复合物中的抗体结合,形成固相抗原-受检抗体-酶标二抗复合物,根据加底物后的显色程度,确定待检抗体含量。该法的突出优点是只须变换固相抗原,即可使用一种酶标二抗检测各种特定的抗体,具有试剂通用性。

(3)竞争法:竞争法 ELISA 可用于抗原或抗体测定。其方法学特点是:①酶标抗原、样品中非标记抗原具有相同的与固相抗体结合的能力;②反应体系中,固相抗体和酶标抗原为限量,且结合位点少于酶标记和非标记抗原的分子数量的总和;③免疫反应后,结合于固相载体上复合物中酶标抗原的量(酶总活性)与样品抗原的浓度成反比。

(4)捕获法:捕获法(亦称反向间接法),主要用于血清中某种 IgM 抗体成分的测定。其基本原理是:先将针对 IgM 的第二抗体(如羊抗人 IgMμ 链抗体)连接于固相载体,用以结合("捕获")样品中所有 IgM(特异或非特异),洗涤除去 IgG 等未结合物质,然后加入特异抗原与待检特异性 IgM 结合,再加入针对抗原特异的酶标抗体,最后形成固相二抗-IgM-抗原-酶标抗体复合物,加酶底物作用显色后,即可测定样品中待检 IgM 含量。

5.亲和层析介导的免疫测定法

其只要求待测抗原有一个抗原结合位点即可被测定,所以可用于半抗原的检测。主要步骤是将过量的酶标记单价抗体与样品中的被测抗原反应,反应混合液通过含固相包被抗原的亲和层析柱,混合液中多余的酶标记抗体即滞留在柱子上,而酶标记抗体-待测抗原的复合物则可通过柱子并被收集和测定酶的活性,酶活性的大小与样本中抗体的浓度成正比。

6.斑点酶免疫吸附试验

斑点-ELISA 实验原理与常规 ELISA 相同,其特点是以微孔膜作为固相载体,检测反应在膜上完成。斑点-ELISA 所用固相载体为对蛋白质具极强吸附力的硝酸纤维素(NC)膜,酶作用底物后形成有色的沉淀物,使 NC 膜染色(HRP 标记物,常用二氨基联苯胺)。斑点-ELISA 的优点:NC 膜对微量抗原吸附完全,故检出灵敏度可较普通 ELISA 高 6~8 倍;试剂用量较 ELISA 节约近 10 倍;操作简便,试验及结果判断不需特殊设备条件;吸附抗原(抗体)的 NC 膜可长期保存(-20℃可保存半年)。

7.免疫印迹法

免疫印迹法(IBT)亦称酶联免疫电转移印斑法(EITB),亦称为 Western blot。免疫印迹法是由十二烷基磺酸钠-聚苯烯酰胺凝胶电泳(SDS-PAGE)、蛋白质转运和酶免疫测定三项技术结合而成。基本原理是抗原等蛋白样品经 SDS 处理后带阴电荷,经聚丙烯酰胺凝胶(具分子筛作用)电泳分离不同分子量成分;然后分离的蛋白质条带在电场作用下转移至 NC 膜上(低电压和大电流);最后将印有蛋白质条带的 NC 膜(相当于包被了抗原的固相载体)依次与特异性抗体和酶标第二抗体作用后,加入酶反应底物使区带染色。阳性反应的条带染色清晰,并可根据电泳时加入的分子量标准,确定各组分的分子量。本法综合了 SDS-PAGE 的高分辨力和 ELISA 法的高特异性和敏感性,广泛用于分析抗原组分及其免疫活性,也可用于疾病的诊断。

三、均相酶免疫测定技术

均相酶免疫试验是利用酶标记物与相应的抗体结合后其酶的活性会发生改变的原理,在不分离结合酶标记物和游离酶标记物的情况下,通过测定标记酶活性的改变(酶活性增强或减弱)来确定待测物的含量。因此,均相酶免疫分析无须分离和洗涤程序,整个过程只在液相中完成,具有简便、快速、利于自动化等优点。以下介绍两种均相酶免疫试验技术。

1.酶放大免疫测定技术

酶放大免疫测定技术(EMIT)的基本原理是:将酶蛋白标记抗原,由于该抗原为小分子物质,酶的活性中心不受标记抗原影响。当加入相应抗体时,由于抗体的相对分子质量较大,抗体与酶标抗原的结合可以空间位阻酶的活性中心,从而降低酶的活性;当加入待检抗原时,检测抗原可以同酶标记抗原竞争性结合抗体而恢复酶的活性。通过检测反应平衡时酶活性的改变(吸光度值)而确定检测抗原的含量。检测抗原的浓度与酶的活性成正比。

2.克隆酶供体免疫测定技术

克隆酶供体免疫测定试验(CEDIA)的基本原理是:β-半乳糖苷酶由大片段的酶受体(EA)和小片段的酶供体(ED)组成,只有当二者结合在一起时才具有酶活性。用基因重组技术制备EA 和 ED,其中,ED 用已知的抗原标记,由于该抗原为小分子物质,并不影响 ED 与 EA 的结合,酶活性完好。当 ED 标记抗原与相应抗体结合后,由于抗体的相对分子质量大,可以空间位阻 ED 与 EA 的结合,酶活性被抑制或消失;若加入待检抗原,待检抗原可与 ED 标记抗原竞争性结合抗体而恢复酶的活性。通过检测反应平衡时酶活性的改变(吸光度值)而确定检测抗原的含量,检测抗原的浓度与酶的活性成正比。

3.临床应用

均相酶免疫测定操作简便、快速、适合于自动化,应用广泛,不仅可检测药物、激素、毒品、兴奋剂等半抗原或小分子抗原,也可测定大分子蛋白质、病毒及细胞性抗原成分。

第三节 放射免疫技术

放射免疫技术是利用放射性核素与抗原抗体反应相结合而创建的一类免疫测定技术。基于体外竞争性或非竞争性放射结合的免疫分析原理,放射免疫技术分为放射免疫分析(RIA)和免疫放射分析(IRMA)。

一、放射性核素与放射性标记物

放射性核素标记物是将放射性核素标记在目的抗原或抗体上,用于检测抗体或抗原,是放射免疫分析的主要组成部分。

(一)放射性核素

放射性核素是指不稳定的原子核自发产生的成分或能级的变化,由一种放射性核素转变为另一种放射性核素,并同时释放射线。放射性核素的这一转变过程称为放射性衰变。放射性核素依衰变方式不同分为 α、β、γ 三类。用于放射免疫技术的有 β 和 γ 两大类,分别用 γ 计数器和液体闪烁计数器测定。常用的 γ 放射性核素有 ^{125}I、^{131}I、^{51}Cr 和 ^{60}Co,β 放射性核素有 ^{3}H、^{32}P、^{14}C 和 ^{35}S。最常用的放射性核素是 ^{125}I(γ 衰变)和 ^{3}H(β 衰变);由于 ^{3}H 存在半衰期长、测量复杂、效率低及废弃物处理困难等因素,已很少使用。

放射性核素 ^{125}I 是最常用的放射免疫技术标记物。

1.优点

(1)化学性质较活泼,用简单的方法可得到活性较高的标记物。

(2)衰变过程产生 γ 射线,便于测量且测量效率高。

(3)半衰期(60 天)适中,试剂盒有一定的使用期,废弃物处理较容易。

2.缺点

(1)标记时 ^{125}I 取代 H 会改变物质结构,有可能影响抗原免疫活性。

(2)比较容易发生辐射损伤而使标记抗原变性。

(3)标记物只能应用 6~8 周。

(二)放射性核素检测的防护

为确保职业性放射工作人员、公众的健康与安全,并保证环境不受污染,必须按照《放射卫生防护标准》的要求,本着安全、经济、合理的原则,对核医学实验室须采取综合性的卫生防护措施。放射性防护措施包括实验室的选址、布局、必要的防护器材、放射性废弃物的处理、放射性表面污染的去除以及个人的防护。如实验室要有通风设备,实验操作间与测量间分开,制定安全操作的技术规程等;个人防护必须按照操作要求穿工作服、戴手套、帽子、口罩,在指定的地点操作等。

(三)放射性核素标记物的制备

放射性核素标记物的质量优劣,将直接影响测定结果。制备高比活度、高纯度和完整免疫活性的标记物是建立高质量放射免疫分析法的重要条件。以放射性核素 ^{125}I 标记抗原(抗体)为例说明标记物的制备。

1.标记原理

用放射性 ^{125}I 制备标记物是以 ^{125}I 通过取代反应置换被标记物分子中酪氨酸或酪胺残基以及组胺残基上的氢原子来实现的。因蛋白质、肽类等化合物在结构中含有上述基团,均可用 ^{125}I 直接标记,而对于不含上述基团的甾体激素或药物分子,必须在分子结构上连接相应基团才能进行标记。

2.抗原(抗体)

放射性碘标记的抗原应该是高纯度抗原,蛋白质抗原可直接进行标记,非蛋白质抗原或半抗原(甾体激素和药物分子)需要进行必要的修饰才能用放射性碘标记。

放射性碘标记的抗体应选用高亲和力和高效价的抗体,可以是多克隆抗体,也可以是单克隆抗体。此外,所用抗体必须保证较高的纯度和较高的效价,对于多克隆抗体必须保证较高的特异性。

3.标记方法

放射性碘标记化合物的制备方法分为直接标记和间接标记两类方法。

(1)直接标记法:采用化学或酶促氧化反应直接将^{125}I结合于被标记物分子中酪胺残基或组胺残基上。优点是标记方法操作简单,容易将较多的^{125}I结合到被标记物分子上,容易得到比放射性较高的标记物。常用于肽类、蛋白质和酶的标记。

氯胺 T 碘化标记法是最常用的直接标记法。氯胺 T 是一种温和的氯代酰胺类氧化剂,在水溶液中产生次氯酸,可将带有负电荷的^{125}I氧化成放射性单质^{125}I$_2$,然后与被测物反应,生成带有放射性的化合物。该法简便、迅速、高效且重复性好。氧化剂还可用乳过氧化物酶、N-溴代琥珀酰亚胺等。

(2)间接标记法:预先将^{125}I连接到一个小分子载体上,再将这个小分子载体与蛋白质结合。间接法操作复杂,且碘标记物的比活度和碘的利用率较直接标记法低。主要用于甾体类化合物、环核苷酸、前列腺素等缺乏碘标记基团的小分子化合物的标记。

连接标记法是最常用的间接碘标记方法。使用的载体分子是 3-(4-羟苯)-丙酸-N-琥珀酰亚胺酯,先在载体上标记上放射性碘,然后取此试剂和多肽类被测物混合,反应 1 小时,便可以连接到多肽化合物上。操作比氯胺 T 法简便,反应中无须加入氧化剂和还原剂,不会损伤被测物的免疫活性,适用于被测物的酪氨酸残基末端暴露在表面的化合物。

4.放射性核素标记物的纯化

^{125}I标记反应后,标记物须进行分离、纯化以除去游离碘和其他杂质。纯化标记物的方法有:凝胶过滤法、离子交换层析法、聚丙烯酰胺凝胶电泳法、高效液相色谱法。

5.放射性核素标记物的质量鉴定

理想的放射性标记物是高放射化学纯度、高比放射活性以及完整的免疫活性。

(1)放射化学纯度:放射化学纯度是指标记物中结合在抗原(或抗体)上的放射活性占该标记物总放射活性的百分比,一般要求大于 95%。被标记物(抗原或抗体)的纯度、标记后的纯化效果、贮存过程中脱碘均会影响放射化学纯度。常用的测定方法是利用三氯醋酸将待测样品中(预加白蛋白助沉淀)所有的蛋白质沉淀,离心后测定沉淀物(标记物)的放射性并计算其占待测样品总放射性的百分率。同时,放射化学纯度还是观察在贮存期内标记物脱碘程度的重要指标。

(2)比放射活性:比放射活性是指单位质量标记物中所含的放射性强度,也可理解为每分子被标记物平均所结合放射性原子数目,常用 Ci/g、mCi/mg 或 Ci/mmol 等单位表示。比放射活性较高时,可提高方法的灵敏度(因相同放射性强度时,高比放射活性者标记物用量少);但比放射活性过高,辐射损伤大,标记物的免疫活性易受影响,且贮存稳定性差。

(3)免疫活性:免疫活性是指标记物与抗原或抗体结合的能力,反映标记过程中被标记物免疫活性受损情况。测定方法是用少量的标记物与过量(10 倍量)抗体反应,然后测定标记物与抗体结合部分的放射性(B)和游离部分的放射性(F),并计算与标记物总放射性(B+F)的百分比[B/(B+F)],一般情况下该值应大于 80%,该值越大,表示抗原免疫活性受损越少。

6.放射性核素标记物的保存

放射性核素标记物应在 2~8℃避光保存。注意放射防护,废弃物须按《放射防护条例》规定处理。标记物长期贮存后可因脱碘和自身辐射造成蛋白质破坏而形成碎片,同样可采用上述方法对标记物重新进行纯化。

二、放射免疫分析方法

放射免疫分析(RIA)是用放射性核素标记小分子抗原与待检抗原竞争性结合限量特异性抗体,通过测定与抗体结合的标记抗原的放射性强度反映待检抗原的含量。放射免疫分析方法特别适用于测定小分子的抗原、半抗原,而被广泛应用于激素、药物、多肽等微量物质的定量分析。

(一)分析原理

放射免疫分析的基本原理是标记抗原(*Ag)和待测抗原(Ag)对同一抗体(Ab)具有相同亲合力,在抗体限量的情况下,两种抗原与抗体发生竞争性结合反应。竞争性结合反应式:

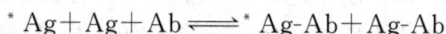

$$^*Ag+Ag+Ab \Longleftrightarrow {}^*Ag\text{-}Ab+Ag\text{-}Ab$$

其中抗体分子的总结合位点数量须大于待检抗原或标记抗原各自所需的结合位点数量,但小于待检抗原和标记抗原所需结合位点数量的总和。当标本中无待检抗原时,抗体全部与标记抗原结合,并存在游离标记抗原;当标本中含有待检抗原时,待检抗原与抗体结合,致使标记抗原与抗体结合受到抑制,抑制程度与待测抗原含量成正比关系;换言之,待测抗原含量与最终测量的结合标记物(*Ag-Ab)的放射性强度成反比关系。用已知的不同浓度抗原标准品,分别与定量标记抗原和限量抗体反应,即可获得一条剂量反应曲线,也可称为"标准曲线";将未知抗原含量的待测标本进行同样操作,测定结合标记物(*Ag-Ab)的放射性强度,再通过上述标准曲线(或数学函数)可获得标本中待测抗原的浓度。

放射免疫分析的主要试剂包括:标记抗原溶液、特异性抗体溶液、系列标准品抗原和分离剂溶液;标准品用于绘制标准曲线或获得数学函数;分离剂用于分离结合标记物和游离标记物。

(二)测定方法

放射免疫分析的操作流程包括:准备试剂和标本;待检标本与试剂混合温育,即抗原抗体反应;分离结合标记物;测定结合标记物的放射性强度;数据处理,绘制标准曲线并计算待检标本抗原含量。

1.抗原抗体反应

抗原抗体反应是放射免疫分析的重要环节。标准品抗原或待测标本、标记抗原和特异性抗体在一定条件(温度、时间及酸碱度)下进行竞争性结合反应。

根据加样的顺序不同,RIA可分为2个类型:

(1)平衡法:将标记抗原、待测抗原同时加入含有特异性抗体的检测体系中,标记抗原和待测抗原同时与特异性抗体发生特异性结合反应。

(2)非平衡法:也称顺序饱和法,将待测抗原与特异性抗体充分反应,达到平衡后再加入标记抗原,标记抗原与剩余的特异性抗体结合并至平衡。

抗原抗体反应的温度和时间可依据待检抗原的理化性质和所用抗体的亲合力等因素进行选择。若待检抗原性质稳定且含量高,抗体的亲合力较高,温育时间可较短(数小时),温度可选择25℃或37℃;若待检抗原的性质不稳定(如小分子肽)或含量甚微,或抗体的亲合力较低,则应选择低温(4～8℃)、长时间(20～24小时)反应条件。

此外,欲获得理想的标准曲线,检测体系中特异性抗体和标记抗原的用量非常重要,两者的最佳浓度须根据临床所需待检抗原的检测范围,经过浓度滴定试验来确定。

2.分离技术

放射免疫分析是在液相环境中进行的竞争性反应,达到平衡后结合标记物(*Ag-Ab)和游离标记物(*Ag)均带有放射活性,同时存在于液相中。只有将结合标记物部分和游离标记物部分分离,并测定其中一个组分(一般测量结合标记物),才能获得标准曲线。因此,分离结合标记物和游离标记物是放射免疫分析的重要环节之一,分离效果将直接影响测定结果的准确性和重复性。

理想的分离技术应具有以下优点:分离彻底、迅速;分离过程不影响反应平衡,且分离效果不受反应介质干扰;操作简便、适合批量操作等。常用的分离技术包括沉淀分离法(吸附去除游离抗原、聚乙二醇法、双抗体法)和固相分离法等。沉淀分离法通常需要离心,小心弃掉上清溶液,沉淀部分用于测定放射性强度。

(1)聚乙二醇法:聚乙二醇(PEG)可以破坏蛋白质水化膜、非特异性沉淀大分子蛋白质(抗原-抗体复合物),而小分子蛋白(游离标记抗原)则不会发生沉淀。抗原抗体反应后,加入聚乙二醇溶液经离心后弃上清,所得沉淀为免疫复合物(*Ag-Ab和Ag-Ab);测定沉淀物放射性强度即代表结合标记物(*Ag-Ab)的含量。一般选择相对分子质量6000的聚乙二醇,终浓度为7%～9%,pH 6～9,可取得较好的分离效果。

聚乙二醇沉淀法是经典的分离方法,被广泛应用于放射免疫分析中,具有分离完全且经济方便的优点;缺点是非特异结合率较高,受温度、酸碱度、离子强度等影响较大。

(2)双抗体法:双抗体法是以第二抗体作为沉淀剂。第二抗体是一种抗抗体,即以第一抗体(针对待检抗原的特异性抗体)动物源性免疫球蛋白(IgG)作为免疫原,免疫动物获得免疫血清(多克隆抗体)。如第一抗体为单克隆抗体(鼠源性),则第二抗体可以是用鼠IgG免疫山羊后制备的羊抗鼠IgG(Ab2);如第一抗体是用家兔制备的多克隆抗体(兔源性),则第二抗体可以使用家兔IgG免疫驴后获得的驴抗兔IgG(Ab2)。

双抗体法的分离原理是第二抗体特异性结合标记物中的第一抗体并形成共沉淀,但不能结合游离的标记抗原,离心后的沉淀为结合标记物。但因体系中第一抗体量很少,不易形成沉淀,还须加入一定量的与第一抗体同源动物的IgG,以提高分离效果。此外,因第二抗体是通用溶液,用量较大,一般采用较大动物作为宿主来制备抗体,如驴和山羊为常用动物;

双抗体法的优点是特异性强、重复性好、非特异结合少、分离较完全(可达80%～90%);缺点是第二抗体与第一抗体反应需要较长时间,第二抗体的用量较大会增加检测成本等。

(3)双抗体-PEG法:双抗体-PEG法是广泛应用的方法,指分离剂中同时包含聚乙二醇和第二抗体。此方法融合了双抗体法和PEG法的优点,既保持了第二抗体法的特异沉淀作用,又保持了PEG法快速沉淀的优点,同时减少第二抗体的用量可节省成本,减少PEG的用量(2%～4%)则可减少非特异性沉淀。

(4)吸附去除游离抗原:最常用的吸附剂是药用炭。药用炭具有吸附小分子游离抗原或半抗原的能力,而大分子蛋白(如抗体和免疫复合物)则留在溶液中。如用葡聚糖包被药用炭颗粒使其表面具有一定孔径的网眼,仅允许小分子游离抗原或半抗原逸入而被吸附,大分子复合物被排斥在外,测定效果较好。在抗原抗体反应后,加入葡聚糖-活性炭颗粒,使游离的标记抗原(F)吸附到颗粒上,离心使颗粒沉淀,上清液含有标记抗原抗体复合物(B)。该方法简便、分离迅速,尤其适用于小分子抗原或药物的测定。但此法的分离效果和重复性常受吸附剂、相对表面积、被吸附抗原分子大小、电荷分布及其作用时间、温度、离子强度、pH值等因素影响。药用炭在使用前过筛,选择一定大小的颗粒,活化后使用效果更佳。

(5)固相分离法:将抗体结合于固相载体(如磁颗粒、聚苯烯管或磁珠等)表面,形成不溶解但仍保持抗体活性的特异性结合能力。当被测抗原、标记抗原加至固相载体时,与抗体特异性结合(B相),洗去未结合的标记物(F相)即可将B相与F相分离。此法具有简便、沉淀时间短、易于分离并适合于自动化分析等特点,已逐步取代传统的液相分离方法。

3.放射性测量和数据处理

一般情况下,放射免疫分析如采用放射性核素[125]I作为示踪物,[125]I释放γ射线,使用液体闪烁计数仪进行测量,探测器输出的计数单位是每分钟脉冲数(CPM)。

放射免疫分析可测到的数据有:标记物的总放射强度(T)、标准品(含零标准管)和待测标本的沉淀部分(结合标记物)的放射强度(B)或上清部分(游离标记物)的放射强度(F)。为观察系统非特异性结合情况,须单设非特异性结合(NSB)管,操作与零标准管相同,但不加入特异性抗体(用零标准品溶液补足体积)。采用标准管抗原浓度和对应的放射性强度绘制标准曲线或建立数学函数关系。以标准品抗原的浓度值为横坐标,各标准管测量的 B/B_0(%)为纵坐标,绘制标准曲线,其中 B_0 为不含抗原(零)标准管的测定值。同样,利用测定数据经数据拟合模型软件的数据处理也获得一个"数学函数",并通过此函数自动计算待测标本中抗原的含量。拟合方式多选择四参数Logistic曲线拟合模型。

(三)方法评价

放射免疫分析方法进行体外检测微量物质具有以下优点:灵敏度高,特异性强,重复性好,误差小,用量少;缺点是放射性核素对环境造成污染,易衰变,标记物不稳定,导致试剂有效期短。

三、免疫放射分析方法

免疫放射分析(IRMA)是在RIA的基础上发展起来的放射性核素标记免疫分析,此分析方法的特征是用放射性核素标记抗体。待测抗原和过量标记抗体发生非竞争性免疫结合反应,用固相免疫吸附法分离结合标记物(B)和游离标记物(F)。由于采用过量抗体缩短了反应达到平衡所需的时间,分离 B 和 F 采用固相吸附分离法,操作简便、无离心步骤、节省检测时间。

(一)分析原理

免疫放射分析有单位点法和双位点法,单位点法一般用于测定小分子抗原,双位点法用于测定大分子抗原,实际工作中以双位点法最为常用。

双位点法也称为双抗体夹心法,采用双位点法的首要条件是选择一对单克隆抗体,它们分别针对同一抗原的不同抗原表位,其中一种单克隆抗体作为固相抗体,与固相载体连接,并保留抗体活性,另一种单克隆抗体标记放射性核素,制备成标记抗体。测定时先将标准品抗原(或待测抗原)与固相载体表面的固相抗体(过量)结合,并于固相载体表面形成固相抗体-抗原复合物,而未参与反应的组分则分布于液相中,洗涤除去未结合物;加入过量标记抗体,温育后形成固相抗体-抗原-标记抗体的复合物,而剩余的标记抗体分布于液相中,弃掉液体并洗涤即可去除游离标记抗体。免疫放射分析属于非竞争性免疫分析,固相抗体和标记抗体均为过量,采用系列已知浓度标准品溶液进行反应,可以获得一条正向标准曲线或数学函数关系,将待测标本进行同样操作,测定其放射性强度经标准曲线或数学函数则可获得未知标本中的抗原浓度。

免疫放射分析的主要试剂包括:标记抗体溶液、预包被抗体的试管(或小球)、系列标准品抗原和洗液等;标准品用于绘制标准曲线或建立数学函数关系;洗液用于分离过程中去除未结合的游离标记抗体。

(二)测定方法

免疫放射分析的操作流程包括:试剂和标本准备;待检抗原与固相抗体结合;标记抗体与待检抗原结合;洗涤分离和放射性测定;数据处理;绘制标准曲线和待检抗原浓度计算等。

1.固相吸附分离技术

免疫放射分析采用固相吸附分离法。固相吸附分离法采用聚苯乙烯试管作为反应容器和固相吸附材料,利用聚苯乙烯能够吸附抗体并保留抗体结合抗原的特性,此种抗体能捕获液相中的抗原并于固相材料表面形成固相抗体-抗原复合物,而未结合物质存在于液相中,将液体弃掉并洗涤即可达到分离结合标记物的目的,再加入标记抗体,标记抗体与复合物中的抗原结合,形成固相抗体-抗原-标记抗体的复合物,未结合的标记抗体分布于液相中,将液体弃掉并洗涤同样可去除体系中的游离标记抗体。

固相吸附分离法的重点是固相吸附(也称包被)过程。固相吸附一般采用物理吸附法:用 pH 9.6 碳酸盐缓冲液将预包被抗体稀释到一定浓度($3 \sim 10 \mu g/mL$),加入试管中 $22 \sim 25 ℃$ 过夜;弃包被缓冲液并洗涤去掉结合不牢固抗体,再加入 1% 牛血清白蛋白溶液,以高浓度蛋白封闭未结合抗体的空白位点,防止在以后反应中发生非特异性吸附,此过程称为封闭。经上述处理的塑料试管经真空干燥后保存备用。

2.测量和数据处理

免疫放射分析须分别测定标准品反应管(结合标记物部分)的放射性强度,以放射性计数为纵坐标(Y 轴),标准品抗原浓度为横坐标(X 轴)获得剂量-反应曲线为正向曲线。实际工作中,通过不同的数学模型经计算机处理,可获得不同的剂量-反应曲线。由于实验系统不同,各种数据处理方法的拟合程度不同。但不论何种方式,均应以获得较好的相关系数(绝对值接近 1)为标准。

(三)方法评价

免疫放射分析方法具有以下优点:敏感性高;特异性高;标记容易;标记物稳定;结果稳定。缺点是抗体用量偏多、抗体的特异性纯化较难,如用单克隆抗体可克服此缺点。

(四)放射免疫分析与免疫放射分析比较

放射免疫分析与免疫放射分析是放射免疫技术中的两种重要类型,分别是竞争性分析和非竞争性分析的典型。

四、放射免疫技术的临床应用

放射免疫技术是三大经典标记免疫技术之一。自创立以来,由于其测定的灵敏度高、特异性强,对仪器设备条件要求不高,可以对抗原和半抗原进行测定,在二十世纪七八十年代,临床上曾广泛用于各种激素(如促甲状腺激素、甲状腺激素等)、病毒抗原或抗体(如乙型肝炎抗原、抗体)、肿瘤标志物(如甲胎蛋白、癌胚抗原、CA125、CA153 等)、药物(如地高辛、吗啡、巴比妥类)等微量物质的临床检测。但放射免疫技术存在试剂半衰期短、放射性废物难以处理等缺点,在世界范围内已被酶免疫技术和化学发光免疫技术逐步取代。

放射免疫技术在测定小分子半抗原(甾体激素)方面有优势。临床实验室在测定一些特殊激素方面,如反三碘甲状腺原氨酸(相对分子质量 651)、胃泌素(相对分子质量 2098)、醛固酮(相对分子质量 364)、血管紧张素-Ⅰ(相对分子质量 1200)和血管紧张素-Ⅱ(相对分子质量 1046)等项目仍然需要放射免疫分析技术。上述待测物质因相对分子质量较小,抗原表位很少,只能通过竞争性免疫分析模式测定,放射免疫分析是比较理想的方法之一。放射性核素(^{125}I)相对分子质量很小,标记小分子半抗原后对半抗原免疫活性影响小,能确保标记抗原和待测抗原具有同样结合抗体的活性,从而确保实现较理想的竞争性免疫分析。

第四节 荧光免疫技术

荧光免疫技术(FIA)是将抗原抗体反应与荧光技术相结合,具有高特异性和高敏感性的免疫标记技术。主要包括了荧光免疫显微技术(也称荧光免疫组织化学技术或荧光抗体检测技术)和荧光免疫测定技术。前者借助荧光显微镜可实现对特异性抗原或抗体的定位分析,后者通过荧光检测器实现微量或超微量物质的定量检测。

一、荧光免疫技术的基本理论

自然界中的萤火虫尾部会发出绿色荧光,《晋书》有记载车胤"囊萤夜读",就是抓捕萤火虫数百人囊内照明深夜苦读的故事。海洋里有水母、珊瑚和深海鱼等生物发光现象。1941年Coons等首次采用荧光素标记抗体检测小鼠组织中的肺炎球菌多糖抗原获得成功。1961年Moller用荧光抗体对培养的活细胞进行了染色观察。20世纪70年代，Raff发展了时间分辨荧光技术。科学家不断探索多种用荧光物质标记抗原、抗体的检测技术获得重大突破。用荧光抗体示踪或检查相应抗原的方法称荧光抗体法；用已知的荧光抗原标记物示踪或检查相应抗体的方法称荧光抗原法，其中以荧光抗体法较常用。用荧光免疫技术显示和检查细胞或组织内抗原或半抗原物质等的方法称为荧光免疫细胞（或组织）化学技术。2008年诺贝尔化学奖获得者日裔美国科学家下村修、美国科学家马丁、沙尔菲和华裔美国科学家钱永健三位充满好奇心又爱玩荧光的科学家发现并改造荧光物质，从而得到荧光蛋白（FP），其中绿色荧光蛋白（GFP）应用非常广泛。许多的科学研究都利用荧光素、荧光蛋白等荧光物质作为示踪和标记物，用荧光显微镜、流式细胞仪、时间偏振仪等仪器检测荧光，这些技术已广泛应用于免疫学中对抗原、抗体的研究和对临床疾病机制的研究和诊断。

（一）荧光的基础知识

1.荧光产生的原理

某些化学物质能从外界吸收并储存能量（如光能、化学能等），使原来处于基态的电子被激发到较高的能级而进入激发态，当其从激发态再回至基态时，多余的能量会以电磁辐射的形式释放，即发光。若物质被激发后所产生的光波长大于发射光波长，则称为荧光。由于斯托克斯位移，荧光的发射波长总是大于激发光波长。物质能否产生荧光，主要取决于物质本身的结构及其周围的介质环境（如溶剂极性、pH、温度等）。可以引发荧光的能量种类很多，由光激发而引起的荧光称为光致荧光，在荧光免疫技术中标记物一般为光致荧光物质。化学反应所引起的称为化学荧光；由X射线或阴极射线引起的分别称为X射线荧光或阴极射线荧光。

2.发射光谱

发射光谱是指固定激发光波长，在不同的波长下记录到的标本发射荧光的谱图。激发态电子回到基态的能级不同，发射的荧光波长就不同，显示不同颜色的荧光。荧光物质发射的特点是：荧光物质在吸收光能后，在极短时间内发射出大于激发光波长的荧光，而一旦停止供能，荧光现象也随之在瞬间消失（一般持续 $10^{-8} \sim 10^{-7}$ s）。

3.激光光谱

激光光谱是指检测荧光的发射光波长，用不同波长的激发光照射样本得到荧光的谱图，可以找出荧光效率最高的波长。

4.荧光效率

荧光分子并不能将吸收的光能全部转变为荧光。荧光效率是荧光分子将吸收的光能转变为荧光的百分率。荧光效率＝发射荧光的光量子数（荧光强度）/吸收光的光量子数（激发光强度）。在一定范围内，荧光效率与激发光强度呈正相关，即激发光越强，荧光越强。不同的荧光物质有其特定的吸收光谱和发射光谱（荧光光谱），即在某一特定波长处有最大吸收峰或最大发射峰。当激发光的波长设在荧光物质的最大吸收峰，而发射光（荧光）波长设在最大发射峰时，可得到最高的荧光效率。荧光效率是用荧光仪器检测荧光设置和选择波长的依据，以获得最好荧光检测效果。

5.荧光寿命

荧光分子的能量释放是有一定的时效的,当荧光被激发后产生一定的时间后即会减弱或消失。从荧光被激发到减弱或消失所用的时间称为荧光寿命。荧光物质的寿命各不相同。荧光免疫检测可以利用延时测定的方法消除某些短寿命荧光的干扰,是时间分辨荧光免疫测定的基础。

6.荧光淬灭

某些因素,如紫外线照射和高温等物理因素,苯胺、硝基苯、酚和碘等化学物质,使荧光物质在发射荧光时减弱甚至消退的现象称为荧光淬灭。因而荧光物质的储存和使用需要避光和避免使荧光淬灭的化学试剂。但也可以用荧光淬灭剂消除非特异性荧光。如无荧光显微镜油是因为加入了硝基苯。在荧光免疫组化中可以用荧光淬灭剂,如亚甲蓝、碱性复红、伊文思蓝或低浓度高锰酸钾、碘液等复染标本,减少标本中的非特异性荧光,而使目标特异性荧光清晰而干净。

7.荧光偏振

荧光偏振可用 $P=(F_H-F_L)/(F_H+F_L)$ 说明。式中:P 表示偏振度,F_H 表示激发光起偏器和荧光检偏器的透射轴方向平行时测定的荧光强度,F_L 是上述两者方向相互垂直时测定的荧光强度。当 P=0 时,说明完全不偏振;在 $-1\sim+1$ 之间即为部分偏振。

8.Stokes 位移

选择荧光物质作为标记物时,必须考虑激发光谱和发射光谱的波长差,即 Stokes 位移。如果 Stokes 位移小,激发光谱和发射光谱常有重叠,相互干扰,从而影响检测结果的准确性。

(二)荧光物质

荧光免疫技术中常用的标记抗原/抗体的荧光物质有:荧光素、镧系元素螯合物和酶荧光底物和荧光蛋白。

标记荧光物质必须满足如下条件:①能够与标记物形成稳定结合,且容易标记抗体,容易与未标记的示踪物分离。②标记后不影响抗原/抗体的特性。③荧光效率高。④标记后几乎不影响荧光强度。⑤标记方法简单、快速、安全。

1.经典常用荧光素

荧光素是最常用的标记抗体的荧光物质,其中异硫氰酸荧光素(FITC)、四甲基异硫氰酸罗丹明(TRITC)和藻红蛋白(PE)应用比较广泛,尤以 FITC 应用最广。

(1)异硫氰酸荧光素:异硫氰酸荧光素(FITC)为黄色或橙黄色结晶粉末,易溶于水或乙醇等溶剂,在冷暗干燥处可保存数年。FIFC 相对分子质量为 398.4。FITC 有两种同分异构体,其中异构体Ⅰ型在荧光效率、稳定性以及与蛋白质结合力等方面优于Ⅱ型异构体。用 FITC 标记抗体最为常用,一般情况下一个 IgG 分子可以结合 2~8 个 FITC 分子,最多可以标记 15~20 个 FITC 分子。

(2)4,6-二脒基-2-苯基吲哚:4,6-二脒基-2-苯基吲哚(DAPI)是一种能够与 DNA 强力结合的荧光染料,常用于荧光显微镜观测。因为 DAPI 可以透过完整的细胞膜,它可以用于活细胞和固定细胞的染色。

(3)藻红蛋白:藻红蛋白(PE)是从红藻中分离、纯化的一种藻蛋白,水溶性极佳,相对分子质量为 248000,最大吸收光波长为 565nm,最大发射光波长为 578nm。由于它在 488nm 处的光吸收率为 565nm 处的 75%,因此 PE 与 FITC 可用于双标记免疫荧光染色,并且可以共用 488nm 波长的激发光。PE 具有较宽的吸收光谱、荧光效率高、荧光强而稳定、灵敏度高、不易淬灭等特点。

2.镧系螯合物

有些三价镧系元素如铕(Eu^{3+})、钐(Sm^{3+})、铽(Tb^{3+})和钕(Nd^{3+})等稀土离子与螯合剂如 β-萘甲酰三氟丙酮(β-NTA)、三甲基乙酰三氟丙酮(PTA)等形成螯合物后,经激发后可发射特征性荧光。

镧系螯合物的特点:

(1)具有较大的 Stokes 位移,通常为 273nm,可以排除激发光的干扰。

(2)衰变时间长而使其荧光寿命长,为经典荧光物质的 $10^3 \sim 10^6$ 倍。

(3)激发光谱范围宽,为 300~500nm,而发射光谱带很窄,不到 10nm,通过选用合适的滤光片提高灵敏度,降低本地荧光。

(4)标记面积小,不影响标记物的空间结构,可提高荧光效率。

(5)理化性质稳定,易于长期保存。

3.酶促荧光物质

某些化合物本身无荧光效应,但是经酶催化后便形成具有强荧光的物质,即酶促荧光物质。如 4-甲基伞酮-β-D 半乳糖苷,受 β-半乳糖苷酶的作用后分解成 4-甲基伞酮(4-MU),后者可发出荧光,激发光波长为 360nm,发射光波长为 450nm。其他如碱性磷酸酶(ALP)的底物(4-甲基伞酮磷酸盐,4-MUP)和辣根过氧化物酶的底物(对羟基苯乙酸)等,都具有荧光底物的性质。

4.荧光蛋白(FP)

1962 年,下村修和约翰森从维多利亚多管水母中分离生物发光蛋白即水母素时,意外地得到了一个副产物,该物质在阳光下呈绿色、在钨丝下呈黄色、在紫外光下发强烈绿光。1974 年,他们得到了这个蛋白,该蛋白称为绿色荧光蛋白(GFP)。钱永健通过基因改造得到与 FITC 相似光谱易于应用标记的绿色荧光蛋白、蓝色荧光蛋白、青色荧光蛋白和黄色荧光蛋白等。目前,应用的荧光蛋白主要是钱永健改造过的荧光蛋白,绿色荧光蛋白(GFP)已广泛地用作指示分子。

GFP 的优点:

(1)传统的荧光分子标记技术只能应用于死亡细胞,因为这些荧光分子发光时会产生有毒的氧自由基,即光毒性,而 GFP 的光毒性非常弱。

(2)荧光为蛋白质的内在属性、荧光发射无种属依赖性。

(3)检测时不需要附加辅助因子、具有高度稳定性等。荧光蛋白亦用作免疫染色的检测试剂,直接应用于流式细胞仪和免疫荧光的标记及肿瘤的检测等等。

GFP 已应用于糖尿病患者胰岛细胞活动、艾滋病病毒感染过程以及癌细胞的扩散过程示踪等。

5.量子点纳米晶体

量子点(QDs)又被称为半导体纳米微晶粒,是一种直径在 10nm 以内,能够接受激发光产生荧光的半导体纳米颗粒,由 ⅡA-ⅥA 族或 ⅢB-ⅤB 族元素组成,其中研究较多的是 CdX(X＝S、Se、Te)。量子点的光谱性质主要取决于半导体纳米粒子的半径大小,而与其组成无关,粒子越大,波长越长,通过改变粒子的大小可获得从紫外到近红外范围内的任意点光谱。量子点的荧光谱峰狭窄而对称,半高峰宽通常只有 40nm 甚至更小,这样就允许同时使用具有不同发射光谱特征的量子点来获得多种颜色的荧光。因此可用不同大小、不同材质的量子点同时标记细胞的亚微结构及不同蛋白。其荧光强度较有机荧光染料高 1000 倍,化学性质稳定,荧光持续时间长。目前,在体外细胞的标记、生物体显像和生物芯片中均有应用。

(三)荧光物质标记抗体的制备

用荧光物质标记抗体形成荧光物质-抗体结合物是荧光免疫技术的关键,其质量直接关系荧光免疫技术的成败。

1.荧光素标记抗体的制备

荧光素-抗体结合物是将荧光素和特异性抗体以化学共价键的形式结合而成,如荧光素氨基与抗体蛋白的自由氨基在碱性溶液中可形成酰胺键。用于标记的抗体应具有高特异性和高亲和力,直接标记和第一抗体常常用单克隆抗体。二抗多用多克隆抗体,所用的抗血清应纯化去除与标本中正常组织结合的抗体。通常用于荧光标记的是 IgG 型抗体和 IgM 型抗体。

(1)荧光素标记抗体的方法:常用的标记方法有透析法和搅拌法。

①透析法:凡蛋白质含量较低和体积小的抗体溶液均可用透析法标记,以 FITC 为例,将稀释成 10g/L 的待标记抗体装入透析袋内,并浸泡在含 0.1g/L FITC 的 0.025mol/L pH 9.4 碳酸盐缓冲液(PBS)中,4℃搅拌反应 24 小时,再用 PBS 透析,去除游离色素,低速离心,取上清。本法标记比较均匀,非特异性荧光染色程度较低,但荧光素用量多(相当于蛋白质量的 1/20～1/10)。

②搅拌法:其操作原则是先将待标记的蛋白质溶液用 0.5mol/L pH 9.0 的碳酸盐缓冲液平衡,缓慢加入 FITC 溶液,并以磁力搅拌器轻轻搅拌,以不起气泡为宜,不时调整 pH(尤其在第一小时内注意调整),使 pH 保持在 8.8～9.0 左右,一般在 2～10℃持续搅拌 4～6 小时,低速离心后,上清液即为标记物。本法适用于标记体积较大、蛋白质含量较高(40g/L 以上)的抗体溶液,标记时间较短,荧光素用量少(相当于蛋白质量的 1/150～1/100),但若操作不当会引起较强的非特异性荧光染色。

(2)荧光素标记抗体的纯化:对荧光素标记抗体进行纯化的目的,一是去除未结合的游离荧光素及其降解产物以及过多结合荧光素的抗体,以减少非特异性染色的来源;二是去除未结合荧光素的抗体,消除其对特异性荧光抗体反应的抑制作用。纯化方法可采用透析法或凝胶柱层析法。

①将荧光标记的抗体放入透析袋中去除游离荧光素及其降解产物,用 0.01mol/L pH 7.4 的 PBS 缓冲液透析 1 周左右,期间不断更换透析液,至透析液在紫外灯下照射不发荧光为止。本法需时间长,透析物的容积变化不大,适用于蛋白含量低的标记物处理。

②凝胶柱层析法除游离荧光素及其降解产物。本法可使抗体稀释约 1.5 倍,适用于处理

蛋白含量高的荧光抗体溶液,方法简便、快速,一般在数小时内即可完成。

③常用离子交换色谱法去除过度标记和未结合荧光素的抗体。用阴离子交换纤维素(如DEAE 纤维素或 DEAE-Sephadex A-50)进行分步洗脱,最先洗脱的是带负电荷较少的游离抗体,随后是荧光标记合适的抗体,最后洗脱的是带负电荷较多的过度结合荧光素的抗体,分步收集中间段即可达到纯化的目的。

另外,一些嗜异性或交叉反应性抗体均是非特异性荧光染色的来源,可用正常大鼠、小鼠或豚鼠、家兔肝粉吸收去除。用于吸收的肝粉最好是与试验标本同种的动物脏器。

(3)荧光素标记抗体的鉴定

①荧光素与蛋白质结合比率:荧光素与蛋白质结合比率(F/P)是评价荧光抗体的一项重要指标。在荧光素标记抗体过程中,有的抗体过量结合荧光素,有的未结合荧光素,表现出不均一性。F/P 值有质量比、物质的量比和吸光度比,一般多用吸光度比计算。荧光素与蛋白质的结合比率(F/P)是荧光素(F)结合到抗体蛋白(P)上的量,将 FITC 标记的荧光抗体适当稀释(使其 A_{280nm} 值约等于 1.0),分别测定 A_{495nm} 和 A_{280nm} 值,按下列公式计算 F/P 比率:$F/P=(2.87 \times A_{495nm})/(A_{280nm}-0.35 \times A_{495nm})$。F/P 值越高,表明抗体分子结合荧光素越多,荧光强度也越大,但非特异性染色也随之增加。一般用于检测固定标本时,以 F/P=1.5 左右为宜,而用于活细胞染色则以 F/P=2.4 左右为佳。

②抗体效价:用双向扩散试验滴定抗体效价,一般以达到 1:32 以上时较为理想。

③抗体特异性

a.吸收试验:向荧光抗体中加入过量对应抗原反应后,再用于阳性标本染色,应不出现明显荧光;

b.抑制试验:阳性标本先与相应未标记抗体反应,洗涤后,再加荧光抗体染色,荧光强度应受到明显抑制。

④荧光抗体的工作效价确定:先将荧光抗体做一定范围(如 1:4~1:256)的倍比稀释,对切片标本做荧光抗体染色或做棋盘交叉染色,以能清晰显示特异荧光,且非特异性荧光最弱的最高稀释度为荧光抗体工作效价,以效价高者为上乘。此外,可用特异吸收和抑制试验进一步确定染色特异性。

(4)荧光素标记抗体的保存:保存前加防腐剂(0.01%的硫柳汞或 0.1%的叠氮钠),一般荧光抗体在 4℃避光保存 1~2 年,-20℃可保存 3~4 年。避免反复冻融。冷冻干燥荧光抗体可保存更长时间。

2.镧系稀土元素标记抗体的制备

稀土元素的标记是时间分辨荧光免疫分析法,TRFIA)的关键步骤。到目前为止,铕(Eu^{3+})、铽(Tb^{3+})、钐(Sm^{3+})、钕(Nd^{3+})、镝(Dy^{3+})可被用作 TRFIA 标记物,以 Eu^{3+} 最为常见。

(1)螯合剂:以镧系离子标记抗体(或抗原)需要有双功能基团的螯合剂,一侧基团与 Eu^{3+} 螯合,另一侧与抗体(或抗原)上的自由基团(主要是—NH_4 和—COOH)连接。常用的螯合剂有多羧基酸类螯合剂[如异硫氰酸-苯基-EDTA、异硫氰酸-苯基-ETTA、二乙烯三胺五乙酸(DPTA)、环酐(CDPTA)等]、菲罗啉类螯合剂(如 BCPDA 及其衍生物)、水杨酸类螯合剂、

β-二酮体类螯合剂(如氯磺酰化的四齿 β-二酮 BCOT、BCDOT)和联吡啶类螯合剂,不同的螯合剂适用于不同的检测系统。

(2)标记方法:抗体和完全抗原可直接标记,小分子半抗原需要与大分子载体蛋白(牛血清白蛋白)、多聚赖氨酸连接后再标记 Eu^{3+}。直接标记法也称为一步法,是先将 Eu^{3+} 与螯合剂螯合,再与抗体(或抗原)结合。两步标记法是先将抗体与螯合剂结合,去除多余的螯合剂后,再与 Eu^{3+} 螯合。镧系稀土元素标记抗体经 Sephadex G-50 层析纯化,按照公式 $Eu^{3+}/IgG = Eu^{3+}(\mu mol/L)/$蛋白$(\mu mol/L)$,计算标记率,一般在 10.0 左右。也可采用多标记法标记多种蛋白,根据镧系元素离子的荧光衰减时间及波长差异很大的特点,多标记法是用两种或两种以上镧系离子分别标记多种抗体(或抗原),以便在一种统一的反应体系中,同时测定两种或两种以上的待测物,最常用的是 Sm^{3+} 和 Eu^{3+} 及 Tb^{3+} 和 Eu^{3+}。

3.量子点标记抗体的制备

量子点与抗体(或抗原)等生物分子偶联的方法主要有静电吸附法、生物素-亲合素法及共价结合法。

(1)标记方法:本节以共价结合法为例,共价结合法亦称双功能交联试剂法,通过化学反应将量子点表面进行羧基、氨基、羟基或环氧基等活性基团修饰改性,使之能与生物分子共价偶联。量子点表面含有羧基的偶联方法主要是混合酸酐法和碳二亚胺法,含有氨基的偶联方法主要是戊二醛法,表面功能基团为羟基的量子点偶联主要通过琥珀酸酐法实现。

(2)标记物纯化:纯化目的主要是除去多余的交联剂、未交联的抗体以及未结合的量子点。多余的抗体可采用凝胶柱层析法或 50%硫酸铵沉淀提纯法去除。溶液中未反应的小分子,如偶联剂、抗体、量子点分解产物等可采用透析法去除。不同偶联比例的量子点探针,根据颗粒大小不同,其进一步纯化可以采用凝胶过滤法、高效液相色谱等方法进行分离。

(3)标记物鉴定:量子点与抗原抗体结合物的鉴定可从光谱学特征、凝胶电泳、荧光成像、凝胶柱层析、点印记亲和分析等方面展开。通过偶联前、后量子点的紫外-可见吸收光谱和荧光光谱特征的变化、SDS-PAGE 凝胶电泳、荧光镜下成像(偶联前量子点发光中心均匀分布;偶联后发光中心更密集,发光区域变大,荧光强度变强)等,可证明结合物偶联成功。通过点印记亲和分析等抗原抗体结合试验可证明结合物的免疫活性。通过 G-100 葡聚糖凝胶柱可证实结合物偶联的有效性。

(4)标记物保存:量子点理想的储存环境为 2~8℃避光处。持续强光照射,长期暴露于潮湿的空气中会影响量子点材料的光学性能。

(四)荧光检测仪器

当抗原抗体反应用荧光作为抗原抗体示踪剂时,必须用特殊的仪器检测并分析。常用的仪器有荧光显微镜、激光扫描共聚焦显微镜、流式细胞仪(FCM)和时间偏振仪等。除荧光显微镜与光学显微镜相似,使用比较简单之外,其他仪器均需要专业培训和操作经验,方可熟练使用和进行数据分析。

1.光源

由于荧光物质的量子效率极低,需要用很强的激发光源,通常用高压汞灯、氙气灯或卤素灯作为激发光源。

2.滤光片

滤光片是荧光显微镜的主要部件,主要分隔热滤光片、激发滤光片和吸收滤光片。例如,观察 FITC 的荧光可选用激发滤光片 BG12,配以吸收滤光片 OG4 或 GG9。

3.聚光器

聚光器一般是用石英玻璃或其他透紫外光的玻璃制成,有明视野荧光器、暗视野荧光器和相差荧光器等。

4.镜头

镜头须无荧光,常用消色差显微镜。

5.光路

光路分为透射光和落射光两种形式。透射光路是光线从标本下方经过聚光器会聚后透过标本进入物镜,适合观察光线可透的样本。落射光从标本上方经过特殊的分光镜反射到物镜周围,落射在标本上,荧光通过反射而进入物镜,适合于不透明的样本和各种活组织样本。透射光和落射光联合使用,可同时观察两种荧光染色的样本,同时观察荧光物质的定位。

6.荧光强度的判定

在荧光染色中,首先通过对照的设定,排除非特异性(本底)荧光,符合对照要求后,方可判断是特异性荧光。

对照设定:

(1)PBS 对照:用 PBS 代替一抗,作为标本的本底非特异性荧光的对照,结果应该是阴性。

(2)阴性对照:已知阴性血清代替一抗,作为血清对照,以排除血清中非特异性抗体与荧光二抗的非特异性反应,应该是阴性。

(3)阳性对照:如果检测已知的抗体,可以用已知抗体代替一抗,作为阳性对照。

(4)标本对照:标本从最后漂洗开始,直接荧光显微镜观察。

临床上根据荧光强度以"＋＋"判断为荧光染色为阳性。

二、荧光抗体技术

以荧光显微镜作为结果观察手段的荧光抗体技术,是采用荧光素标记抗体与标本片中组织或细胞抗原反应,经洗涤分离后,在荧光显微镜下观察呈现特异性荧光的抗原抗体复合物及其存在部位,借此对组织或细胞抗原进行定位和定性检测或对自身抗体进行定性和滴度检测。根据染色方法的不同,荧光抗体技术可分为直接法、间接法、双标记法等。以间接免疫荧光抗体技术最为常用。

(一)直接荧光抗体技术

直接法是用荧光标记抗原/抗体直接检测相应的抗体/抗原的反应。直接法的优点是操作简便、特异性高,多用已知生物抗体标记荧光素,检测未知的抗原。缺点是灵敏度偏低,每检测一种抗原就需要制备一种相应的抗体,成本高昂。直接染色最常用于流式细胞技术,常用于细菌病毒等病原微生物的快速检测、肾脏活检和白血病中细胞的分型等。

（二）间接荧光抗体技术

1.基本原理

间接免疫荧光技术(IFA)是目前最常用的方法。用特异性抗体(一抗)与标本中相应抗原反应,再用荧光素标记的第二抗体(二抗)与抗原抗体复合物中一抗结合,洗涤,干燥后在荧光显微镜下观察特异性荧光,既可以检测未知的抗原,也可以检测未知的抗体。

2.技术要点

以间接法检测自身免疫病中抗核抗体(ANA)为例。

(1)样本处理:取小鼠肝脏细胞压印片,干燥,乙醇固定。

(2)封闭:可以用二抗种属来源的血清。

(3)加待测血清中 ANA:加入可疑自身免疫病患者待检血清,37℃ 2 小时,或 4℃过夜。

(4)洗涤:PBS(磷酸盐缓冲液)洗涤 2 次,PB 液(磷酸缓冲液)洗涤 1 次。

(5)加荧光标记抗体:加入一定稀释度的荧光标记的二抗,37℃ 2 小时。

(6)洗涤:充分洗涤,既要洗涤去除非特异性抗体,也要保障细胞不脱片子,一般是 PBS 洗涤 2 次,PB 液洗涤 1 次,如果非特异性染色比较多,增加洗涤次数。

(7)干燥,封片,荧光显微镜观察。

注意事项:

(1)加入荧光抗体后尽量避光进行试验。

(2)对照设置:

PBS 对照:用 PBS 代替一抗,作为标本的本底非特异性荧光的对照,结果应该是阴性;

阴性对照:已知阴性血清代替一抗,作为血清对照,以排除血清中非特异性抗体与荧光二抗的非特异性反应;

阳性对照:如果检测已知的抗体,可以用已知抗体代替一抗,作为阳性对照。

荧光染色结束后,一般在 1 小时内完成观察,或于 2～8℃保存,避免时间过长,使荧光减弱或淬灭。

(3)操作的各个步骤中,始终保持湿润,避免干燥。

3.方法评价

该方法的优点是敏感性强,比直接法高 5～10 倍,且一种荧光抗体可检测多种抗原或抗体;缺点是容易产生非特异性荧光,操作步骤相对烦琐。检测中注意一抗与二抗种属来源的一致性。例如,如果一抗是小鼠来源的,二抗应该是荧光标记的抗鼠的抗体。

（三）荧光抗体芯片技术

荧光抗体芯片技术是蛋白芯片技术的一种,具有微型化、集成化、高通量化的特点,是将抗原抗体反应的特异性与电子芯片高密度集成相结合的生物芯片检测技术。原理是将几个、几十个或上万个抗原或抗体高密度集成芯片,与待测样本或生物标本进行反应,通过仪器分析,可一次性获得芯片中被检测抗原或抗体的结果。该技术已经用于检测某一特定的生理或病理过程相关蛋白的表达水平、高通量药物筛选、细胞信号转导、自身抗体、肿瘤筛查等。常用的固相膜是:微孔、多空胶片,硝酸纤维膜、聚乙烯膜等,在这些固相材料上包被高通量的抗体,加入待测样本,用荧光二抗检测相应的抗原或抗体,洗涤,干燥后再用荧光扫描仪或激光共聚焦扫描技术测定芯片上各点的荧光强度,通过荧光强度分析抗原与抗体之间的相互作用和关系,由此达到各种检测目的。荧光抗体的优点是高特异性、敏感性,可同时定量平行分析大量待测抗原或抗体,但缺点是直接标记待测样本时易受高背景干扰。

三、荧光免疫测定技术

荧光免疫测定技术主要有时间分辨荧光免疫测定技术、荧光偏振免疫测定技术和荧光酶免疫测定技术等。

(一)时间分辨荧光免疫测定技术

时间分辨荧光免疫测定技术(TRFIA)是以三价镧系元素[如铕(Eu^{3+})、钐(Sm^{3+})、铽(Tb^{3+})和钕(Nd^{3+})等]作为荧光物质,标记抗原或抗体,检测标本中相应的抗体、抗原,反应完成后利用时间分辨荧光分析仪测定反应产物的荧光强度,根据荧光强度的变化定量分析待测抗原、抗体的浓度。主要用于测定蛋白质、酶、激素和肿瘤标记物和病毒抗原等。

1.基本原理

医学检测中常用的组织、蛋白或化合物(例如血红蛋白、胆红素和细胞色素等),常常在激发光的照射下发出非特异性荧光,干扰荧光免疫测定的特异性和灵敏度,这些非特异性荧光寿命通常较短,为 $1\sim10ns$,最长不超过 20ns。而镧系元素螯合物经紫外线照射后荧光强度高且荧光寿命较长,为 $10\sim1000\mu s$,为传统荧光的 $10^3\sim10^6$ 倍。因此,可以在检测短寿命非特异性荧光自发衰变后,再测定寿命长的镧系元素螯合物的特异性荧光信号,有效地降低本底荧光的干扰,故称为时间分辨,这也是时间分辨荧光免疫测定具有高灵敏度的原因之一。

镧系元素荧光光谱最大的特征是发射光谱和激发光谱差别显著,即 Stokes 位移大,很容易用滤光片将二者分开,同时可以消除样品、溶剂等导致的干扰,一般生物样品的本底荧光波长是 $350\sim600nm$,而镧系元素的波长是 $603\sim623nm$,当选用 $610\sim620nm$ 的滤光片时,可以排除生物样本的非特异性荧光干扰。

2.信号增强

抗原抗体免疫反应完成后,最常用的铕(Eu^{3+})标记抗原-抗体复合物在弱碱性溶液中激发后的荧光信号相对较弱,而加入酸性(pH $2.0\sim3.2$)增强液(如 β-二酮体、三辛基氧化磷等)使 Eu^{3+} 标记抗原-抗体复合物的 pH 降低,Eu^{3+} 从复合物上完全解离,游离的 Eu^{3+} 被增强液中的螯合剂所螯合,在协同剂等的作用下,与增强液中的 β-二酮体生成一个以 Eu^{3+} 为核心的保护性胶态分子团,使其成为具有高强度荧光的稳定螯合物,信号的增强效果可达上百万倍。

3.方法类型

主要有双抗体夹心法、固相抗体/抗原竞争法、间接法、捕获法等。

(1)双抗体夹心法:将待测抗原与固相抗体结合,再与 Eu^{3+} 标记抗体结合,形成同相抗体-待检抗原-Eu^{3+} 标记抗体复合物,在酸性增强液作用下,复合物上的 Eu^{3+} 从免疫复合物中解离并形成新的微粒,在 340nm 激发光照射下,游离出的 Eu^{3+} 螯合物可发射 613nm 的荧光。经时间分辨荧光检测仪测定并推算出待测抗原的含量。

(2)固相抗体竞争法:将待测抗原和 Eu^{3+} 标记抗原与固相抗体发生竞争性结合,温育、洗涤后在固相中加入荧光增强液,测定荧光强度,所测得的荧光强度与待测抗原含量呈负相关。

(3)固相抗原竞争法:将待测抗原和固相抗原竞争性结合定量的 Eu^{3+} 标记抗体,温育、洗涤后在固相中加入荧光增强液,测定荧光强度,所测得的荧光强度与待测抗原含量呈负相关。

4.方法评价

时间分辨荧光免疫测定的方法特异性强,敏感性高(普通的荧光免疫技术只能达到 $10\mu mol/L$,而其敏感性可高至 $10^{-18}mol/L$),与放射免疫相似而无放射性污染,分析范围宽(可跨越 $4\sim5$ 个数量级),分析快,易于自动化分析,且标记物稳定使其有效使用期长;缺点是易受环境、试剂盒和容器中镧系元素污染,使非特异性荧光(本底)增高。

(二)荧光偏振免疫测定技术

荧光偏振免疫技术(FPIA)是利用抗原抗体竞争反应原理,根据荧光素标记抗原与荧光素抗原-抗体复合物之间荧光偏振程度的差异,测定体液中小分子抗原物质的含量。主要用于血清中药物和小分子激素、血液或尿液中可卡因等的测定。

1.基本原理

当光线通过偏振滤光片后,形成只有一个方向的平面光,称为偏振光。荧光偏振光强度与荧光物质受激发时分子转动的速度成反比,大分子物质旋转慢,发出的荧光偏振光强;小分子物质旋转快,其荧光偏振光弱。在抗原与抗体反应体系中,游离的荧光标记的小分子抗原,转动速度快,当标记抗原与相应抗体结合后,分子增大,转动速度减慢,偏振荧光增强。依据荧光标记抗原及抗原-抗体复合物之间荧光偏振程度的差异,用竞争性方法直接检测溶液中小分子抗原的含量。将待测的小分子抗原与荧光标记的小分子抗原与相应的抗体竞争性结合,待测的小分子抗原的量与荧光偏振强度呈负相关。通过小分子抗原的标准品与荧光偏振强度的标准曲线,可对待测样本中小分子抗原做定性或定量分析。

2.方法类型

荧光偏振免疫测定技术常常用均相法。荧光标记的已知药物和待测药物与相应抗体进行竞争性结合,当待测药物浓度高时,大部分待测药物均与抗体结合,而荧光标记的药物多呈游离的小分子状态,测得的荧光偏振光弱。反之,当待测药物浓度低时,大部分荧光标记药物与抗体结合成大分子复合物,测得的荧光偏振光就强。由于抗体的相对分子质量远大于药物的相对分子质量,游离的荧光标记药物与结合抗体的荧光标记药物所产生的偏振荧光强度相差甚远。利用待测药物浓度与偏振荧光强度的反比关系,通过测定偏振光大小能精确推算出待测药物的浓度。

3.方法评价

荧光偏振方法使用的样本量小,标记结合物稳定、使用寿命长,方法简单快速,重复性好,易于自动化和批量检测,但主要适合小分子抗原和中等分子抗原(0.1~10ng),不适合大分子抗原,方法敏感性低于非均相的荧光酶免疫测定方法。

(三)荧光酶免疫测定技术

荧光酶免疫测定(FEIA)是利用具有潜在荧光的底物作为酶标抗体或抗原的显示手段,经酶作用分解出荧光物质后进行免疫分析。如碱性磷酸酶可分解 4-甲基伞形酮磷酸酯(4-MUP),β-半乳糖苷酶可分解 4-甲基伞形酮-β-D-半乳糖苷(4-MUG),其产物均为 4-甲基伞形酮(4-MU),4-MU 经 350nm 波长的光激发可产生 455nm 波长的荧光。本法兼有酶免疫测定的放大性和荧光免疫测定的高敏感性。

1.基本原理

采用碱性磷酸酶(ALP)或标记抗体(或抗原),以 4-甲基伞花基磷酸钠(4-MUP)为 ALP 反应底物,ALP 可以分解 4-MUP 使其去磷酸后形成 4-甲基伞酮(4-MU),4-MU 经 360nm 激发光照射,发出 450nm 的荧光,通过仪器检测荧光强度,推算待测抗体(或抗原)的量。

2.方法类型

(1)双抗体夹心法:ALP 标记抗体和固相抗体与待测抗原特异性结合,形成酶标记抗体-抗原-固相抗体复合物,洗涤后加入底物 4-MUP,ALP 分解 4-MUP 使其去磷酸后形成 4-MU,经 360nm 激发光照射,发出 450nm 的荧光,荧光强度与待测抗原的量呈正相关。

(2)双抗原夹心法:酶标记抗原和固相抗原与待测抗体特异性结合,形成酶标记抗原-抗体-同相抗原复合物,洗涤后加入底物进行酶促发光,荧光强度与待测抗体的量呈正相关。

(3)固相抗原竞争法:待测抗原和固相抗原竞争结合酶标记抗体,洗涤后加入底物进行酶促发光,荧光强度与待测抗体的量呈反相关。

3.方法评价

荧光酶免疫测定技术结合了酶免疫和荧光免疫,提高了检测的敏感性,但血清和生物样本中本底荧光会干扰检测,因而固相荧光酶免疫测定技术效果相对较好。

(四)流式荧光免疫测定

目前荧光免疫技术除了以荧光显微镜观察结果外,还可通过采用荧光检测仪器测定抗原-抗体复合物中特异性荧光强度,对液体标本中微量或超微量物质进行定量测定。流式荧光免疫测定是一种采用人工微球(胶乳颗粒)和流式检测方式对可溶性物质进行高通量分析的检测方法。目前流式荧光免疫技术主要有两大类:一类是以多指标同步分析(xMAP)为代表,该技术又称悬浮阵列;另一类是以流式微球阵列技术(CBA)为代表。

1.基本原理

xMAP 技术是将直径为 5.6μm 的聚苯乙烯乳胶颗粒用两种荧光染料进行编码,通过不同配比获得不同特征的荧光谱的微球(可多达 100 种),然后将编码微球交联特定的抗原、抗体或合算探针等捕获分子。检测时,将标记不同抗体(抗原或核酸探针)、具有不同荧光光谱的微球按照一定比例混合,加入微孔板中,然后每孔加入微量的待检标本,在悬液中靶分子与微球表面交联的捕获分子特异性结合。根据检测目的不同,原理有所不同。若是检测大分子蛋白质,原理类似于 ELISA 的双抗体夹心法;若是检测半抗原或小分子抗原可用抗原竞争法。针对核酸,可用探针与事先标记荧光素的 PCR 产物之间的核酸杂交。在悬液中当被检测目标物质(抗原/抗体/核酸等)与微球表面交联的捕获分子(抗体、核酸探针)发生特异性结合时,每个反应孔内可以同时完成 100 种不同的捕获反应,采用多功能流式点阵仪针对每个反应孔进行检测。多功能流式点阵仪配置两个激光器,其中一个激光器主要激发编码微球的荧光素,产生相应的红色荧光信号,针对该微球进行定性;再通过第二个激光器激发偶联在已知的二抗、竞争性抗原和 PCR 产物上的荧光素产生特定波长的绿色荧光信号,这一信号随着被检测的靶抗原或核酸量的不同,而呈现不同的荧光强度,从而对靶物质进行定量测定。

CBA 与 xMAP 原理类似,是结合 ELISA 和流式细胞仪检测系统的多重蛋白定性或定量检测方法。CBA 技术的原理是基于 ELISA 的双抗夹心法,采用大小一致、具有特定荧光强度的微球偶联针对检测物的特异性捕获抗体。检测时,当待检标本加入微球后,微球通过表面的捕获抗体捕获液体中的待测抗原,洗涤未结合物,加藻红蛋白标记的二抗,形成"三明治"夹心复合物,再洗涤,用流式细胞仪对特异性目的蛋白进行检测。每种微球携带有不同强度的红色荧光,通过流式细胞仪的不同通道检测微球荧光强度的差异和强弱,对目的蛋白进行定性或定量分析。

2.方法种类

流式荧光免疫测定主要有双抗体夹心法、竞争法和核酸杂交法。

3.方法评价

(1)优势

①高通量,可同时对同一标本中多种不同的分子进行分析。

②灵敏性高:最高的检测下限达 0.01pg/mL。

③反应速度快,重复性好,信噪比好。

④操作简便,耗时短,主要步骤是加样和孵育、上机读数据。

⑤标准曲线范围宽和检测范围广,且只需要微量的标本即可进行检测。

(2)缺点

①须对抗体的匹配、交联的条件寻找最优化的条件。

②多种反应混合会出现交叉反应。

③反应条件的优化及数据的处理需要足够的经验和特殊的仪器设备。

第五节　生物素-亲和素放大技术

生物素与亲合素是一对具有高度亲和力的分子,它们结合迅速、专一、稳定。它们既能偶联抗原、抗体、核酸等大分子生物活性物质,又能被酶、荧光素、放射性核素、化学发光物及胶体金等示踪物标记,具有桥联抗原抗体系统和示踪物指示系统的作用。生物素-亲合素系统(BAS)是 20 世纪 70 年代末以生物素和亲合素具有独特相互识别和结合特性为基础发展起来的一种具有灵敏度高、特异性强和稳定性好等优点的新型生物反应放大系统。BAS 与示踪物的牢固结合以及多级放大效应,极大地提高了免疫检测和分析的灵敏度。目前,BAS 已广泛应用于免疫学、分子生物学和组织化学等领域,在分子识别、相互作用、纯化、标记、固定、病毒载体及非放射性药物靶向系统等研究中发挥着重要作用。

一、生物素-亲合素免疫放大技术的基本原理

1.生物素与亲合素理化特点

生物素是在动植物中广泛分布的一种生长因子,常从含量较高的卵黄和肝组织中提取,分

子量 244.31kDa。生物素分子有两个环状结构,其 I 环为咪唑酮环,是与亲合素结合的主要部位;II 环为噻吩环,其环上的戊酸侧链未端羧基是结合抗体和其他生物大分子的唯一结构,经化学修饰后,生物素可成为带有多种活性基团的衍生物——活化生物素。

亲合素亦称抗生物素蛋白、卵白素,是从卵清蛋白中提取的一种由四个相同亚基组成的碱性糖蛋白,分子量为 68kDa,等电点 pI＝10.5。耐热并耐受多种蛋白水解酶的作用,尤其是与生物素结合后,稳定性更好。

链霉亲合素(SA)是由链霉菌分泌的一种蛋白质,分子量为 65kDa。链霉亲合素分子也由 4 条相同的肽链组成,其结合生物素的活性基团与亲合素相同,为其肽链中的色氨酸残基,链霉亲合素是一种稍偏酸性(pI＝6.0)的蛋白质,不带任何糖基。

2.稳定性和结合特性

每个亲合素能结合 4 个分子的生物素,二者之间的亲和力极强,亲和常数(K)为 10^{15} L/mol,比抗原与抗体间的亲和力(K＝$10^{5\sim11}$ L/mol)至少高 1 万倍,因此二者的结合特异性高和稳定性好。亲合素以结合 $1\mu g$ 生物素所需的量作为其活性单位,1mg 纯的亲合素的活性约为 13U～15U。链霉亲合素与亲合素一样,一个链霉亲合素分子也能结合 4 个生物素分子,二者亲和常数(Ka)亦为 10^{15} L/mol。链霉亲合素的活性单位也是以结合 $1\mu g$ 生物素所需的量来表示,1mg 链霉亲合素的最高活性可达 18U。

亲合素是一种耐热并耐受多种蛋白水解酶作用的蛋白质,尤其是与生物素结合后,稳定性更好。亲合素在纯水中的溶解度类似于球蛋白,而在 50％硫酸铵溶液中的溶解度又与清蛋白相似;亲合素富含的色氨酸是其与生物素咪唑环结合的基团,二者的结合特异性高和稳定性好。生物素与亲合素结合形成的复合物呈不可逆反应性,酸、碱、变性剂、蛋白溶解酶以及有机溶剂均不影响其结合。生物素和亲合素可与酶、荧光素和放射性核素等各类标记技术结合,用于检测抗原-抗体、激素-受体和核酸系统等多种反应体系;还可制成亲合介质,用于分离提纯上述各反应体系中的反应物。

3.生物素的标记特性

常用于标记生物大分子的活化生物素的方法有:标记蛋白质氨基的活化生物素,标记蛋白质醛基的活化生物素,标记蛋白质巯基的活化生物素,标记核酸的活化生物素。生物素通过噻吩环戊酸侧链上的羧基与多种大分子耦联活化后,可用于标记各种蛋白质形成生物素化蛋白质衍生物。而且一个蛋白质分子可联结多个生物素分子,在与亲合素的反应中成为多价,此是 BAS 多级放大效用的基础。生物素化蛋白质衍生物有两种,一种是生物素化的大分子活性物质(如抗原、抗体),另一种是标记材料(如酶)结合生物素后制成的标记物。其酶标物的制备除可用普通酶标记蛋白质分子的直接标记法外,由于其特有的与生物素结合的性能,还可以通过与生物素化酶复合物中的生物素结合,间接地与酶形成结合物。

几乎所有用于标记的物质均可同亲合素(AV)或链霉亲合素(SA)结合,小分子的有 ^{125}I、胶体金、荧光素和化学发光物,大分子物质有酶、抗原或抗体、铁蛋白和荧光蛋白等,其中最常用的是酶、异硫氰酸荧光素(FITC)和胶体金。

亲合素与生物素间的结合具有极高的亲和力,其反应呈高度专一性。BAS 的多层次放大作用在提高抗原抗体反应灵敏度的同时,并不增加非特异性干扰。BAS结合特性不会因反应试剂的高度稀释而受影响,使其在实际应用中可最大限度地降低反应试剂的非特异作用。

二、生物素-亲合素标记的基本类型及技术特点

由于生物素与亲合素间的结合亲和力高、特异性强,且具有多级放大作用以及易与多种生物分子耦联等优越性。因此,生物素-亲合素系统(BAS)目前在多种免疫分析技术等领域中应用广泛,特别是在核酸探针标记、细胞和生物活性物质分离提纯等方面也显示了明显的优越性。

1.BAB法(BAB)

BAB法也称为桥联亲合素-标记生物素法(BRAB),是以游离的亲合素(或链霉亲合素)作为桥联剂,将检测反应体系中抗原-生物素化抗体复合物与标记生物素(如酶标生物素)连接起来,达到检测反应分子的目的。由于生物素化抗体分子上连有多个生物素,最终形成的抗原-生物素化抗体-亲合素-酶标生物素复合物可积聚大量的酶分子,具强烈的酶促反应能力,从而显著提高检测灵敏度,在其基础上发展了亲合素-生物素化酶复合物技术(ABC)。

2.标记亲合素-生物素法(LAB)或称BA法

本法直接以标记亲合素(或链霉亲合素)与免疫复合物中的生物素化抗体连接进行检测。该法有相当高的灵敏度,由于省略了加标记生物素步骤,操作较BAB法简便。

依据待检反应体系中所用的是生物素化第一抗体或生物素化第二抗体,又分为直接法BAS和间接法BAS。间接BA(或LAB)法是采用生物素化的第二抗体,可进一步提高检测灵敏度。

3.亲合素-生物素化酶复合物(ABC)法

ABC法是预先将亲合素(或链霉亲合素)与酶标生物素结合,形成亲合素(或链霉亲合素)-生物素-过氧化物酶复合物。由于一个标记了酶的生物素分子可连接多个亲合素(或链霉亲合素),而一个亲合素(或链霉亲合素)分子又可桥联多个酶标生物素分子。经过这种依次的相互作用连接,可形成一种具多级放大作用的晶格样网状结构,其中网络了大量酶分子。将ABC(或SABC)复合体应用于免疫检测体系时,可极大地提高检测灵敏度。

三、生物素-亲合素放大技术的应用评价

1.BAS在酶免疫测定中的应用

BAS可用于ELISA固相化抗体或抗原的制备是先将亲合素(或链霉亲合素)包被于固相载体,抗体或抗原先与生物素结合,然后通过亲合素-生物素反应而使生物素化的抗体或抗原固相化;BAS亦可用于ELISA终反应的放大:用生物素化的抗体替代常规ELISA中的酶标抗体,然后连接酶标亲合素(BA-ELISA)或亲合素及酶标生物素或ABC试剂(ABC-ELISA),从而使反应信号放大,提高检测灵敏度。BAS与ELISA耦联,用小分子生物素代替酶标记抗体,还可减少反应中的空间位阻。

2.生物素-亲合素在均相酶免疫测定

BAS 除了作为免疫测定的放大系统外,还可作为均相酶免疫测定(HEI)中高效的酶活性调变系统。在 BAS-HEI 系统中,预先将作为配体的生物素与酶耦联,形成的生物素-酶复合物具有完整的酶活性,制备亲合素-抗原,当其与生物素-酶结合后,可使酶活性中心因空间位阻而失活。HEI 为竞争性结合反应,反应系统中同时加有生物素-酶、亲合素-抗原、特异性抗体和待测抗原;由于抗体限量,待测抗原和亲合素-抗原竞争与抗体结合;亲合素-抗原与抗体结合后,即不能与生物素-酶结合,酶活性得以保留;而游离的亲合素-抗原则可结合生物素-酶,并使后者酶活性丧失。因此,反应中待测抗原浓度越高,则游离的亲合素-抗原越多,使测得的酶活性越低,酶活性的变化与待测标本中抗原浓度负相关。

3.生物素-亲合素在荧光免疫技术中的应用

生物素-亲合素放大技术在荧光抗体技术中通常采用 BA 法,即用荧光素直接标记亲合素(或链霉亲合素);也可采用游离亲合素(或链霉亲合素)搭桥,两端分别连接生物素化抗体和荧光素标记的生物素。其与常规免疫荧光法相比,引入 BAS 的荧光抗体技术可明显地提高方法的灵敏度和特异性。

4.生物素-亲合素在放射免疫测定中的应用

生物素-亲合素放大技术与免疫放射分析(IRMA)检测体系耦联,用于对放射免疫测定终反应的放大(BA 法),先将针对不同抗原决定簇的固相抗体和生物素化抗体与抗原同时反应,形成双抗体夹心免疫复合物,再加入 ^{125}I 标记的亲合素(或链霉亲合素),其与复合物中的生物素结合,最终使反应信号放大,进一步提高了 IRMA 的灵敏度。BAS 还可用于 IRMA 反应后 B、F 的分离,先将生物素化的 McAb 和核素标记的 McAb 与抗原结合,反应平衡后,加入耦联有亲合素的微珠,其与免疫复合物中的生物素连接成固相终产物形成沉淀。

5.生物素-亲合素在分子生物学中的应用

生物素-亲合素放大技术在分子生物学领域中的应用目前主要集中在以生物素标记核酸探针进行的定位检测,用 BAS 制备的亲和吸附剂进行基因的分离纯化以及将免疫测定技术与 PCR 结合建立免疫-PCR 用于抗原的检测等三方面。

免疫-PCR 是将 PCR 技术的高度敏感性与抗原-抗体反应的高度特异性相结合建立的敏感的分析方法,其检测灵敏度可达 $10^{-21}mol/L$ 水平。免疫-PCR 的技术关键在于用一个连接分子将一段特定的 DNA 连接到抗体上,在抗原和 DNA 间建立对应关系,从而将对蛋白质的检测转变为对核酸的检测。此外,为解决传统 PCR 扩增产物检测方法的不足,现又有用 ELISA 方法来定量检测免疫-PCR 扩增产物,称为 PCR-ELISA。它主要是用一对分别标记了生物素和地高辛的引物来扩增标记 DNA,亲合素则作为捕获抗体以固定扩增产物,再与酶标地高辛抗体进行双抗夹心 ELISA 检测扩增产物。该法的灵敏度、稳定性和精密度均优于传统 BAS,而且更节省时间,易于实现临床检测的自动化。

参考文献

[1]张英泽.临床创伤骨科流行病学[M].3 版.北京:人民卫生出版社,2018.

[2]叶启彬,匡正达,陈扬,等.脊柱外科新进展[M].北京:中国协和医科大学出版社,2019.

[3]尚红,王毓三,申子瑜.全国临床检验操作规程(第4版)[M].北京:人民卫生出版社,2015.

[4]侯振江,尹利华,唐吉斌.血液学检验技术[M].武汉:华中科技大学出版社,2013.

[5]胡丽华.临床输血学检验技术[M].北京:人民卫生出版社,2015.

[6]龚道元,孙晓春,曾涛.临床输血检验技术(第2版)[M].北京:人民卫生出版社,2021.

[7]姜虹.骨外科学高级医师进阶系列[M].北京:中国协和医科大学出版社,2017.

[8]侯树勋,邱贵兴.中华骨科学·骨科总论卷[M].北京:人民卫生出版社,2017.

[9]霍存举.骨科疾病临床诊疗技术[M].北京:中国医药科技出版社,2016.

[10]赵定麟.现代脊柱外科学[M].3 版.北京:世界图书出版社,2016.

[11]任高宏.临床骨科诊断与治疗[M].北京:化学工业出版社,2015.

[12]何羿婷.强直性脊柱炎[M].北京:人民卫生出版社,2015.

[13]舒彬.骨科康复医师核心技能[M].北京:人民卫生出版社,2019.

[14]雒永生.现代实用临床骨科疾病学[M].西安:西安交通大学出版社,2014.

[15]侯海斌.骨科常见病诊疗手册[M].北京:人民军医出版社,2014.

[16]杨述华.骨科学教程[M].北京:人民卫生出版社,2014.

[17]杨明礼,胡豇.创伤骨科学[M].成都:四川大学出版社,2020.

[18]吴新宝.骨科常见疾病术后分级康复手册[M].北京:北京大学医学出版社,2018.

[19]梁裕.脊柱外科微创手术技术[M].济南:山东科学技术出版社,2020.

[20]尹文.新编创伤外科急救学[M].北京:军事医学科学出版社,2014.